全科医师规范化培训手册

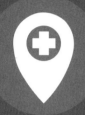 # 全科医师心血管常见病诊疗规范

高智平　夏爽　主编

U0385790

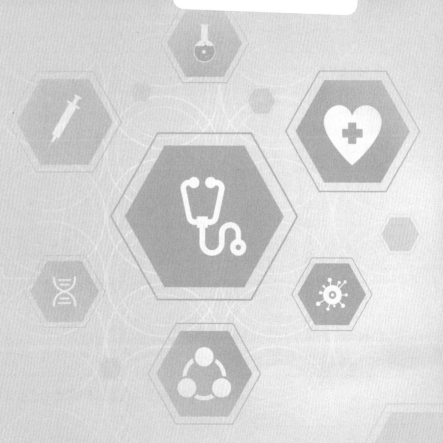

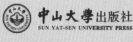 中山大学出版社
SUN YAT-SEN UNIVERSITY PRESS

·广州·

图书在版编目（CIP）数据

全科医师心血管常见病诊疗规范/高智平，夏爽主编．－－广州：中山大学出版社，2024.11．－－（全科医师规范化培训手册）．－－ISBN 978－7－306－08275－6

Ⅰ．R54

中国国家版本馆 CIP 数据核字第 2024313DC8 号

出 版 人：王天琪
策划编辑：张禄德　吕肖剑
责任编辑：吕肖剑
封面设计：林绵华
责任校对：王　璞
责任技编：靳晓虹
出版发行：中山大学出版社
电　　话：编辑部 020－84110283，84113349，84111997，84110779，84110776
　　　　　发行部 020－84111998，84111981，84111160
地　　址：广州市新港西路 135 号
邮　　编：510275　传　　真：020－84036565
网　　址：http://www.zsup.com.cn　E-mail：zdcbs@mail.sysu.edu.cn
印 刷 者：佛山家联印刷有限公司
规　　格：787mm×1092mm　1/16　18 印张　484 千字
版次印次：2024 年 11 月第 1 版　2024 年 11 月第 1 次印刷
定　　价：52.00 元

本书编委会

顾问主编
黎励文（广东省人民医院）
谭　虹（广东省人民医院）

主　编
高智平（广东省人民医院）
夏　爽（广东省人民医院）

副主编
周勋琦（暨南大学附属第一医院）
何旭瑜（广东省人民医院）
谢飞鸿（广东省人民医院）
严国强（暨南大学附属第一医院）
陈　科（广州市越秀区人民街社区卫生服务中心）

编　委（按音序排名）
蔡安平（广东省人民医院）
蔡相宇（广东省人民医院）
陈　果（广东省人民医院）
陈燕辉（广州市越秀区珠光街社区卫生服务中心）
黄　丽（广东省人民医院）
李明秀（广州市越秀区珠光街社区卫生服务中心）
梁颖聪（广东省人民医院）
廖自立（广东省人民医院）
刘　洋（广东省人民医院）
罗淞元（广东省人民医院）
彭晓宇（广东省人民医院）
丘　嘉（广东省人民医院）
冉　鹏（广东省人民医院）
孙英皓（广东省人民医院）
王　锐（广东省人民医院）

序

春去秋来，一转眼，我已在医疗战线上奋斗了近半个世纪，从当年作为知识青年上山下乡，到被推荐进入中山医科大学，开启了医学启蒙教育，随后通过攻读研究生，我成为一名心血管专科医生。虽然在职业生涯中，曾经担任过研究所所长、医院院长等行政职务，但是作为一名医生，全心为患者服务，一直是我的初心。

随着医学发展，医学教育从过去要求医生全面掌握内、外、妇、儿等学科基本技能，进而进展至分科越来越专、越来越细化。精细化的分科、分专业，虽然在一定程度上使医生对疾病的认知更加深入，对疾病的诊断和治疗水平也不断提高，但是专科医生对一些常见病，特别是跨专业的常见病缺乏认知，一旦遇到涉及多个系统或多个学科的疾病管理，就好像"跛了一条腿"，存在一定缺陷。

过去在中国农村，无数经过简单医疗卫生知识培训的"赤脚医生"承担了大量农村人口的医疗卫生工作，但是由于当时的条件限制，信息不通畅、交通欠便利，他们很难有机会接受知识更新，更谈不上给患者规范化治疗；更多的时候，仅依赖自己在临床实践中累积的经验而为之。随着社会的发展，人民对自身健康水平要求不断提高，过去这些方式，已经不合时宜了。作为临床医生我们在接受国内外前沿医学进展的同时，也要结合国情，发展适合中国国情的基层医务人员的医学继续教育及培训工作。

全科医生培养正是为满足基层卫生工作而设立的专门学科，针对全科医生毕业后开展继续教育工作，是一项任重道远的艰巨任务。在基层社区中，随着人口老龄化，心血管疾病发生风险越来越高，管理广大人民群众身体健康的基层全科医生应全面、精准掌握常见心血管疾病，如冠心病、高血压、高脂血症、心律失常、心脏瓣膜病、心力衰竭等的初步识别、基本检查、正确诊断、及时处理，以及在何种情况下需要向上级医院转诊等；同时，经过上级医院诊疗后，病情稳定的患者转回基层医疗服务单位后，全科医生需对其进行定期随访、复诊、康复等健康管理，工作虽然既琐碎又繁重，但却是非常重要的。

今次，高智平、夏爽二位医生作为主编，组织撰写的《全科医师心血管常见病诊疗规范》，对于指导全科医生通过临床病例剖析，掌握管理心血管疾病的基本知识，具有深远意义。希望本书能为全科医生继续教育添砖加瓦，也希望全科医生通过阅读本书，能进一步管理好广大在基层医院就诊的患者，减少疾病复发，改善生活质量，为国家节约更多医疗资源，为实现"健康中国 2030"贡献绵薄之力。

林曙光

2023 年 8 月 31 日 于广州

Contents 目　录

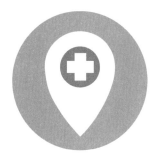

第一章 | 总 论

一、全科医学的意义

据 2020 年国家统计局官网发布的数据显示，全国参加基本医疗保险的人数已达 13.6 亿人，各种基层医疗服务机构 97.1 万个。庞大的基层医疗需求人群，均接受具备全科医学资质的全科医生的服务。另《中国心血管健康与疾病报告 2021》显示，我国心血管病的发病率和致死率仍高居榜首，每死亡 5 人中即有 2 人死于心血管病。

在心血管病导致死亡的多种疾病中，占比较高的主要包括冠心病、高血压、心力衰竭、心房颤动等，这些疾病均属于慢性病，需长期治疗和管理，并可以从良好的慢性病管理中获益，而这些疾病也均可以通过及时发现、及时诊断、及时治疗来降低死亡率。心血管病的诊断、治疗和长期管理，除在疾病某一时期需住院诊治外，其余大部分时期都是在基层医疗服务机构由全科医生进行管理。

在我国"低水平，广覆盖"的医保政策指导下，基层医疗单位和全科医生担负着大部分心血管慢性病患者的诊治和长期管理工作，因此，加强全科医学中心血管慢性病诊治和管理内容的推广，从而提高全科医生在实践中诊治心血管疾病的能力和对心血管慢性病的管理水平，可以更好地实现心血管病防御阵线前移，减少并发症的发生，降低住院率，从而降低心血管病的死亡风险。

二、社区医院的设备配置

1. 常见普通检测项目

（1）三大常规：包括血常规、尿常规和粪便常规，可以及时发现常见的一些血、尿、粪指标的异常情况，对于服用抗凝、抗血小板药物患者的随访尤其方便有效。

（2）生化项目：包括肝功能、肾功能、电解质、血脂、肌酸激酶等指标，可以了解是否存在肝肾功能、电解质和血脂异常情况。定期检测能及时发现很多药物治疗后引起的肝肾功能损伤、电解质紊乱。降脂药物治疗后，除需定期复查血脂情况以便调整治疗方案外，在降脂治疗初期，也需检测肝功能以了解药物是否对肝脏造成影响。检测肌酸激酶以了解降脂药物是否对肌肉造成影响。

2. 常见心血管床边检测项目

（1）肌酐蛋白：包括肌酐蛋白 I、肌酐蛋白 T、高敏肌酐蛋白，是诊断急性心肌损伤的生物标志物，3 项检查择其一即可，对诊断急性心肌梗死、急性心肌炎、急性肺栓塞和排除其他原因的心肌损伤具有非常高的特异性和敏感性。

（2）脑钠肽：主要包括 B 型脑钠肽（BNP）和 N 端 B 型脑钠肽前体（NT-proBNP），是心力衰竭的重要生物标志物，可用于诊断和指导心力衰竭的治疗及评估预后。

（3）D-二聚体：用于继发性纤溶和原发性纤溶的鉴别，当继发性纤溶发生时，D-二聚体一般是增高的。全科诊疗可作为下肢深静脉血栓形成和肺栓塞的辅助诊断。同时，对于诊断与治疗纤溶系统疾病〔如弥散性血管内凝血（DIC）、各种血栓、肿瘤、妊娠综合征等〕的随访也有帮助。

（4）凝血酶原时间 – 国际标准化比值（PT – INR）：为凝血功能检验指标，适用于包括心脏瓣膜机械瓣换瓣术后等华法林使用剂量的调整。

3. 无创心血管检查项目

（1）普通心电图：用于记录心电图，检测心脏的电活动，诊断心律不齐和心脏病变。

（2）脉搏氧饱和度仪：用于测量外周血氧饱和度，帮助评估患者的呼吸和心血管功能。

（3）血糖仪：用于监测患者的血糖水平，尤其对于糖尿病患者的管理至关重要。

（4）动态心电图：Holter 监测器用于进行 24 小时的心电图监测，以便检测心律不齐和其他心脏问题。

（5）动态血压：24 小时动态监测患者血压，可评估患者的血压波动及类型。

（6）超声心动图：用于进行心脏超声检查，评估心脏结构和功能，检测心脏瓣膜疾病等。

（7）电子健康记录系统：用于存储和管理患者的医疗记录，包括风险评估工具，帮助医生评估患者的心血管风险和制订治疗计划。

需要注意的是，社区医院通常不具备大型医疗中心那样全面的心血管检查设备，但可以提供基本的心血管健康评估和初步筛查服务。对于更复杂的心血管检查和治疗，患者可能需要被转诊到专业心血管医疗机构。

三、全科医生对心血管疾病的认知要求

全科医学涉及临床诊治、病后康复、疾病预防等工作和研究内容，主要是面向社区与家庭的长期整体健康维护。全科医生亦被称为家庭医生，是经过全科医学培训的医生，主要以门诊形式处理常见病、多发病的诊治和长期随访。全科医生对心血管疾病的认知水平在各地和个体之间可能有所不同，但一般来说，全科医生通常具备一定的心血管疾病知识。

（1）基本认知水平：全科医生通常具备对心血管疾病的基本认知，包括了解心脏和血管系统的结构和功能，以及最常见的心血管疾病类型，如高血压、冠心病、心律不齐和心力衰竭。

（2）风险因素识别：全科医生通常了解心血管疾病的风险因素，如高血压、高血脂、糖尿病、肥胖、吸烟、缺乏运动等，以及家族史在心血管疾病发病风险中的作用。

（3）初步诊断和筛查：全科医生能够进行初步的心血管疾病诊断和筛查，包括测量血压、监测心电图、评估症状和风险因素，以帮助患者了解潜在的心血管问题。

（4）药物治疗：全科医生应熟悉常用的心血管药物，如降压药、降脂药、抗凝药等，以及其应用原则和副作用。

（5）生活方式建议：全科医生可以向患者提供生活方式管理建议，包括饮食、运动、戒烟、限制饮酒等，以帮助患者降低心血管疾病风险。

尽管全科医生通常有一定的心血管疾病知识，但需要指出的是，心血管医学是一个广泛和不断发展的领域。因此，医生应该通过不断学习和持续参加医学教育来保持其知识水平。此外，对于复杂的心血管病例，全科医生通常会与心脏专科医生合作，以确保患者获得最佳的医疗管理。社区全科医生的角色分工是对病例进行初步筛查、提供基本治疗和管理，同时及时将复杂的病例转诊给专科医生。

四、对心血管疾病管理和健康教育的基本要求

1. 连续性

心血管疾病管理和健康教育需要长期和不间断进行，这是非常重要的。需要定期对患者进行随访和监测，以确保他们的心血管健康状况得到持续的关注和治疗。

2. 综合性

心血管疾病管理和健康教育需要提供全面的服务。这包括以下 5 个处方或要素：

（1）药物处方：根据患者的具体情况，开具药物处方，包括降压药、降脂药等。

（2）饮食处方：提供营养师制订的健康饮食计划，以帮助控制体重、血脂和血糖。

（3）运动处方：制订个性化的运动方案，以促进心血管健康。

（4）生活方式建议：提供戒烟、限制饮酒和减少压力等生活方式建议。

（5）健康教育：向患者提供关于心血管疾病、风险因素和预防的教育。

3. 可及性

心血管疾病管理和健康教育应当简单易用，方便患者理解和遵守。这包括：

（1）清晰的沟通：医疗信息和建议应以易懂的方式传达，避免使用过于专业化的术语。

（2）方便的预约和随访：患者应轻松地预约医疗服务和随访，以减少因时间和地点限制而造成的障碍。

（3）简化的药物管理：尽可能减少服药次数，使用简单的药物剂型，以提高患者依从性。

（4）支持系统：为患者提供必要的支持和资源，以帮助他们管理心血管疾病，包括心血管康复计划、自助团体等。

综合来说，心血管疾病管理和健康教育需要提供连续性的服务，包括综合性的药物、饮食、运动、生活方式和健康教育方案，同时要确保这些服务对患者而言是可及的和易用的。这样可以帮助患者更好地管理心血管健康，减少并发症风险，提高生活质量。

（黎励文　谭虹　高智平）

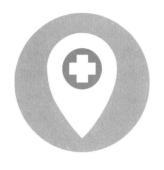

第二章 | 常见慢性病的诊断与治疗

第一节　高血压

一、典型病例

【临床表现】

主述：女性，55岁，间断性头晕、头痛5年，加重1周。

现病史：5年前，患者无明显诱因出现间断性头晕、头痛，头晕非旋转性，头痛呈胀痛，主要位于额颞部，无恶心、呕吐、耳鸣，在失眠或情绪激动后症状加重，经睡眠改善或情绪平静后缓解。无腰痛、少尿、血尿、下肢水肿、心悸、多汗、乏力等不适，未服用激素和非甾体消炎药等药物，在社区医院检查发现血压162/98 mmHg，给予氨氯地平5 mg qd 治疗。患者不规律服药，也未监测血压。1周前患者再次出现头晕、头痛不适，无胸闷、胸痛、气促和心悸等，休息后不能完全缓解。自发病以来精神、食欲可，睡眠差，易疲劳，二便正常。

既往史：平素健康状况良好，无肝炎、结核病史，无药物过敏史，无冠心病、糖尿病史，无手术外伤史，无输血史。

个人史：出生于广东省广州市，中学老师，经济状况良。无吸烟和饮酒。未到过疫区。

婚育史：已婚，配偶身体健康，育有1子1女，子女身体健康良好。

家族史：父母有高血压病史，父亲在65岁时患脑梗死。

体格检查：T 36.3 ℃，P 82次/分，R 16次/分，右手第一次BP 162/100 mmHg，第二次BP 156/95 mmHg，左手第一次BP 156/94 mmHg，第二次BP 150/90 mmHg。体型肥胖，浅表淋巴结不大，无满月脸和贫血貌，眼睑无水肿，巩膜无黄染，口唇无发绀。双肺呼吸音清，未闻及干湿啰音。心尖冲动位于第五肋间左锁骨中线内0.5 cm，心界正常，心率82次/分，心律齐。各瓣膜听诊区未闻及病理性杂音，A2 > P2。腹部体征阴性，双下肢不肿。

【辅助检查】

实验室检查：血常规和尿常规均正常。

心电图：正常。

【诊断】

1. 诊断及诊断依据

诊断：高血压病2级。

诊断依据：

（1）中年女性，慢性病程。

（2）间断头晕、头痛5年，加重1周。

（3）查体：血压最高为BP 162/100 mmHg。

（4）父母有高血压病史，父亲有脑梗死病史。

（5）辅助检查：血常规、尿常规和心电图正常。

2. 鉴别诊断

（1）继发性高血压。

（2）颈椎病。

（3）梅尼埃病。

（4）脑血管疾病。

3．基础检查项目

（1）靶器官损害：尿白蛋白/肌酐比值、心脏彩超、颈动脉彩超及眼底检查。

（2）危险因素：血脂、空腹血糖、尿酸等。

（3）评估血压昼夜节律：24 h 动态血压监测。

若需排除继发性高血压，可选择以下检查：

（1）肾脏、双肾动脉/静脉彩超检查。

（2）血浆肾素活性、醛固酮浓度、24 h 尿钾和尿钠等。

（3）睡眠呼吸监测。

【治疗过程】

（1）一般治疗：减重、规律运动、低盐饮食、规律作息和避免过度劳累及精神压力。

（2）药物起始治疗：氨氯地平 5 mg qd 联合琥珀酸美托洛尔缓释片 23.75 mg qd。

（3）血压监测：早晚测量右手血压各 2 次。

【随访】

（1）治疗 4 周后门诊复诊，家庭血压目标为 < 135/85 mmHg，心率目标为 < 70 次/分，依据血压和心率情况调整氨氯地平或琥珀酸美托洛尔缓释片剂量。

（2）评估患者是否出现药物相关副作用。

（3）评估生活方式改善的情况以及体重变化的情况。

【分析与总结】

（1）对于初诊血压升高的患者，为明确是否存在高血压，一定要结合诊室外血压监测（包括家庭血压、24 h 动态血压）来评估。

（2）初诊血压升高的患者，初次就诊时需同时测量两边手臂血压，以血压高的一侧用于长期血压监测。

（3）初诊血压升高的患者，需要常规进行靶器官损害的筛查，主要包括心脏、肾脏、血管和眼底等相关检查。

（4）初诊血压升高的患者，如果怀疑可能存在继发性高血压的情况，需要进行相关继发性高血压原因的筛查。

（5）初诊血压升高的患者，需要同时评估其他常见的危险因素，包括血脂异常、糖尿病、高尿酸血症、睡眠呼吸暂停综合征和肥胖等情况。

（6）明确诊断的高血压患者，可以结合基线血压和心率等情况，选择合适的药物降压治疗方案，同时要给予生活方式的指导。

（7）服用药物治疗后，建议早晚监测家庭血压和心率。

（8）一般建议服用降压药物 4 周后到门诊复诊，评估家庭血压和诊室血压情况，同时需评估患者是否存在药物不良反应，结合这些情况再评估是否需要调整药物治疗方案。

二、理论与拓展

【定义】

根据《中国高血压防治指南》（2018 年修订版），高血压定义为：在未使用降压药物的情况下，有 3 次诊室血压值均高于正常，即诊室收缩压 ≥140 mmHg 和（或）舒张压 ≥90 mmHg，而且这 3 次血压测量不在同一天内。2012—2015 年全国调查结果显示，农村地区的高血压患病率（粗率 28.8%，标化率 23.4%）首次超越了城市地区（粗率 26.9%，标化率 23.1%）。诊断性评估的内容包括以下 3 方面：①确立高血压诊断，确定血压水平分级；②判断高血压的原因，区分原发性和继发性高血压；③寻找其他心脑血管危险因素、靶器官损害程度以及相关临床情况，从而做出高血压病因的鉴别诊断并评估患者的心脑血管疾病风险程度，指导诊断与治疗。

具体评估内容：

（1）病史：应全面详细了解患者病史。

包括以下内容：①家族史：询问患者有无高血压、脑卒中、糖尿病、血脂异常、冠心病或肾脏病的家族史，包括一级亲属发生心脑血管病事件时的年龄。②病程：初次发现或诊断高血压的时间、场合、血压最高水平。如已接受降压药治疗，说明既往及目前使用的降压药物种类、剂量、疗效及有无不良反应。③症状及既往史：询问目前及既往是否有高血压相关症状。④继发性高血压的线索：例如，肾炎史或贫血史、肌无力、发作性软瘫等，阵发性头痛、心悸、多汗，打鼾伴有呼吸暂停，是否长期应用升高血压的药物。⑤生活方式：盐、酒及脂肪的摄入量，吸烟状况、体力活动量、体重变化、睡眠习惯等情况。⑥心理社会因素：包括家庭情况、工作环境、文化程度以及有无精神创伤史。

（2）体格检查。

仔细的体格检查有助于发现继发性高血压线索和靶器官损害情况。包括：测量血压、脉率、体质指数（BMI）、腰围及臀围；观察有无库欣面容、神经纤维瘤性皮肤斑、甲状腺功能亢进性突眼征或下肢水肿；听诊颈动脉、胸主动脉、腹部动脉和股动脉有无杂音；触诊甲状腺，进行全面的心肺检查，检查腹部有无肾脏增大（多囊肾）或肿块，检查四肢动脉搏动和神经系统体征。

（3）实验室检查。

①基本项目：血生化（血钾、钠、空腹血糖、血脂、尿酸和肌酐）、血常规、尿液分析（尿蛋白、尿糖和尿沉渣镜检）、心电图等。②推荐项目：超声心动图、颈动脉超声、口服葡萄糖耐量试验、糖化血红蛋白、血高敏 C 反应蛋白、尿白蛋白/肌酐比值、尿蛋白定量、眼底、胸部 X 线摄片、脉搏波传导速度（PWV）以及踝臂血压指数（ABI）等。③选择项目：血同型半胱氨酸，对怀疑继发性高血压患者，根据需要可以选择以下检查项目：血浆肾素活性或肾素浓度、血和尿醛固酮、血和尿皮质醇、血游离钾氧基肾上腺素及甲氧基去甲肾上腺素、血或尿儿茶酚胺、肾动脉超声和造影、肾和肾上腺超声、CT 或 MRI、肾上腺静脉采血以及睡眠呼吸监测等；对有合并症的高血压患者，进行相应的心功能、肾功能、下肢动脉超声和认知功能等检查。

【重要概念】

（1）白大衣高血压：诊室血压升高（≥140/90 mmHg），而 24 h 平均血压（<130/80 mmHg）、白天血压（<135/85 mmHg）和夜间血压（<120/70 mmHg）均正常，或 7 d 连续监测的家庭血压平均值正常（<135/85 mmHg），可诊断为"白大衣高血压"。对于已经使用降压药物治疗的患者，表现为上述血压特征的，则称为"白大衣未控制高血压"。

（2）隐匿性高血压：诊室血压正常，而 24 h 动态血压和（或）家庭血压升高，可定义为隐匿性高血压。根据是否服用降压药物来区分，尚未服用降压药物的患者，表现为上述诊室及诊室外血压特征的，称为"隐匿性高血压"；已服用降压药物的患者，则称为"隐匿性未控制高血压"。

（3）勺型血压：即夜间血压水平较白天血压平均水平下降10%～20%［（白天血压平均值－夜间血压平均值）/白天血压平均值］。

（4）非勺型血压：即夜间血压水平较白天血压平均水平下降幅度小于10%［（白天血压平均值－夜间血压平均值）/白天血压平均值］。

（5）超勺型血压：即夜间血压水平较白天血压平均水平下降幅度大于20%［（白天血压平均值－夜间血压平均值）/白天血压平均值］。

（6）反勺型血压：即夜间血压水平不降反而升高。

（7）反勺型高血压：24 h动态血压检查发现白天血压不高，夜间血压反而升高。

（8）直立性低血压：从坐位或卧位变为直立位时，血压过度下降即称为直立性低血压，诊断标准为直立位1～3 min后出现收缩压下降20 mmHg、舒张压下降10 mmHg或两者均下降，同时可伴有低灌注的表现，如头晕或晕厥等症状。

【临床分型及分期】

1. 原发性高血压

无继发性诱发因素的高血压，目前病因未明，与多种遗传和环境因素相关，其分类与定义见表2-1。

表2-1　血压分类和定义

	分类	SBP/mmHg	DBP/mmHg
	正常血压	<120 和	<80
	正常高值	120～139 和（或）	80～89
高血压	1级高血压	140～159 和（或）	90～99
	2级高血压	160～179 和（或）	100～109
	3级高血压	≥180 和（或）	≥110
	单纯收缩期高血压	≥140 和	<90

2. 继发性高血压

继发于各种疾病的血压升高，详见表2-2。

表2-2 继发性高血压

病因	患病率	常见表现	筛查方式
睡眠呼吸暂停综合征	5%～10%	常合并肥胖、睡眠打鼾、晨起后头痛，以及白天嗜睡	睡眠呼吸监测
肾实质性疾病	2%～10%	血尿、蛋白尿、夜尿增多等	尿常规、血肌酐和肾脏彩超等
肾动脉粥样硬化性狭窄	1%～10%	常合并吸烟等危险因素，肾动脉区听诊可闻及杂音	肾动脉彩超或CT检查
肾动脉肌纤维发育不良	1%～10%	常见于年轻女性，肾动脉区听诊可闻及杂音	肾动脉彩超或CT检查
原发性醛固酮增多症	5%～15%	大部分无症状或偶有肌肉乏力等	血浆肾素/醛固酮水平和血钾检测
嗜铬细胞瘤	<1%	突然血压升高伴头痛、大汗、心悸、脸色苍白	血浆和24 h尿甲氧肾上腺素和甲氧去甲肾上腺素
库欣综合征	<1%	满月脸、水牛背	24 h尿游离皮质醇
甲状腺功能亢进/低下	1%～2%	甲亢或甲减的相关表现	甲状腺功能检查
主动脉缩窄	<1%	常见于小孩或未成年人，上肢/下肢收缩压/舒张压差值>20/10 mmHg	彩超检查

3. 高血压急症

见第三章第六节。

【重点相关检查】

包括体格检查、实验室检测和辅助检查项目，详见表2-3。

表2-3 重点相关检查项目

常规体格检查项目	常规实验室检查指标	辅助检查项目
测量身高和体重，计算体质指数（BMI）	血常规	12导联心电图
测量腹围	空腹血糖和糖化血红蛋白	眼底检查
神经系统检查，包括痴呆相关量表评分	血脂：总胆固醇、低密度脂蛋白胆固醇、高密度脂蛋白胆固醇、甘油三酯	经胸心脏彩超
心脏和颈动脉的听诊	血钾和血钠	颈动脉彩超
外周血管的触诊	血浆尿素氮	腹主动脉彩超
两侧上肢动脉搏动的对比	血肌酐和肾小球滤过率	双肾和肾血管彩超
腹部肾动脉区和腹主动脉区听诊	肝功能指标	脉搏波传导速度

（续上表）

常规体格检查项目	常规实验室检查指标	辅助检查项目
	尿常规分析	踝臂指数

4. 标准测量血压要点

测量血压时应去除可能的干扰因素，测量前 30 min 内禁止吸烟、饮酒、喝咖啡或茶等，排空尿液，安静休息至少 5 min。测量血压时宜采取坐位，双脚平放于地面，放松且身体保持不动，不要说话。上臂中点与心脏处于同一水平线上，袖带下缘应在肘窝上 2.5 cm（约两横指）处，松紧合适，以袖口可插入 1～2 指为宜。

【诊断与依据】

根据血压水平、病史、危险因素和靶器官损害程度，将高血压患者心血管危险分为低危、中危、高危和很高危，详见表 2-4。

表 2-4　高血压患者心血管风险水平分层

其他心血管危险因素或疾病史	血压水平/mmHg			
	SBP 130～139 和（或）DBP 85～89	SBP 140～159 和（或）DBP 90～99	SBP 160～179 和（或）DBP 100～109	SBP ≥ 180 和（或）DBP≥110
无	低危	中危	高危	很高危
1～2 个危险因素	低危	中危	中/高危	很高危
≥3 个危险因素，靶器官损害，或 CKD3 期或无并发症糖尿病	中/高危	高危	高危	很高危
临床并发症，或 CKD≥4 期或有并发症糖尿病	高危/很高危	很高危	很高危	很高危

注：CKD，慢性肾脏病。

【治疗措施】

1. 血压目标值

除高血压急症和亚急症外，对大多数高血压患者而言，应根据病情，在 4 周内或 12 周内将血压逐渐降至目标水平，即诊室血压 <140/90 mmHg，以及家庭血压 <135/85 mmHg。高血压患者降压治疗的目的是通过降低血压，有效预防或延迟脑卒中、心肌梗死、心力衰竭、肾功能不全等并发症发生。高血压诊治流程如图 2-1 所示。

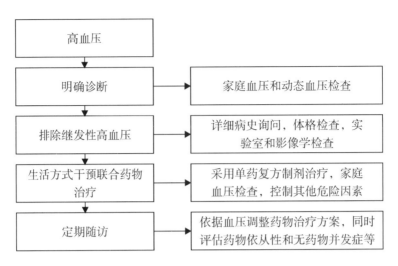

图2-1 高血压诊治流程

2. 生活方式治疗

生活方式干预在任何时候对任何高血压患者（包括正常高值者和需要药物治疗的高血压患者）都是合理、有效的治疗，其目的是降低血压、控制其他危险因素和临床情况。

生活方式干预对降低血压和心血管危险的作用肯定，所有患者都应采用，主要措施包括：

（1）减少钠盐摄入，每人每日食盐摄入量逐步降至6 g，增加钾摄入。为了预防高血压和降低高血压患者的血压，钠的摄入量减少至2400 mg/d（6 g氯化钠）。

（2）合理膳食，平衡膳食，增加青菜、水果和纤维摄入，减少碳水化合物和脂肪的摄入，合理的膳食模式可降低人群高血压、心血管疾病的发病风险。

（3）控制体重和腰围，推荐将体重和腰围维持在健康范围内（BMI：18.5～23.9 kg/m²，男性腰围<90 cm，女性<85 cm）。建议所有超重和肥胖患者减重。

（4）不吸烟，彻底戒烟，避免被动吸烟。吸烟是一种不健康行为，是心血管病和癌症的主要危险因素之一。

（5）不饮或限制饮酒，过量饮酒显著增加高血压的发病风险，且其风险随着饮酒量的增加而增加，限制饮酒可使血压降低。建议高血压患者不饮酒。

（6）增加中等强度运动。运动可以改善血压水平。运动强度须因人而异，常用运动时最大心率来评估运动强度，中等强度运动为能达到最大心率［最大心率（次/分）=220-年龄］的60%～70%的运动。高危患者在运动前需医生先进行评估。

（7）减轻精神压力，保持心理平衡。可建议患者到专业医疗机构就诊，避免由于精神压力导致的血压波动。

3. 药物治疗

降压药应用基本原则：①起始剂量：一般患者采用常规剂量；老年人及高龄老年人初始治疗时通常应采用较小的有效治疗剂量。根据需要，可考虑逐渐增加至足剂量。②长效降压药物：优先使用长效降压药物，以有效控制24 h血压，更有效预防心脑血管并发症发生。如使用中、短效制剂，则需每天2～3次给药，以达到平稳控。③联合治疗：对血压≥160/100 mmHg、高于目标血压20/10 mmHg的高危患者，或单药治疗未达标的高血压患者应进行联合降压治疗，包括自由联合或单片复方制剂。对血压≥140/90 mmHg 的患者，也可起始小剂量联合治疗。④个体化治疗：根据患者合并症的不同和药物疗效及耐受性，以及患者个人意愿或长期承受能力，选择适合患者个体的降压药物。⑤药物经济学：高血压需要终身治疗，需要考虑成本/效益。常用降压药物的种类和作用特点，常用降压药物包括钙通道阻滞剂（CCB）、血管紧张素转化酶抑制剂（ACEI）、血管紧张素受体拮抗剂 ARB、利尿剂和 β 受体阻滞剂 5 类，以及由上述药物组成的固定配比复方制剂。常用单药有以下几类：

（1）CCB：主要通过阻断血管平滑肌细胞上的钙离子通道发挥扩张血管降低血压的作用。包括二氢吡啶类 CCB 和非二氢吡啶类 CCB。常见不良反应包括反射性交感神经激活导致心跳加快、面部潮红、脚踝部水肿、牙龈增生等。二氢吡啶类 CCB 没有绝对禁忌证，但心动过速与心力衰竭患者应慎用。急性冠状动脉综合征患者一般不推荐使用短效硝苯地平。临床上常用的非二氢吡啶类 CCB，也可用于降压治疗，常见不良反应包括抑制心脏收缩功能和传导功能，二度至三度房室阻滞；心力衰竭患者禁忌使用，有时也会出现牙龈增生。

（2）ACEI：作用机制是抑制血管紧张素转换酶，阻断肾素血管紧张素Ⅱ的生成，抑制激肽酶的降解而发挥降压作用。ACEI 降压作用明确，对糖脂代谢无不良影响。最常见不良反应为干咳，多见于用药初期，症状较轻者可坚持服药，不能耐受者可改用 ARB。其他不良反应有低血压、皮疹，偶见血管神经性水肿及味觉障碍。长期应用有可能导致血钾升高，应定期监测血钾和血肌酐水平。禁忌证为双侧肾动脉狭窄、高钾血症及妊娠妇女。

（3）ARB：作用机制是阻断血管紧张素Ⅱ 1 型受体而发挥降压作用。欧美国家大量较大规模的临床试验研究结果显示，ARB 可降低有心血管病的患者心血管并发症的发生率和高血压患者心血管事件风险，降低糖尿病或肾病患者的蛋白尿及微量白蛋白尿。ARB 尤其适用于伴左心室肥厚、心力衰竭、糖尿病肾病、冠心病、代谢综合征、微量白蛋白尿或蛋白尿患者以及不能耐受 ACEI 的患者，并可预防心房颤动。不良反应少见，偶有腹泻，长期应用可升高血钾，应注意监测血钾及肌酐水平变化。双侧肾动脉狭窄、妊娠妇女、高钾血症者禁用。

（4）利尿剂：主要通过利钠排尿、降低容量负荷而发挥降压作用。用于控制血压的利尿剂主要是噻嗪类利尿剂，分为噻嗪型利尿剂和噻嗪样利尿剂两种，前者包括氢氯噻嗪和苄氟噻嗪等，后者包括氯噻酮和吲达帕胺等。此类药物尤其适用于老年高血压、单纯收缩期高血压或伴心力衰竭患者，也是难治性高血压的基础药物之一。其不良反应与剂量密切相关，故通常应采用小剂量。噻嗪类利尿剂可引起低血钾，长期应用者应定期监测血钾，并适量补钾，痛风者禁用。

（5）β 受体阻滞剂：主要通过抑制过度激活的交感神经活性、抑制心肌收缩力、减慢心率发挥降压作用。高选择性 β1 受体阻滞剂对 β1 受体有较高选择性，因阻断 β2 受体而产生的不良反应较少，既可降低血压，也可保护靶器官、降低心血管事件风险。长期应用者突然停药可发生反跳现象，即原有的症状加重或出现新的表现，较常见有血压反跳性升高，伴头痛、焦虑等，称之为撤药综合征。

（6）α 受体阻滞剂：不作为高血压治疗的首选药，适用于高血压伴前列腺增生患者，也用于难治性高血压患者的治疗。开始给药应在入睡前，以预防体位性低血压发生，使用中注意测量坐位血压，最好使用控释制剂。体位性低血压者禁用，心力衰竭者慎用。

（7）醛固酮受体拮抗剂：醛固酮是肾上腺皮质球状带主要分泌的盐皮质激素，其通过与盐皮质激素受结合，在高血压及相关疾病中发挥重要作用。螺内酯作为第四线药物使用，对于难治性高血压的降压疗效优于 α 和 β 受体阻滞剂，不能耐受者可选择依普利酮。

（8）降压药的联合应用：联合应用降压药物已成为降压治疗的基本方法。为了达到目标血压水平，大部分高血压患者需要使用 2 种或 2 种以上降压药物。

1．联合用药的适应证

血压≥160/100 mmHg 或高于目标血压 20/10 mmHg 的高危人群，往往初始治疗即需要应用 2 种降压药物。如血压超过 140/90 mmHg，也可考虑初始小剂量联合降压药物治疗。如仍不能达到目标血压，可在原药基础上加量，或可能需要 3 种甚至 4 种以上降压药物。

2．联合用药的方法

两药联合时，降压作用机制应具有互补性，同时具有相加的降压作用，并可互相抵消或减轻不良反应。

3．二氢吡啶类 CCB＋噻嗪类利尿剂

FEVER 研究证实，二氢吡啶类 CCB＋噻嗪类利尿剂治疗，可降低高血压患者脑卒中发生的风险。二氢吡啶类 CCB＋β 受体阻滞剂：CCB 具有扩张血管和轻度增加心率的作用，恰好抵消 β 受体阻滞剂的缩血管及减慢心率的作用，两药联合可使不良反应减轻。

4．多种药物的合用

①三药联合的方案：在上述各种两药联合方式中加上另一种降压药物便构成三药联合方案，其中二氢吡啶类 CCB＋ACEI（或 ARB）＋噻嗪类利尿剂组成的联合方案最为常用。②四药联合的方案：主要适用于难治性高血压患者，可以在上述三药联合基础上加用第四种药物如 β 受体阻滞剂、醛固酮受体拮抗剂、氨苯蝶啶、可乐定或 α 受体阻滞剂等。

5．单片复方制剂（SPC）

是常用的一组高血压联合治疗药物。通常由不同作用机制的 2 种或 2 种以上的降压药组成。应用时注意其相应组成成分的禁忌证或可能的不良反应。单片复方制剂一般由不同作用机制的两种药物组成，多数每天口服 1 次，使用方便，可改善依从性。目前我国上市的新型的单片复方制剂主要包括：ACEI＋噻嗪类利尿剂、ARB＋噻嗪类利尿剂、二氢吡啶类CCB＋ARB、二氢吡啶类CCB＋ACEI、二氢吡啶类 CCB＋β 受体阻滞剂、噻嗪类利尿剂＋保钾利尿剂，等等。

详见表 2－5。

表 2－5　常用降压药分类、副作用、禁忌证和相对禁忌证

	副作用	禁忌证及相对禁忌证
ACEI	干咳，少数严重者可出现血管神经性水肿；减少肾小球灌注致肾小球滤过率下降及高钾血症；胎儿畸形	双侧肾动脉重度狭窄，高钾血症，妊娠及备孕，血管性水肿
ARB	减少肾小球灌注致肾小球滤过率下降及高钾血症；胎儿畸形	双侧肾动脉重度狭窄，高钾血症，妊娠及备孕
ARNI	减少肾小球灌注致肾小球滤过率下降及高钾血症；胎儿畸形；偶可发生血管神经性水肿	双侧肾动脉重度狭窄，高钾血症，妊娠及备孕，血管性水肿
CCB（二氢吡啶类）	反射性心率增快，面潮红；胫前水肿；齿龈增生	无

（续上表）

	副作用	禁忌证及相对禁忌证
CCB（非二氢吡啶类）	抑制房室传导；负性肌力作用	高度方式传导阻滞，收缩功能减低性心衰
噻嗪型及噻嗪样利尿剂	低钾血症；影响尿酸代谢，大剂量影响糖脂代谢	痛风
BB	可引起支气管痉挛；抑制方式传导；负性肌力作用；大剂量可影响糖脂代谢	哮喘发作期，高度房室传导阻滞，运动员影响较大
醛固酮受体拮抗剂	干扰性激素；男性乳腺增生；女性闭经；多毛	高钾血症，eGFR 明显下降者
α 受体拮抗剂	体位性低血压	

4．器械治疗

尽管抗高血压的治疗药物不断进步，但高血压人群服药依从性差，血压达标率低仍是最大的挑战。寻找有效、便捷、一次治疗长期降压的非药物降压治疗方法是众望所归。

去肾交感神经（renal denervation，RDN）的原理是破坏肾脏交感传入和传出神经，以达到减弱肾脏和全身交感神经活性，从而降低血压。目前研究结果证明了 RDN 的长期安全性和降压的有效性，但尚无方法对于单个患者接受 RDN 治疗的降压效果做出准确预估。在尊重患者治疗意愿的前提下，RDN 可以作为排除了继发病因、药物难以控制血压的心血管高风险患者的治疗手段；也可以作为药物依从性差，或是拒绝药物治疗患者的降压替代治疗手段。

（夏爽 蔡安平）

 第二节 稳定性冠心病

一、典型病例

【临床表现】

（1）患者，男性，56 岁。

（2）主诉：胸闷 2 年。

（3）现病史：患者 2 年前无明显诱因下出现胸闷痛，位于心前区，约拳头大小，呈憋闷，无向他处放射，多于剧烈活动后出现，休息后可缓解，伴有气短。外院查冠脉 CTA 提示：LM 轻度狭窄，LAD 近段重度狭窄、中段中度狭窄，RCA 轻度狭窄，LCX 未见明显异常。

（4）既往史：高血压 1 月，血压最高达 180/90 mmHg，规律服用厄贝沙坦，自述血压控制可。糖尿病 8 年，使用西格列汀、二甲双胍以及德谷胰岛素控制血糖，血糖控制尚可；否认高脂血症。吸烟史 3 年，5 支/天，活动吸烟。

（5）体格检查：生命体征：T 36.3℃，P 95 次/分，R 18 次/分，BP 130/89 mmHg。双肺呼吸音清，双下肺闻及少许湿性啰音，无心前区隆起。心脏相对浊音界无扩大，心率：95 次/分，心律齐，S1、S2 正常，各瓣膜听诊区未闻及杂音，未闻及心包摩擦音。无双下肢浮肿。

【辅助检查】

1. 实验室检查

（1）心功酶：CK 60 U/L；CK-MB ＜10.0 U/L。

（2）NT-proBNP：28.7 pg/mL，肌钙蛋白 I ＜0.008 ng/mL。

（3）血脂分析：TC 2.83 mmol/L，TG 1.10 mmol/L，HDL-C 0.86 mmol/L，LDL-C 1.71 mmol/L。

（4）HbA1c：5.8%。

（5）全血常规：白细胞计数 12.97×10^9/L↑；红细胞计数 4.90×10^{12}/L；血红蛋白量 156 g/L。

（6）血小板计数 146×10^9/L。

（7）肾功能：肌酐 90.01 μmol/L。

（8）甲状腺三项：T3：3.84 pmol/L；T4：7.05 pmol/L↓；TSH：2.659 μIU/mL。

2. 技诊检查

（1）心电图：窦性心律，胸前导联 R 波递增不良，见图 2-2、图 2-3。

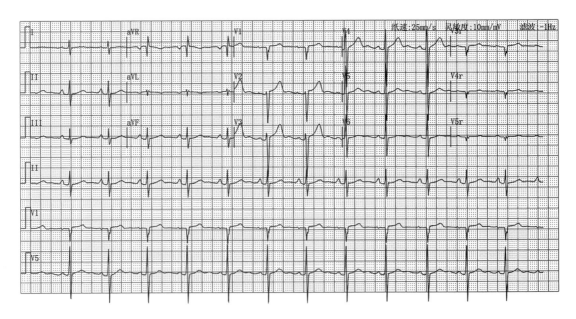

图 2-2 住院期间心电图

超声心动图提示：符合冠心病超声改变，左室舒张功能减退，LVEF 60%。

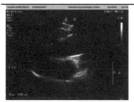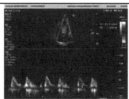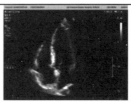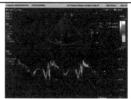

心腔及大血管 (mm)	主动脉 31	左房 37	RVOT前后径 24	左室舒张末 39	左室收缩末 22	
升主动脉 37	右房上下径42	右室上下径 56	主肺动脉 20	室间隔 11	左室后壁 10	
	右房中部横径	右室基底段横径	右室中段横径	左房最大面积 (Cm²)	左房最大容积 (ml)	
瓣口血流速度 (m/s)	二尖瓣 E 0.6	主动脉瓣 0.9	肺动脉瓣 0.8	三尖瓣 E	0.5	
	A 0.5	峰值压差	峰值压差	A	左室射血分数LVEF 60%	
	PHT	平均压差	平均压差			
组织多普勒	S' (cm/s) 8	E' (cm/s) 5	A' (cm/s) 8	E/E'	12	
右室功能:	右室FAC 40%	右室壁厚度 3.7 mm	三尖瓣环M型位移 19 mm	三尖瓣环右室壁组织速度	10.9 cm/s	

超声描述

升主动脉增宽；

主动脉瓣回声增强，开放正常；

左房稍大，室间隔心尖段运动稍减弱，余室壁运动尚好；

房室间隔连续完整，未见PDA；

心包腔未见液性暗区；

CDFI：三尖瓣反流，彩束面积 1.0cm2。

图2－3 住院期间超声心动图

【诊断】

（1）冠心病，稳定型心绞痛，心功能Ⅱ级。

（2）高血压3级（很高危组）。

（3）2型糖尿病。

（4）甲状腺功能减退症（亚临床）。

【住院治疗】

1．药物治疗

（1）抗血小板药物：阿司匹林 100 mg，口服 qd；氯吡格雷 75 mg，口服 qd。

（2）降血脂药物：阿托伐他汀 20 mg，口服 qd；依折麦布 10 mg，口服 qd。

（3）降血糖药物：德谷胰岛素 18 U 皮下注射 qn；达格列净片 10 mg 口服 qd；西格列汀片 100 mg 口服 qd。

（4）抗心绞痛：美托洛尔缓释片 47.5 mg，口服 qd。

（5）降血压药物：厄贝沙坦 150 mg，口服 qd。

（6）其他药物：泮托拉唑 40 mg，口服 qd。

2．冠脉介入治疗

（1）冠脉造影术（CAG）：LM 未见狭窄，前向血流 TIMI 3 级，LAD 开口及近段狭窄 95%，前向血流 TIMI 1—2 级，D1 近段狭窄 50%；LCX 细小，远段狭窄 40%，前向血流 TI-

MI 3 级；RCA 优势，近中段狭窄 30 ～ 40%，前向血流 TIMI 3 级。诊断：冠心病单支病变。

（2）PCI 治疗：于 LAD 近段植入 3.5 mm×15 mm 药物洗脱支架 1 枚，见图 2-4。

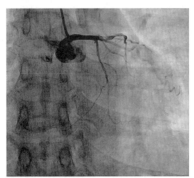
A. CAU 31°，LAO 1°

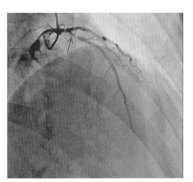
B. CRA 31°，RAO 29°

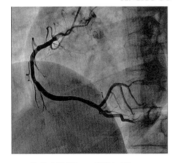
C. LAO 3°，CRA 3°

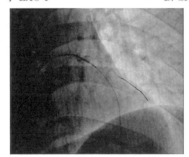
D. CRA 31°，RAO 5°

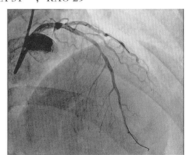
E. CRA 33°，RAO 17°

注：A－C：冠脉造影，红色箭头提示 LAD 近段严重狭窄；D. 术中，支架植入；E. PCI 术后。

图 2-4 CAG + PCI

【出院治疗】

1. 一般治疗

戒烟，低盐低脂糖尿病饮食。

2. 药物治疗

（1）抗血小板药物：阿司匹林 100 mg，口服 qd；氯吡格雷 75 mg，口服 qd。

（2）降血脂药物：阿托伐他汀 20 mg，口服 qd；依折麦布 10 mg，口服 qd。

（3）降血糖药物：德谷胰岛素 18 U 皮下注射 qn；达格列净片 10 mg 口服 qd；西格列汀片 100 mg 口服 qd。

（4）抗心绞痛：倍他洛克缓释片 47.5 mg，口服 qd。

（5）降血压药物：厄贝沙坦 150 mg，口服 qd。

（6）其他药物：泮托拉唑 40 mg，口服 qd。

【分析与总结】

（1）稳定性冠心病的诊断需结合病史及检查，冠脉造影术为金标准。

（2）治疗包括生活方式管理、药物治疗、冠脉介入治疗。在充分药物治疗基础上，选择适合的患者，如本例患者，LAD 近段严重狭窄，有血运重建的指征，PCI 或者 CABG 均可。结合患方意愿，最终行 PCI 治疗。血运重建可减少患者的心绞痛发作，改善生活质量，甚至改善临床预后。

（3）出院后继续生活方式、危险因素管理，规律药物治疗也很重要，可减缓疾病进展，改善预后。

二、理论与拓展

稳定性冠心病（stable coronary artery disease，SCAD）包括稳定型心绞痛、缺血性心肌病和急性冠脉综合征后稳定的病程阶段。稳定性冠心病是常见的心脏病，亦是心源性死亡的主要病因。我国稳定性冠心病的患病率为 4%～6%，其发病年龄相对较大，通常在 40 岁以上发病率开始增加，但年轻患者亦不少见。我国心血管疾病患病率呈上升趋势，其中冠心病现患人数约 1139 万。根据《中国卫生健康统计年鉴 2021》统计，2020 年中国城市和农村居民冠心病死亡率分别为 126.91/10 万、135.88/10 万，呈上升趋势。

【临床表现】

1. 症状

稳定型心绞痛以心绞痛为主要临床表现，缺血性心肌病则以心绞痛、心力衰竭、心律失常等为主要症状。

心绞痛的特点包括以下方面：

（1）部位：胸部不适常位于胸骨体之后，可波及心前区，手掌大小。常放射至左肩、左臂内侧达无名指和小指，也可至颈、咽或下颌部。

（2）性质：心绞痛常为压迫、发闷、紧缩或胸口沉重感，但不像针刺或刀扎样锐性痛。心绞痛发作时，患者往往被迫停止正在进行的活动。

（3）持续时间：大多持续 3～5 min，很少超过 30 min。

（4）诱因：与劳累或情绪激动相关是心绞痛的重要特征。当负荷增加，如走坡路、逆风行走、饱餐后或天气变冷时，常诱发心绞痛。疼痛多发生于劳累或激动的当时，而不是劳累之后。含服硝酸酯类药物常可在数分钟内使心绞痛缓解。心绞痛表现可见表 2-6。

2. 体征

心绞痛通常无特异性体征。发作时常见心率增快、血压升高、表情焦虑、皮肤冷或出汗，可出现 S3、S4 以及轻度二尖瓣关闭不全。

表2-6 心绞痛的传统临床分型

临床分类	临床特征
典型心绞痛（明确）	同时符合下列 3 个特征： ①胸骨后不适感，其性质和持续时间具有明显特征； ②劳累或情绪应激可诱发； ③休息和/或硝酸酯类药物治疗后数分钟可缓解
非典型心绞痛（有可能）	符合上述特征中的 2 项
非心绞痛性质的胸痛	仅符合上述特征中的 1 项，或都不符合

3. 验前概率（pre-test probability，PTP）

采集患者的病史资料后，可根据患者的胸痛性质、性别、年龄 3 个因素，推测稳定性冠心病的验前概率，即罹患稳定性冠心病的临床可能性，PTP 可用于指导诊断路径：

（1）对于 LVEF < 50% 的患者，并且胸痛典型者，建议直接行冠状动脉造影，必要时行血运重建。

（2）LVEF ≥ 50% 的患者，可根据 PTP 决定后续诊断路径：①PTP < 15%（低概率）：基本可除外心绞痛；②PTP：15% ～ 65%（中低概率），建议行运动负荷心电图作为初筛，若条件允许，可优选无创性影像学检查；③PTP：65% ～ 85%（中高概率），建议行无创性影像学检查以明确；④PTP > 85%（高概率）：可确诊稳定性冠心病，对症状明显或冠脉病变解剖呈高风险者，应启动药物治疗或有创性诊疗。详见表 2 - 7。

表 2 - 7　验前概率

（单位:%）

年龄/岁	典型心绞痛		非典型心绞痛		非心绞痛性质的胸痛	
	男性	女性	男性	女性	男性	女性
30 ～ 39	59	28	29	10	18	5
40 ～ 49	69	37	38	14	25	8
50 ～ 59	77	47	49	20	34	12
60 ～ 69	84	58	59	28	44	17
70 ～ 79	89	68	69	37	54	24
>80	93	76	78	47	65	32

【检查方法】

1. 实验室检查

实验室检查是评估心血管危险因素及判断预后的重要方法。根据《中国稳定性冠心病诊断与治疗指南 2018》的推荐，见表 2 - 8。

表 2 - 8　实验室检查推荐

推荐	推荐级别	证据水平
血常规，包括血红蛋白水平和白细胞计数	I	B
筛查 2 型糖尿病，筛查 HbA1C、空腹血糖；不能确诊时，再行葡萄糖耐量检查	I	B
血肌酐（肌酐清除率）检查，评价肾功能	I	B
空腹血脂水平（包括 LDL-C）	I	C
疑似甲状腺疾病，行甲状腺功能检查	I	C
他汀治疗前，检测肝功能	I	C
服用他汀，且自诉症状提示肌病者，检测肌酸激酶	I	C
疑似心力衰竭患者，行 NT-proBNP/BNP 检查	IIa	C

（续上表）

推荐	推荐级别	证据水平
确诊稳定性冠心病者，每年检查血脂、葡萄糖代谢和血肌酐	I	C

注：BNP：脑钠肽；HbA1C：糖化血红蛋白；LDL-C：低密度脂蛋白胆固醇；NT-proBNP：N 端脑利钠肽前体。

2．心电图

（1）静息心电图。

大部分患者静息心电图正常，但静息心电图可以作为冠心病病情发生变化时的参考，如病理性 Q 波、ST 段压低、T 波倒置等。

（2）症状发作时心电图。

心绞痛发作时，可出现心肌缺血表现，如 ST 段压低（≥0.1 mV）、T 波倒置、T 波假性正常化等。发作时心电图可为冠心病的诊断提供重要的依据。

（3）动态心电图（Holter）。

Holter 可连续记录患者长时程心电图变化，如 24 h、48 h 和 1 周。Holter 可记录到 ST 段、T 波改变，与症状发作时时间对比，有助于冠心病的诊断，也可发现无症状心肌缺血。此外，Holter 也有助于诊断心律失常。

（4）胸部 X 线。

胸部 X 线是常规检查，可评估心力衰竭、鉴别肺部疾病。

（5）超声检查。

1）超声心动图。对于部分稳定性冠心病患者，超声心动图可见心肌陈旧梗死或缺血区域室壁活动异常。左心室射血分数（LVEF）可进行危险分层。超声心动图还有助于鉴别其他疾病，如主动脉瓣狭窄、肥厚型心肌病。建议所有患者均行静息超声心动图检查。

2）颈动脉超声。颈动脉超声可发现内膜中层厚度增加、粥样斑块，甚至颈动脉狭窄。对于疑诊稳定性冠心病者，应考虑颈动脉超声检查。

（6）负荷试验。

1）心电图负荷试验。运动负荷试验最常用，包括活动平板和踏车。阳性的标准包括：①ST 段（J 点后 60 ～ 80 ms）水平或者下斜型压低 ≥0.1 mV，并持续 2 分钟；②典型心绞痛。

停止运动负荷试验的标准见表 2 – 9。

运动负荷试验的禁忌证见表 2 – 10。

2）负荷超声心动图。负荷超声心动图包括运动负荷、药物负荷，其中负荷药物为多巴酚丁胺。负荷超声心动图可评价负荷状态下的心肌灌注情况，以室壁增厚异常作为缺血的标志。

3）核素心肌负荷显像（SPECT/PET）。核素心肌负荷显像包括运动负荷、药物负荷，腺苷是常用的负荷药物，多巴酚丁胺等可作为其替代用药。负荷后，冠脉供血不足，可见心肌灌注缺血区域。PET 可判断心肌血流灌注，也可了解心肌代谢情况。简言之，SPECT 应用更为广泛，价格相对便宜。PET 图像质量、诊断准确性优于 SPECT。

表2-9　心电图负荷试验终止指征

绝对指征	相对指征
ST 段抬高 >0.1 mV	ST 段水平或者下斜型压低 >0.2 mV
收缩压下降 >10 mmHg，伴有心肌缺血的证据	收缩压下降 >10 mmHg，不伴有心肌缺血的证据
中重度心绞痛	胸痛症状增加
中枢神经系统症状（如共济失调、头晕、近似晕厥）	疲劳、呼吸短促、喘息、腿痉挛、跛行
灌注不足的征象（如发绀或苍白）	心律失常（除持续室性心动过速），如多发异位室早、室早三联律、室上性心动过速
持续室性心动过速或其他心律失常妨碍运动过程中心输出量维持	过度血压反应（收缩压 >250 mmHg 和/或舒张压 >115 mmHg）
监测心电图或收缩压的技术故障	新发的束支传导阻滞，不能与室速鉴别
患者要求终止	

表2-10　心电图负荷试验禁忌证

绝对禁忌证	相对禁忌证
急性心肌梗死（2 d 内）	已知的左主干病变
高风险不稳定型心绞痛	有症状的中度主动脉瓣狭窄
未控制的心律失常伴血流动力学不稳定	心室率未控制的室性心律失常
活动性感染性心内膜炎	获得性完全性房室传导阻滞
有症状的重度主动脉瓣狭窄	肥厚型心肌病伴重度的静息压差升高
心力衰竭失代偿	精神障碍以致不能配合
急性肺栓塞或肺梗死	
急性心肌炎或心包炎	
肢体残疾	

（7）冠状动脉 CT 血管成像（CTA）

冠脉 CTA 阴性预测价值较高，利于排除冠心病；但冠脉 CTA 对狭窄的判断有其局限，尤其是冠脉合并钙化。对于已行冠状动脉旁路移植术（CABG）或慢性完全闭塞（CTO）者，冠脉 CTA 可评价桥血管走形、通畅度，指导介入治疗。

（8）冠状动脉造影（CAG）

冠脉造影是诊断冠心病的金标准，通过桡动脉、股动脉，甚至肱动脉入路，对左、右冠状动脉选择性造影。一般而言，CAG 提示心外膜冠脉直径狭窄超过 50%，可诊断为冠心病；直径狭窄 70% ～ 75% 或以上，会影响心肌血供。腔内影像是 CAG 的重要补充，如血管内超声（IVUS）、光学相干断层扫描（OCT）、冠状动脉血流储备分数（FFR）、定量血流比分数（QFR）。

【诊断】

结合心绞痛症状、危险因素、检查结果，有助于确定稳定性冠心病诊断，可经 CAG 确诊冠心病。

1. 加拿大心血管病学会（CCS）心绞痛分级

（1）Ⅰ级：一般体力活动（如步行和登楼）不受限制，但在强、快、持续用力时发生心绞痛。

（2）Ⅱ级：一般体力活动轻度受限。快步、饭后、寒冷或刮风中、精神应激或醒后数小时发作心绞痛。一般情况下，平地步行 200 m 以上，或登楼一层以上受限。

（3）Ⅲ级：一般体力活动明显受限。一般情况下，平地步行 200 m 以内，或登楼一层受限。

（4）Ⅳ级：轻微活动或休息时即可发生心绞痛。

2. 鉴别诊断

（1）急性冠脉综合征。与稳定性心绞痛相比，不稳定型心绞痛发作的劳力性诱因不同，可在轻微活动时或休息时诱发。急性心肌梗死的疼痛程度更剧烈，持续时间更长，伴有心电图的动态改变，心肌钙蛋白、CK-MB 等升高。

（2）其他疾病引起的心绞痛。包括严重的主动脉瓣狭窄、主动脉瓣关闭不全、风湿性冠脉炎、梅毒性主动脉炎、肥厚型心肌病等。

（3）肋间神经痛和肋软骨炎。肋间神经痛为尖锐、刺痛、灼热，沿肋间神经走行处的疼痛，可能在胸部、背部或腹部出现。肋软骨炎可在查体时肋软骨处有压痛。

（4）心脏神经官能症。患者常诉胸痛，但心脏并无器质性病变。常常与情绪状态、心理压力或精神因素有关。胸痛发作并非活动时，而是活动后。轻微体力活动时症状反而可改善。

（5）其他胸痛。如反流性食管炎、消化道溃疡、胸膜炎等疾病。

3. 危险分层

依据不同检查，对稳定性冠心病进行危险分层，有助于患者的管理，具体危险分层见表 2 - 11。

表 2 - 11　稳定性冠心病危险分层

检查	危险分层
心电图负荷试验	依据 Duke 运动平板评分，心血管年死亡率：高风险（＞3%）、中风险（1%～3%）、低风险（＜1%）
负荷超声心动图	左心室运动异常≥3/16 节段
SPECT 或 PET	高风险：左心室心肌缺血面积≥10%
心脏磁共振（CMR）	充盈缺损≥2/16 节段或多巴酚丁胺诱发的功能障碍≥3/16 节段
冠脉 CTA 或冠脉造影	合并近段狭窄的三支病变，左主干病变，前降支近段狭窄
有创检查	FFR＜0.8，iFR≤0.89

注：iFR：瞬时无波形比率；Duke 运动平板评分 = 运动时间(min) - 5×ST 段压低值(mm) - 4×心绞痛指数；心绞痛指数：无心绞痛 = 0，运动不受限制 = 1，需要终止运动 = 2。

【治疗】

稳定性冠心病患者治疗目的包括缓解症状及预防心血管事件。

1．生活方式管理

（1）戒烟。

戒烟可改善稳定性冠心病患者临床预后。应该积极戒烟，避免被动吸烟，必要时可借助药物戒断。对于医务工作者，应该指导患者戒烟。

（2）饮酒。

对于稳定性冠心病患者，不推荐饮酒。如果有饮酒嗜好，建议每周酒精摄入量＜100 g或每天＜15 g。

（3）饮食管理。

不健康的饮食习惯是冠心病主要危险因素，也可促进冠心病进展；健康饮食可减少死亡以及心血管事件等风险。健康饮食可参考表2－12。

表2－12　健康饮食的特征

特征
增加蔬菜和水果的摄入（各≥200 g/d）
每天35～45 g纤维素摄入，最好来源于全谷类
坚果摄入（30 g/d）
每周1～2份鱼类
限制瘦肉、低脂乳制品、液态植物油
饱和脂肪酸占＜10%的能量摄入
反式不饱和脂肪酸的摄入越少越好，占＜1%的能量摄入
盐的摄入＜5～6 g/d
酒精摄入量：＜100 g/每周或＜15 g/d
避免高热量食物，如含糖非酒精饮料

（4）体重管理。

对于稳定性冠心病患者，控制体重在合适范围，可显著减少心血管不良事件。患者可通过有计划的锻炼、限制热量摄取和日常运动来控制体重，目标体重指数18.5～24.9 kg/m^2。

（5）体育锻炼。

建议稳定性冠心病患者每周至少5 d进行30 min中等强度的有氧锻炼，如健步走，以增强心肺功能。

2．危险因素控制

（1）血脂管理。

饮食治疗和生活方式改善是血脂异常治疗的基础措施，建议患者低脂饮食、坚持体育锻炼、控制体重。对于稳定性冠心病患者，LDL-C治疗的目标值＜1.8 mmol/L（70 mg/dL），且较基线水平至少降低50%。对于超高危患者，LDL-C的目标值应＜1.4 mmol/L（55 mg/dL），且较基线水平至少降低50%。具体风险评估见中国血脂管理指南成人ASCVD总体发病风险评估流程。

患者均应接受他汀类药物的治疗，若血脂不达标时，可加用依折麦布、PCSK9抑制剂。

（2）血压管理。

高血压患者需控制血压达标，基于生活方式调整，也可考虑药物降压。血压目标为<140/90 mmHg；合并糖尿病者，血压目标<130/80 mmHg。降压药物建议包括ACEI或ARB和/或β受体阻滞剂，不推荐ACEI联合ARB治疗。

（3）糖尿病的血糖管理。

合并糖尿病者，推荐HbA1c目标值<7%；若年龄较大、糖尿病病程长、低血糖高危患者，HbA1c目标值应控制在<7.5%或<8.0%。推荐使用SGLT2抑制剂（如恩格列净、达格列净）、GLP-1受体激动剂药物（利拉鲁肽、司美格鲁肽）等降糖。

ACEI类药物可改善预后，减少不良事件，因此推荐用于稳定性冠心病合并糖尿病患者。

3. 缓解症状、改善缺血的药物治疗

目前缓解症状及改善缺血的药物主要包括3类：β受体阻滞剂、硝酸酯类药物和钙通道阻滞剂。β受体阻滞剂兼有预防心肌梗死和死亡的作用。抗心绞痛的治疗流程见图2-5。

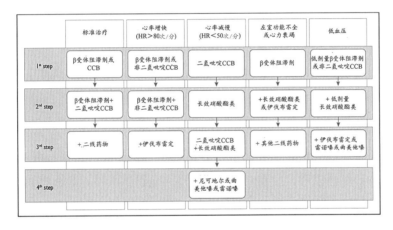

注：①抗心绞痛二线用药包括曲美他嗪、尼可地尔、伊伐布雷定、雷诺嗪。

②CCB，钙离子拮抗剂。

图2-5　抗心绞痛治疗策略及步骤

（译自2019 ESC慢性冠状动脉综合征的诊断和管理指南）

（1）β受体阻滞剂。

β受体阻滞剂通过抑制心脏β肾上腺素能受体，减慢心率、减弱心肌收缩力、降低血压以减少心肌耗氧量，还可通过延长舒张期以增加缺血心肌的血流灌注，因而可减少心绞痛发作和提高运动耐量。对于合并陈旧性心肌梗死、LVEF降低心力衰竭或者既往CABG的冠心病患者，β受体阻滞剂可改善临床预后。若无禁忌证，β受体阻滞剂应作为稳定性冠心病患者的初始治疗药物，心率的目标值为55～60次/分。

β受体阻滞剂的不良反应主要包括：传导阻滞、支气管痉挛、周围血管收缩、低血糖反应、体位性低血压、抑郁、男性性功能障碍。β受体阻滞剂的主要禁忌证包括：支气管哮喘、严重心动过缓、房室传导阻滞、急性肺水肿等。

临床上常用的β受体阻滞剂包括琥珀酸美托洛尔、比索洛尔、卡维地洛等。

（2）硝酸酯类。

硝酸酯类药物为内皮依赖性血管扩张剂，能减少心肌需氧和改善心肌灌注，从而改善心绞痛症状。

短效硝酸酯类包括舌下含服或喷雾用硝酸甘油，仅作为心绞痛急性发作时缓解症状用药，也可在运动前数分钟预防使用。

长效硝酸酯类用于降低心绞痛发作的频率和程度，并可能增加运动耐量，适用于慢性长期治疗。

（3）CCB。

CCB 通过改善冠状动脉血流和减少心肌耗氧发挥缓解心绞痛作用。尚无改善不良预后的证据。

1）非二氢吡啶类（non-dihydropyridine agents）。

非二氢吡啶类 CCB 可以降低心率，包括维拉帕米、地尔硫䓬等药物。

维拉帕米主要有扩张冠状动脉、外周动脉，负性肌力作用，并减慢窦房结和房室结的传导。具有广泛的适应证，包括各种类型心绞痛（劳力性、痉挛性、不稳定性）、室上速等。总体而言，维拉帕米安全性佳，但有传导阻滞、心力衰竭的风险。由于传导阻滞的风险，不推荐维拉帕米联合 β 受体阻滞剂使用。

地尔硫䓬的作用与维拉帕米相似，但副作用更少，在治疗劳力性心绞痛方面更有优势。

对于非二氢吡啶类药物，由于其有使心功能恶化的潜在风险，不推荐用于合并左室功能障碍的患者。

2）二氢吡啶类（dihydropyridine agents）。

二氢吡啶类 CCB 对血管的选择性更佳，包括氨氯地平、硝苯地平、非洛地平等药物。长效硝苯地平具有很强的动脉舒张作用，不良反应小，安全性好，适合联合 β 受体阻滞剂用于伴有高血压的心绞痛患者，主要副作用为头痛、血管性水肿。氨氯地平半衰期长，可作为每日 1 次的抗心绞痛和降压药物，主要副作用为血管性水肿。

（4）抗心绞痛二线用药。

1）曲美他嗪。

曲美他嗪主要通过调节心肌能量底物，提高葡萄糖有氧氧化比例，改善心肌对缺血的耐受性及左心功能，缓解心绞痛。

2）尼可地尔。

尼可地尔为烟酰胺的硝酸盐衍生物，可用于心绞痛的预防和长期治疗。尼可地尔可扩张冠状动脉血管，可用于治疗微血管性心绞痛，其副作用包括口腔、胃肠溃疡等。

3）伊伐布雷定。

伊伐布雷定通过选择性抑制窦房结 If 电流以减慢心率，延长舒张期，改善冠状动脉灌注，降低心肌氧耗，对心肌收缩力和血压无影响。

4）雷诺嗪。

雷诺嗪通过选择性抑制晚钠电流，降低心室壁张力，可减少心肌耗氧量；可以刺激葡萄糖氧化，抑制线粒体中的脂肪酸利用。雷诺嗪可减轻心绞痛症状并提高运动耐量，而不会影响心率或血压。长 QT 综合征患者或正在接受延长 QT 间期药物治疗的患者应避免使用雷诺嗪。

4．改善预后的药物

药物治疗的另一目的即改善稳定性冠心病患者的临床预后，预防心肌梗死、死亡等不良心血管事件的发生。主要包括抗血小板药物、调脂药物、β受体阻滞剂和血管紧张素转换酶抑制剂（ACEI）或血管紧张素Ⅱ受体拮抗剂（ARB）。

（1）抗血小板药物。

血小板的激活和聚集驱动冠状动脉血栓形成，增加心肌梗死等缺血性事件。抗血小板药物在预防缺血性事件中起着重要作用。

1）低剂量阿司匹林。

阿司匹林是环氧化酶抑制剂，具有抗血小板聚集、防止血栓形成的作用，通过抑制花生四烯酸代谢、阻止血栓素A2的合成，从而起到抗血小板聚集的作用。常见不良反应是胃肠道不适和消化道出血，少数过敏反应。对于冠心病的患者，推荐阿司匹林长期服用（75～100 mg qd）。

2）P2Y12受体拮抗剂。

P2Y12受体拮抗剂，抑制血小板ADP受体而阻断P2Y12依赖激活的血小板膜糖蛋白Ⅱb/Ⅲa复合物，有效减少ADP介导的血小板激活和聚集。临床常用的P2Y12受体拮抗剂包括氯吡格雷、替格瑞洛、普拉格雷。氯吡格雷的负荷剂量为300～600 mg，维持剂量为75 mg qd；替格瑞洛的负荷剂量为180 mg，维持剂量为90 mg bid或60 mg bid；普拉格雷的负荷剂量为60 mg，维持剂量为10 mg qd。其不良反应为出血、胃肠道不适等，过敏反应少见。替格瑞洛可出现呼吸困难。

3）抗血小板药物的联用与疗程。

稳定性冠心病患者接受PCI治疗后，建议给予双联抗血小板药物治疗（DAPT，即阿司匹林联合P2Y12受体拮抗剂）6个月。若存在致命性高出血风险但支架内血栓低风险者，可缩短至1～3个月；若缺血高危患者，可考虑阿司匹林联合替格瑞洛（60 mg bid）长期治疗。

（2）降脂治疗。

LDL-C达标后不应停药或盲目减量。具体见危险因素控制：血脂管理章节。

（3）β受体阻滞剂。

既往心肌梗死患者，β受体阻滞剂能显著降低死亡和再发梗死风险。对合并慢性心力衰竭患者，β受体阻滞剂能显著降低死亡等风险，改善患者生活质量，具体见前述。

（4）ACEI或ARB。

对稳定性冠心病者，尤其是合并高血压、LVEF≤40%、糖尿病或慢性肾病的高危患者，若无禁忌证，均可考虑ACEI或ARB治疗。

5．冠状动脉血运重建

对于稳定性冠心病患者，最佳药物治疗是基石，它能够有效减少心绞痛，减缓动脉粥样硬化的进展，减少缺血事件的发生。在最佳药物治疗的基础上，血运重建扮演着重要的角色。血运重建的目的包括两个方面：缓解临床症状和改善临床预后。

血运重建包括经皮冠状动脉介入治疗（PCI）和冠状动脉旁路移植术（CABG），能够有效地改善患者症状、生活质量。然而，能否改善预后还存在争议。2020年4月，针对稳定性冠心病人群的ISCHEMIA研究结果发布提示：伴有中重度心肌缺血的稳定性冠心病患者，介入治疗与药物治疗相比，未减少缺血性心血管事件或全因死亡率；但是，介入治疗能够减少症状发作，改善生活质量。

传统观点认为，对于左主干 > 50% 狭窄、前降支近段 > 70% 狭窄、多支血管病变且 LVEF < 40% 、大面积心肌缺血（左心室缺血面积 > 10%）的稳定性冠心病患者可从血运重建中获益，改善患者的临床预后。

对于稳定性冠心病的患者，如何选择合适的血运重建方式（PCI 或 CABG），可参考表 2 - 13。

实际而言，部分患者由于严重的合并症（如呼吸衰竭、肾衰竭），或不耐受（高龄或虚弱），或者不愿意行 CABG，最终选择 PCI 治疗。

SCAD 患者血运重建流程见图 2 - 6。

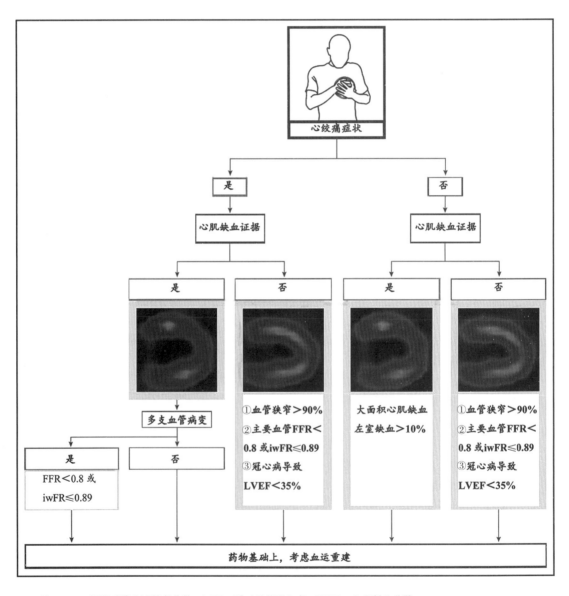

注：FFR：冠状动脉血流储备分数；iwFR：瞬时无波形比率；LVEF：左室射血分数。

图 2 - 6　SCAD 患者血运重建流程

（译自 2019 ESC 慢性冠状动脉综合征的诊断和管理指南）

表 2 – 13　稳定性冠心病患者血运重建方式选择

冠脉病变分类	PCI		CABG	
	推荐级别	证据级别	推荐级别	证据级别
单支病变或两支病变（非 LAD 近段病变）	Ⅰ	C	Ⅱ b	C
单支病变（LAD 近段病变）	Ⅰ	A	Ⅰ	A
两支病变（LAD 近段病变）	Ⅰ	C	Ⅰ	B
左主干病变				
SYNTAX 评分≤22 分	Ⅰ	B	Ⅰ	B
SYNTAX 评分 23 ～ 32 分	Ⅱ a	B	Ⅰ	B
SYNTAX 评分 > 32 分	Ⅲ	B	Ⅰ	B
三支病变（不合并糖尿病）				
SYNTAX 评分≤22 分	Ⅰ	B	Ⅰ	A
SYNTAX 评分 > 22 分	Ⅲ	A	Ⅰ	A
三支病变（合并糖尿病）				
SYNTAX 评分≤22 分	Ⅱ b	A	Ⅰ	A
SYNTAX 评分 > 22 分	Ⅲ	A	Ⅰ	A

注：CABG：冠状动脉旁路移植术；LAD：左前降支；PCI：经皮冠状动脉介入治疗。

（夏爽　冉鹏）

 第三节　慢性心力衰竭

一、典型病例

【临床表现】

主述患者男性，31 岁，因"活动耐量下降 2 月，呼吸困难 10 天"于 2020 年 7 月 18 日入院。患者 2 月前上坡、提重物后开始出现乏力不适感，程度轻到中度，休息后好转未重视；入院 10 天前活动时出现呼吸困难，程度中到重度，休息约几分钟后缓解，并伴夜间阵发性呼吸困难，逐渐出现双下肢凹陷性水肿，入当地医院诊断为急性心力衰竭。行冠脉造影提示：冠脉未见异常，给予心力衰竭治疗后症状缓解。出院后坚持服用治疗心力衰竭药物（具体不详），但仍间断出现劳力性呼吸困难症状，平路行走约 10 min 或上 1 层楼即觉呼吸困难、乏力，故转诊来我院。

既往史：发现血压偏高 1 年余（具体不详），未重视；10 天前外院诊断为慢性肾功能不全。

个人史：否认抽烟、饮酒嗜好。

体格检查：T 36℃，P 94 次/分，R 20 次/分，Bp：158/117 mmHg，体重 87.8 kg，身高 184 cm。颈静脉充盈，双肺呼吸音粗糙，双下肺可闻及湿性啰音，心界向左下扩大，双下肢中度凹陷性水肿。

【辅助检查】

CREA 129.70 μmol/L↑，URIC 661.9 μmol/L↑；

TC 6.11 mmol/L，TG 1.15 mmol/L，HDL-C 1.20 mmol/L，LDL-C 4.28 mmol/L↑；

ALB 33.30 g/L↓；

NT-proBNP 1012.0 pg/mL↑，hs-TNT 268.2 pg/mL↑；

尿常规综合分析：白蛋白 0.7 g/L（＋）；

血常规、粪常规，肝功酶、电解质未见异常。

详见图 2-7、图 2-8、图 2-9。

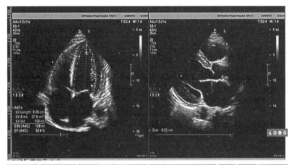

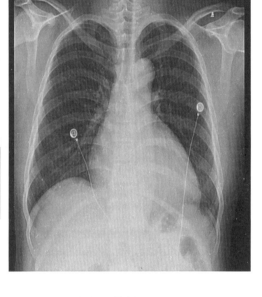

2020-07-18

2020-07-21

图 2-7　超声心动图（左）与 X 胸片（右）

2022年7月24日心脏MR:

Weight　84kg　　　　　　　　　　Height　185cm

LVEDV　314.86ml　　　　　　　　RVEDV 246.84　ml

LVESV　226.97ml　　　　　　　　RVESV 179.86ml

LVED volume index: 151.44ml/m2　RVED volume index: 118.72ml/m2

LVES volume index: 109.17ml/m2　RVES volume index: 86.51ml/m2

LVSV　87.88ml　　　　　　　　　RVSV　66.98ml

LVEF　27.91%　　　　　　　　　　RVEF 27.14%

LVCO　7.12　l/min　　　　RVCO　5.43l/min

LA anteroposterior dimension:34mm

Aortic root dimension:28mm

main PA dimension:26mm

CMR表现

心脏位置正常。

左心房、右心房大小正常范围。结构未见异常。

左心室中度增大，左心室心肌对称性增厚，左心室中部乳头肌水平室间隔壁厚度约16mm；左室后壁厚度约15mm。舒张期左心室腔最宽处约62mm。右心室大小正常范围。结构未见异常。

T2压脂室壁未见异常信号影。

运动功能评估左心室整体收缩功能重度减低。右心室整体收缩功能重度减低。

主动脉见少许反流信号，二尖瓣、三尖瓣及肺动脉瓣未见狭窄及反流信号。

灌注扫描见左右心室未见灌注缺损。

延迟扫描见左心室中部前壁少许强化。

心包未见增厚，延迟扫描未见强化。心包见少许液体信号。

纵隔结构未见异常。

结论：左心室心肌对称性增厚，注意排除后负荷增加所致心肌增厚可能。

左心室中度增大，整体收缩功能重度减低。

图2-8　心脏大血管磁共振成像

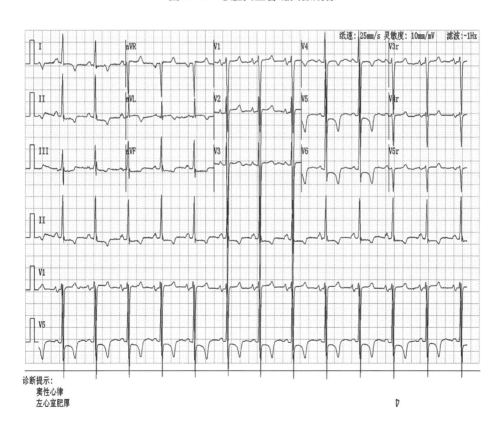

图2-9　心电图

【诊断】

（1）第一步：结合劳力性呼吸困难、夜间阵发性呼吸困难症状、双下肢水肿体征，NT-proBNP 升高，入院诊断：①慢性心力衰竭 NYHAⅢ级；②高血压 3 级；③慢性肾功能不全。

（2）第二步：心脏超声、胸片提示心脏扩大、LVEF 下降，心力衰竭分类为 HFrEF，病因考虑：扩张型心肌病。

（3）第三步：结合病史、个人史，冠脉造影和心脏磁共振成像结果，排除：急性心肌炎、原发性扩张型心肌病、心脏淀粉样变、肥厚型心肌病、酒精性心肌病、克山性心肌病等病因；结合患者高血压病史及疾病发展过程，考虑心力衰竭病因：高血压性心脏病失代偿期。

（4）第四步：鉴别高血压病因，原发性或继发性。

2020 年 7 月 30 日，双肾、肾上腺、双肾动脉 CTA 检查：无异常；泌尿系彩超：双肾皮质增生；风湿免疫血管炎指标：阴性；内分泌性：嗜铬细胞瘤、原发性醛固酮增多症、Cushing 筛查（阴性）；高血压单基因遗传基因筛查（患者拒绝）。

（5）最后诊断：原发性高血压 3 级极高危；高血压性心脏病；HFrEF NYHA Ⅲ级；心脏扩大；慢性肾功能不全；高尿酸血症；高脂血症。

【治疗过程】

1. 容量管理

呋塞米 20～40 mg 静脉推注，根据出入量调节使用频次。

2. HFrEF 改善预后药物治疗

沙库巴曲缬沙坦 100 mg，口服 bid，后上调剂量为 150 mg，口服 bid；螺内酯 20 mg，口服 qd；序贯加用：美托洛尔片 12.5 mg，口服 bid；呋塞米 20 mg，口服 bid；辅酶 Q10 10 mg，口服 tid；降脂：阿托伐他汀钙片 20 mg，口服 qd。

3. 生活方式干预

低盐低脂，液体控制。

4. 治疗效果

治疗效果：患者心衰症状和体征消失。查体：生命体征稳定，颈静脉无充盈，双肺无啰音，双下肢无水肿。详见图 2－10、图 2－11。

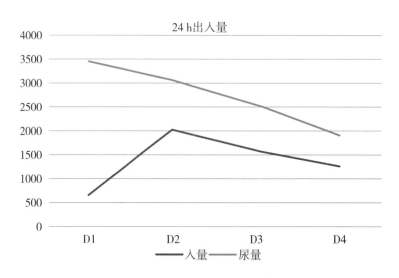

图 2－10　住院期间出入量管理结果

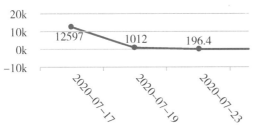

图 2-11a　NT-proBNP 变化

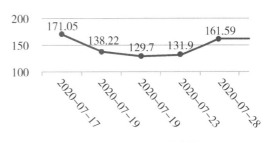

图 2-11b　CREA 的变化

【随访】

1. 第一次随访

时间：2020 年 7 月 24 日。

患者无心力衰竭症状，可从事轻度体力劳动及活动，家庭监测生命体征正常，NYHA Ⅱ级。

门诊调整药物为：沙库巴曲缬沙坦 200 mg，口服 bid；美托洛尔缓释片 95 mg，口服 qd；螺内酯 20 mg，口服 qd；，达格列净 10 mg，口服 qd；阿托伐他汀 20 mg，口服 qd。

复查 NT-proBNP 正常，CREA 130 μmol/L，复查心脏超声如图 2-12 所示。

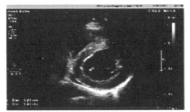 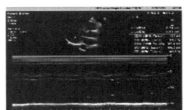

心腔及大血管(mm)	主动脉	26	左房	36	RVOT前后径	28	左室舒张末	57	左室收缩末	46
升主动脉	28	右房上下径	46	右室上下径	60	主肺动脉	25	室间隔	14	左室后壁	14
		右房中部横径		右室基底段横径		右室中段横径		左房最大面积(cm²)		左房最大容积(ml)	
瓣口血流速度(m/s)	二尖瓣		主动脉瓣		肺动脉瓣		三尖瓣				
	E	0.36		0.95		0.7	E	0.26			
	A	0.35	峰值压差		峰值压差		A		左室射血分数LVEF	40 %	
	PHT		平均压差		平均压差						
组织多普勒	S'(cm/s)	4.7	E'(cm/s)	4.7	A'(cm/s)	3.6	E/E'	8			

超声描述
左室增大，左室壁增厚，室壁运动减弱；
各瓣膜形态及活动正常；
房室间隔未见中断，未见PDA征；
心包腔未见液性暗区；

CDFI：心内未见异常彩色血流信号；

超声提示
高血压性心脏病超声改变
左室收缩功能减退

图 2-12　复查心脏超声

2. 第二、三次随访

患者无心力衰竭症状，恢复正常体力活动，家庭监测生命体征正常，NYHA Ⅰ级。

心衰治疗药物已达到患者个体最大耐受剂量，继续使用。

复查 NT-proBNP 正常，CREA 110 μmol/L，心脏超声 LVEF 50%，LVDd 54 mm，如图 2 - 13 所示。

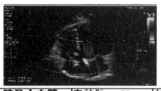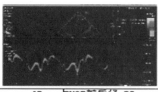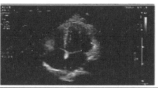

心腔及大血管：(mm)	主动脉	29	左房	40	RVOT前后径 30	左室舒张末 47	左室收缩末 32
升主动脉 32	右房上下径 51		右室上下径 63		主肺动脉 23	室间隔 12	左室后壁 12
	右房中部横径		右室基底段横径		右室中段横径	左房最大面积(cm²)	左房最大容积(ml)
瓣口血流速度：(m/s)	二尖瓣		主动脉瓣		肺动脉瓣	三尖瓣 0.53	
	E	0.75		0.97	0.87		
	A	0.69	峰值压差		峰值压差	A	左室射血分数LVEF 60%
	PHT		平均压差		平均压差		
组织多普勒	S' (cm/s)	7.5	E' (cm/s) 6.9		A' (cm/s) 10	E/E'	11
右室功能：	右室FAC 40%		右室壁厚度 4.5 mm		三尖瓣环M型位移 24 mm	三尖瓣环右室壁组织速度	14 cm/s

超声描述
左房增大，左室饱满，左室壁增厚，室壁运动尚好；
左室心尖部肌小梁稍增多；
各瓣膜形态正常；
房室间隔未见中断，未见PDA征；
心包腔未见液性暗区；
降主动脉前向血流速度 0.8m/s；

CDFI：三尖瓣返流，彩束面积 3.0cm2，估测肺动脉收缩压 25mmHg。

超声提示
符合高血压性心脏病超声改变
轻度三尖瓣反流

图 2 - 13　复查心脏超声（2022 年 6 月 27 日）

【分析与总结】

（1）识别寻找心力衰竭病因。

（2）根据指南分类，更新调整治疗方案。

（3）加强合并疾病管理。

二、理论与拓展

【定义】

心力衰竭是多种原因导致心脏结构和/或功能的异常改变，使心脏收缩和/或舒张功能发生障碍，从而引起的一组复杂临床综合征，主要表现为呼吸困难、疲乏和液体潴留（肺淤血、体循环淤血及外周水肿）等。

心力衰竭往往是各种心脏疾病的严重表现或晚期阶段，死亡率和再住院率居高不下。发达国家的心力衰竭患病率为 1.5% ～ 2.0%，≥70 岁人群患病率≥10%。2003 年的流行病学调查显示，我国 35 ～ 74 岁成人心力衰竭患病率为 0.9%。China - HF 研究显示，住院心力衰竭患者的病死率为 4.1%。

【临床分型及分期】

心力衰竭根据左心室射血分数（Left ventricular ejection fraction，LVEF）分为四类。

《2021ESC 心力衰竭指南》将 HFmrEF 定义为射血分数轻度下降（mild-reduced）的心力衰竭；《2022AHA／ACC／HFSA 心力衰竭指南》强调了 EF 的动态演变过程，提出多次监测后再分类射血分数改善的心力衰竭 HFipmEF：首次分类为 HFrEF，再次测量 LVEF >40%（经 GDMT 治疗，6 个月后复查时），见表 2 – 14。

表 2 – 14　心力衰竭的分类和诊断标准

诊断标准	HFrEF	HFmrEF	HFpEF
1	症状和（或）体征	症状和（或）体征	症状和（或）体征
2	LVEF <40%	LVEF >40% ~ 49%	LVEF≥50%
3		利钠肽升高，并符合以下至少 1 条：①左心室肥厚和或左心房扩大；②心脏舒张功能异常	利钠肽升高，并符合以下至少 1 条：①左心室肥厚和/或左心房扩大；②心脏舒张功能异常
备注	随机临床试验主要纳入此类患者，有效的治疗已得到证实	此类患者临床特征、病理生理、治疗和预后尚不清楚，单列此组有利于对其开展相关研究	需要排除患者的症状是由非心脏疾病引起的，有效的治疗尚未明确

注：HFrEF 为射血分数降低的心力衰竭，HFmrEF 为射血分数轻度降低的心力衰竭，HFpEF 为射血分数保留的心力衰竭，LVEF 为左心室射血分数；利钠肽升高为 B 型利钠肽（BNP）>35 ng/L 和/或 N 末端 B 型利钠肽原（NT-proBNP）> 125 ng/L；心脏舒张功能异常指标见心力衰竭的诊断和评估中的经胸超声心动图部分。

根据心力衰竭发生的时间、速度，分为慢性心力衰竭和急性心力衰竭。

根据心力衰竭发生发展过程分为 A—D 4 个阶段。纽约心脏协会（New York Heart Association，NYHA）心功能分级 I—Ⅳ级是临床常用的心功能评估方法，常用于评价患者的症状随病程或治疗而发生的变化。

【心力衰竭病因】

原发性心肌损害和异常是引起心力衰竭最主要的病因，除心血管疾病外，非心血管疾病也可导致心力衰竭，见表 2 – 15。

表 2 – 15　心力衰竭病因

病因分类	具体病因或疾病
心肌病变	
缺血性心脏病	心肌梗死（心肌瘢痕、心肌顿抑或冬眠）、冠状动脉病变、冠状动脉微循环异常、内皮功能障碍
心脏毒性损伤	
心脏毒性药物	抗肿瘤药（如蒽环类、曲妥珠单抗）、抗抑郁药、抗心律失常药、非甾体抗炎药、麻醉药
药物滥用	酒精、可卡因、安非他命、合成代谢类固醇等
重金属中毒	铜、铁、铅、钴等

（续上表）

病因分类	具体病因或疾病
放射性心肌损伤	
免疫及炎症介导的心肌损害	细菌、病毒、真菌、寄生虫（Chagas 病）、螺旋体、立克次体
感染性疾病	巨细胞性心肌炎、自身免疫病〔如系统性红斑狼疮、嗜酸性粒细胞性心肌炎（Churg-Strauss 综合征）〕
自身免疫性疾病	
心肌浸润性病变	系统性浸润性疾病（心肌淀粉样变、结节病）、贮积性疾病（血色病、糖原贮积病）
非恶性肿瘤相关	肿瘤转移或浸润
恶性肿瘤相关	
内分泌代谢性疾病	糖尿病、甲状腺疾病、甲状旁腺疾病、肢端肥大症、生长激素缺乏、皮质醇增多症、醛固酮增多症、肾上腺皮质功能减退症、代谢综合征、嗜铬细胞瘤、妊娠及围生期相关疾病
激素相关	肥胖，缺乏维生素 B、L－肉毒碱、硒、铁、磷、钙，营养不良
营养相关	遗传因素相关的肥厚型心肌病、扩张型心肌病及限制型心肌病、致心律失常性右心室心肌病、左心室致密化不全、核纤层蛋白病、肌营养不良症
遗传学异常	
应激	应激性心肌病
心脏负荷异常	
高血压	原发性高血压，继发性高血压
瓣膜和心脏结构的异常	二尖瓣、三尖瓣、主动脉瓣、肺动脉瓣狭窄或关闭不全，先天性心脏病（先天性心内或心外分流）
心包及心内膜疾病	缩窄性心包炎、心包积液、嗜酸性粒细胞增多症、心内膜纤维化
高心输出量状态	动静脉瘘、慢性贫血、甲状腺功能亢进症
容量负荷过度	肾功能衰竭、输液过多过快
肺部疾病	肺源性心脏病、肺血管疾病
心律失常	
心动过速	房性心动过速、房室结折返性心动过速、房室折返性心动过速、心房颤动、室性心律失常
心动过缓	窦房结功能异常、传导系统异常

【重点相关检查】

1. 生物标志物及其临床意义

（1）利钠肽〔B 型利钠肽（B-type natriuretic peptide，BNP）或 N 末端 B 型利钠肽原（N-terminal pro-BNP，NT-proBNP）〕测定：

利钠肽检测推荐用于心力衰竭筛查、诊断和鉴别诊断、病情严重程度及预后评估；出院前的利钠肽检测有助于评估心力衰竭患者出院后的心血管事件风险，经住院治疗后利钠肽水平无下降的心力衰竭患者预后差。

当 BNP < 100 pg/mL、NT-proBNP < 300 pg/mL 时通常可排除急性心力衰竭。

当 BNP < 35 pg/mL、NT-proBNP < 125 pg/mL 时通常可排除慢性心力衰竭，但其敏感度和特异度较急性心力衰竭低。

诊断急性心力衰竭时，NT-proBNP 水平应根据年龄和肾功能进行分层：50 岁以下的患者 NT-proBNP 水平 > 450 pg/mL，50 岁以上 > 900 pg/mL，75 岁以上应 > 1800 pg/mL，肾功能不全（肾小球滤过率 < 60 mL/min）时应 > 1200 pg/mL。

脑啡肽酶抑制剂使 BNP 降解减少，而 NT-proBNP 不受影响。

（2）心脏肌钙蛋白（cardiactroponin，cTn）：用于急性心力衰竭患者的病因诊断（如急性心肌梗死）和预后评估。

（3）反映心肌纤维化、炎症、氧化应激的标志物：如可溶性生长刺激表达基因 2 蛋白（ST2）、半乳糖凝集素 3（Galectin-3，Gal-3）及生长分化因子 15（GDF-15）。

2. 特殊检查项目

心力衰竭的特殊检查用于需要进一步明确病因和病情评估。

（1）心脏磁共振（cardiac magnetic resonance，CMR）成像：CMR 是测量左右心室容量、质量和射血分数的金标准，CMR 也是复杂性先天性心脏病的首选检查方法。

扩张型心肌病应考虑采用延迟钆增强（late gadolinium enhancement，LGE），以鉴别缺血性与非缺血性心肌损害，LGE 和 T1 成像是评估心肌纤维化的首选影像检查。

疑似心肌炎、淀粉样变、结节病、Fabry 病、致密化不全心肌病和血色病的患者，推荐采用 CMR 来显示心肌组织的特征。

（2）冠状动脉造影：适用于怀疑心肌缺血的心力衰竭患者。

（3）负荷超声心动图：用于心肌缺血和（或）存活心肌、部分瓣膜性心脏病、心肌病患者的评估。

（4）核素心室造影及核素心肌灌注和（或）代谢显像：用于诊断心肌缺血、心肌存活情况。

（5）心肺运动试验：可指导运动处方的优化、原因不明呼吸困难的鉴别诊断。心肺运动试验适用于临床症状稳定 2 周以上的慢性心力衰竭患者。

（6）六分钟步行试验：用于评估患者的运动耐力。6 min 步行距离 < 150 m 为重度心力衰竭，150 ~ 450 m 为中度心力衰竭，> 450 m 为轻度心力衰竭。

（7）其他：心肌活检、基因检测。

（8）生活质量评估：心力衰竭特异性生活质量评估工具较常使用的有明尼苏达心力衰竭生活质量量表和堪萨斯城心肌病患者生活质量量表。

【诊断与评估】

心力衰竭的诊断和评估依赖于病史、体格检查、实验室检查、心脏影像学检查和功能检查。慢性心力衰竭诊断流程见图 2 - 14。

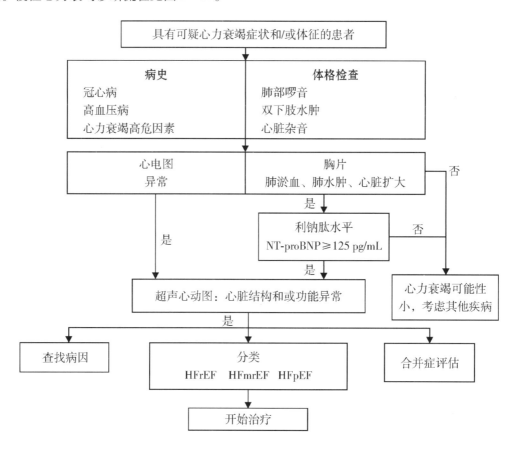

注：NT-proBNP：N 末端 B 型利钠肽原；BNP：B 型利钠肽；HFrEF：射血分数降低的心力衰竭；HFmrEF：射血分数中间值的心力衰竭；HFpEF：射血分数保留的心力衰竭。

图 2 - 14　慢性心力衰竭的诊断流程

【心力衰竭的预防】

1. 对心力衰竭危险因素的干预

（1）高血压：高血压是心力衰竭最常见、最重要的危险因素，长期有效控制血压可以使心力衰竭风险降低 50%。对存在多种心血管疾病危险因素、靶器官损伤或心血管疾病的高血压患者，血压应控制在 130/80 mmHg（1 mmHg = 0.133 kPa）以下。

（2）血脂异常：对冠心病患者或冠心病高危人群，推荐使用他汀类药物预防心力衰竭。

（3）糖尿病：糖尿病是心力衰竭发生的独立危险因素，尤其女性患者发生心力衰竭的风险更高。钠 - 葡萄糖协同转运蛋白 2（SGLT-2）抑制剂能够降低具有心血管高危风险的 2 型糖尿病患者的死亡率和心力衰竭住院率。

（4）其他危险因素：肥胖、糖代谢异常，戒烟和限酒的管理有助于预防或延缓心力衰竭的发生。

（5）利钠肽筛查高危人群：检测利钠肽水平以筛查心力衰竭高危人群（心力衰竭 A 期），控制危险因素和干预生活方式有助于预防左心室功能障碍或新发心力衰竭。

2. 对无症状性左心室收缩功能障碍的干预

对心肌梗死后无症状性左心室收缩功能障碍（包括 LVEF 降低和/或局部室壁活动异常）的患者，使用推荐使用血管紧张素转换酶抑制剂（angiotensin converting enzyme inhibitor，ACEI）和 β 受体阻滞剂以预防和延缓心力衰竭发生，延长寿命；对不能耐受 ACEI 的患者，推荐血管紧张素 Ⅱ 受体阻滞剂（angiotensin Ⅱ receptor blocker，ARB）。

在急性心肌梗死后尽早使用 ACEI/ARB、β 受体阻滞剂和醛固酮受体拮抗剂，特别是存在左心室收缩功能障碍的患者，可降低心力衰竭住院率和死亡率。

稳定性冠心病患者可考虑使用 ACEI 预防或延缓心力衰竭发生。

【慢性 HFrEF 的药物治疗】

治疗目标：改善临床症状和生活质量，预防或逆转心脏重构，减少再住院，降低死亡率。一般性治疗包括：去除心力衰竭诱发因素，调整生活方式。限钠（＜3 g/d）有助于控制 NYHA 心功能Ⅲ—Ⅳ级心力衰竭患者的淤血症状和体征。心力衰竭急性发作伴有容量负荷过重的患者，限制钠摄入 ＜2 g/d。一般不主张严格限制钠摄入和将限钠扩大到轻度或稳定期心力衰竭患者。轻、中度症状患者常规限制液体并无益处，对于严重低钠血症（血钠 ＜130 mmol/L）患者，液体摄入量应 ＜2 L/d。

1. 利尿剂

（1）适应证：有液体潴留证据的心力衰竭患者均应使用利尿剂。

（2）禁忌证：①从无液体潴留的症状及体征；②痛风是噻嗪类利尿剂的禁忌证；③已知对某种利尿剂过敏或者存在不良反应。托伐普坦禁忌证：低容量性低钠血症；对口渴不敏感或对口渴不能正常反应；与 CYP450 3A4 强效抑制剂（依曲康唑、克拉霉素等）合用；无尿。

（3）应用方法：有明显液体潴留的患者，首选袢利尿剂，最常用呋塞米。呋塞米的剂量与效应呈线性关系。托拉塞米、布美他尼利用度更高。托伐普坦对顽固性水肿或低钠血症者疗效更显著，推荐用于常规利尿剂治疗效果不佳、有低钠血症或有肾功能损害倾向患者。

（4）不良反应。①电解质丢失：利尿剂导致的低钾、低镁血症是心力衰竭患者发生严重心律失常的常见原因。血钾 3.0 ～ 3.5 mmol/L 可给予口服补钾治疗，而对于血钾 ＜ 3.0 mmol/L 者应采取口服和静脉结合补钾。低钠血症（血钠 ＜135 mmol/L）时应注意区别缺钠性低钠血症和稀释性低钠血症，后者按利尿剂抵抗处理。若低钠血症合并容量不足时，可考虑停用利尿剂。低钠血症合并容量过多时应限制入量，考虑托伐普坦及超滤治疗。②低血压：首先应区分容量不足和心力衰竭恶化，纠正低钠及低血容量水平，若无淤血的症状及体征，应先将利尿剂减量；若仍伴有低血压症状，还应调整其他扩血管药物（如硝酸酯）的剂量。③肾功能恶化：应分析可能的原因并进行处理：利尿剂不良反应，如果联合使用袢利尿剂和噻嗪类利尿剂者应停用噻嗪类利尿剂；心力衰竭恶化、肾脏低灌注和肾静脉淤血都会导致肾功能损害；容量不足；某些肾毒性的药物，如非甾体抗炎药，会影响利尿剂的药效并且导致肾功能损害和肾灌注下降，增加 ACEI/ARB 或醛固酮受体拮抗剂引起肾功能恶化的风险。④高尿酸血症：可考虑生活方式干预和加用降尿酸药。痛风发作时可用秋水仙碱，避免用非甾体抗炎药。⑤托伐普坦的不良反应：主要是口渴和高钠血症。慢性低钠血症的纠正不宜过快，避免血浆渗透压迅速升高造成脑组织脱水而继发渗透性脱髓鞘综合征。偶有肝损伤，应监测肝功能。

2. 肾素 - 血管紧张素系统抑制剂

推荐在 HFrEF 患者中应用 ACEI 或 ARB 或血管紧张素受体脑啡肽酶抑制剂（angiotensin

receptor neprilysin inhibitor，ARNI）抑制肾素－血管紧张素系统、联合应用 β 受体阻滞剂及在特定患者中应用醛固酮受体拮抗剂的治疗策略，以降低心力衰竭的发病率和死亡率。

（1）ACEI。

ACEI 能降低 HFrEF 患者的住院风险和死亡率，改善症状和运动能力。随机对照试验证实在 HFrEF 患者中，无论轻、中、重度心力衰竭，无论有无冠心病，都能获益。

1）适应证：所有 HFrEF 患者均应使用 ACEI，除非有禁忌证或不能耐受。

2）禁忌证：①使用 ACEI 曾发生血管神经性水肿（导致喉头水肿）；②妊娠妇女；③双侧肾动脉狭窄。以下情况须慎用：①血肌酐 >221 μmol/L（2.5 mg/dL）或 eGFR <30 mL·min^{-1}·1.73 m^{-2}；②血钾 >5.0 mmol/L；③症状性低血压（收缩压 <90 mmHg）；④左心室流出道梗阻（如主动脉瓣狭窄、梗阻性肥厚型心肌病）。

3）应用方法：尽早使用，从小剂量开始，逐渐递增，每隔 2 周剂量倍增 1 次，直至达到最大耐受剂量或目标剂量。

4）不良反应：①肾功能恶化：如果肌酐升高 >30%，应减量；若升高 >50%，应停用。②高钾血症：血钾 >5.5 mmol/L，应停用 ACEI。③低血压：无症状性低血压通常不需要改变治疗。症状性低血压，可调整或停用其他有降压作用的药物。④干咳。⑤血管神经性水肿：发生血管神经性水肿患者终生禁用 ACEI。

（2）ARB。

ARB 耐受性好，长期使用可改善血流动力学，降低心力衰竭的死亡率和因心力衰竭再住院率，特别是对不能耐受 ACEI 的患者。

（3）ARNI。

ARNI 有 ARB 和脑啡肽酶抑制剂的作用，后者可升高利钠肽、缓激肽和肾上腺髓质素及其他内源性血管活性肽的水平。ARNI 的代表药物是沙库巴曲缬沙坦。PARADIGM－HF 试验显示，与依那普利相比，沙库巴曲缬沙坦使主要复合终点（心血管死亡和心力衰竭住院）风险降低 20%，包括心脏性猝死减少 20%。

1）适应证：对于 NYHA 心功能 Ⅱ—Ⅲ 级、有症状的 HFrEF 患者，若能够耐受 ACEI/ARB，推荐以 ARNI 替代 ACEI/ARB，以进一步减少心力衰竭的发病率及死亡率。

2）禁忌证：①有血管神经性水肿病史；②双侧肾动脉严重狭窄；③妊娠妇女、哺乳期妇女；④重度肝损害（Child-Pugh 分级 C 级），胆汁性肝硬化和胆汁淤积；⑤已知对 ARB 或 ARNI 过敏。以下情况者须慎用：①血肌酐 >221 μmol/L（2.5 mg/dL）或 eGFR <30 mL·min^{-1}·1.73 m^{-2}；②血钾 >5.4 mmol/L；③症状性低血压（收缩压 <95 mmHg）。

3）应用方法：患者由服用 ACEI/ARB 转为 ARNI 前血压需稳定，并停用 ACEI 36 h，因为 ARNI 和 ACEI 联用会增加血管神经性水肿的风险。从小剂量开始，每 2～4 周剂量加倍，逐渐滴定至目标剂量。中度肝损伤（Child-Pugh 分级 B 级）、≥75 岁患者起始剂量要小。起始治疗和剂量调整后应监测血压、肾功能和血钾。

4）不良反应：主要是低血压、肾功能恶化、高钾血症和血管神经性水肿。

3. β 受体阻滞剂

临床试验已证实 HFrEF 患者长期应用 β 受体阻滞剂（琥珀酸美托洛尔、比索洛尔及卡维地洛），能改善症状和生活质量，降低死亡、住院、猝死风险。

（1）适应证：病情相对稳定的 HFrEF 患者均应使用 β 受体阻滞剂，除非有禁忌证或不能耐受。

（2）禁忌证：心源性休克、病态窦房结综合征、二度及以上房室传导阻滞（无心脏起搏器）、心率＜50 次／分、低血压（收缩压＜90 mmHg）、支气管哮喘急性发作期。

（3）应用方法：尽早使用，NYHA 心功能Ⅳ级患者应在血流动力学稳定后使用。从小剂量起始，每隔 2 ～ 4 周可剂量加倍，逐渐达到指南推荐的目标剂量或最大可耐受剂量，并长期使用；静息心率降至 60 次／分左右。

（4）不良反应：①心力衰竭恶化：液体潴留加重，先增加利尿剂剂量，如无效或病情严重，β 受体阻滞剂应减量。出现明显乏力时，需排除睡眠呼吸暂停、过度利尿或抑郁等，若考虑与 β 受体阻滞剂应用或加量相关，则应减量。②心动过缓和房室传导阻滞：心率＜50 次／分，或出现二度及以上房室传导阻滞时，应减量甚至停药。③低血压：一般出现于首剂或加量的 24 ～ 48 h 内，处理同 ACEI；若伴有低灌注的症状，β 受体阻滞剂应减量或停用，并重新评估患者的临床情况。

4. 醛固酮受体拮抗剂

研究证实在使用 ACEI/ARB、β 受体阻滞剂的基础上加用醛固酮受体拮抗剂，可使 NYHA 心功能Ⅱ—Ⅳ级的 HFrEF 患者获益，降低全因死亡、心血管死亡、猝死和心力衰竭住院风险。

（1）适应证：LVEF≤35%、使用 ACEI/ARB/ARNI 和 β 受体阻滞剂治疗后仍有症状的 HFrEF 患者；急性心肌梗死后且 LVEF≤40%、有心力衰竭症状或合并糖尿病者。

（2）禁忌证：①肌酐＞221 μmol/L（2.5 mg/dL）或 eGFR＜30 ml·min^{-1}·1.73 m^{-2}；②血钾＞5.0 mmol/L；③妊娠妇女。

（3）应用方法：螺内酯，初始剂量 10 ～ 20 mg，口服 qd，至少观察 2 周后再加量，目标剂量 20 ～ 40 mg，口服 qd。依普利酮，初始剂量 25 mg，口服 qd；目标剂量 50 mg，口服 qd。使用醛固酮受体拮抗剂治疗后 3 d 和 1 周应监测血钾和肾功能，前 3 个月每月监测 1 次，以后每 3 个月 1 次。

（4）不良反应：主要是肾功能恶化和高钾血症，如血钾＞5.5 mmol/L 或 eGFR＜30 mL·min^{-1}·1.73 m^{-2}应减量并密切观察，血钾＞6.0 mmol/L 或 eGFR＜20 mL·min^{-1}·1.73 m^{-2}应停用。螺内酯可引起男性乳房疼痛或乳房增生症（10%），为可逆性。

5. 伊伐布雷定

伊伐布雷定通过特异性抑制心脏窦房结起搏电流（If），减慢心率。SHIFT 研究显示伊伐布雷定使心血管死亡和心力衰竭恶化住院的相对风险降低 18%，患者左心室功能和生活质量均显著改善。

（1）适应证：NYHA 心功能Ⅱ—Ⅳ级、LVEF≤35% 的窦性心律患者，合并以下情况之一可加用伊伐布雷定：①已使用 ACEI/ARB/ARNI、β 受体阻滞剂、醛固酮受体拮抗剂，β 受体阻滞剂已达到目标剂量或最大耐受剂量，心率仍≥70 次／分；②心率≥70 次／分，对 β 受体阻滞剂禁忌或不能耐受者。

（2）禁忌证：①病态窦房结综合征、窦房传导阻滞、二度及以上房室传导阻滞、治疗前静息心率＜60 次／分；②血压＜90/50 mmHg；③急性失代偿性心力衰竭；④重度肝功能不全；⑤房颤/心房扑动；⑥依赖心房起搏。

（3）应用方法：起始剂量 2.5 mg，口服 bid，最大剂量 7.5 mg，口服 bid。

（4）不良反应：最常见为光幻视症和心动过缓。如发生视觉功能恶化、心率＜50 次／分应减量或停用。

6. 洋地黄类药物

洋地黄类药物通过抑制 Na^+/K^+-ATP 酶，产生正性肌力作用，增强副交感神经活性，减慢房室传导。研究显示使用地高辛可改善心力衰竭患者的症状、运动耐量、降低住院风险，但对死亡率的影响是中性的。

（1）适应证：应用利尿剂、ACEI/ARB/ARNI、β 受体阻滞剂和醛固酮受体拮抗剂，仍持续有症状的 HFrEF 患者。

（2）禁忌证：①病态窦房结综合征、二度及以上房室传导阻滞患者；②心肌梗死急性期（<24 h），尤其是有进行性心肌缺血者；③预激综合征伴房颤或心房扑动；④梗阻性肥厚型心肌病。

（3）应用方法：地高辛 0.125 ~ 0.25 mg，口服 qd；老年、肾功能受损者、低体重患者可 0.125 mg，口服 qd 或隔天 1 次，应监测地高辛血药浓度，建议维持在 0.5 ~ 0.9 μg/L。

（4）不良反应：①心律失常：最常见为室性早搏，快速性房性心律失常伴有传导阻滞是洋地黄中毒的特征性表现；②胃肠道症状；③神经精神症状（视觉异常、定向力障碍）。

7. 其他药物

（1）血管扩张药：对于无法使用 ACEI/ARB/ARNI 的有症状 HFrEF 患者，合用硝酸酯与肼屈嗪治疗可能有助于改善症状。

（2）能量代谢：心肌细胞能量代谢障碍在心力衰竭的发生和发展中发挥一定作用，曲美他嗪、辅酶 Q10、辅酶 Ⅰ、左卡尼汀、磷酸肌酸等可以改善患者症状和心脏功能，改善生活质量。

8. 慢性 HFrEF 的药物治疗流程（图 2 - 15）

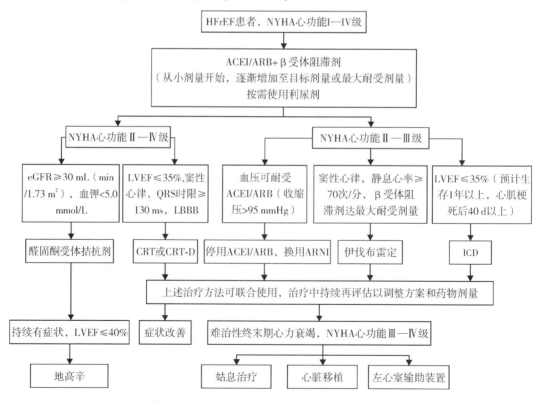

图 2 - 15　慢性 HFrEF 的治疗流程（来自《2018 年中国心力衰竭指南》）

【慢性 HFrEF 的非药物治疗】

（1）CRT：用于纠正心力衰竭患者的心脏失同步以改善心力衰竭。

（2）ICD 治疗：用于心力衰竭患者心脏性猝死的一级或二级预防。

（3）二尖瓣修复术：对药物治疗无效，继发性中、重度二尖瓣反流，解剖条件合适的部分 HFrEF 患者应考虑经皮缘对缘二尖瓣修复术（来自《2021ESC 心力衰竭指南》）。

【慢性 HFpEF 和 HFmrEF 的治疗】

HFpEF 患者的治疗主要针对症状、心血管基础疾病和合并症、心血管疾病危险因素，采取综合性治疗手段。建议对 HFpEF 和 HFmrEF 患者进行心血管疾病和非心血管疾病合并症的筛查及评估，并给予相应的治疗，以改善症状及预后。合并症的治疗见心力衰竭常见合并症的处理部分。

1. 利尿剂

有液体潴留的 HFpEF 和 HFmrEF 患者应使用利尿剂，利尿剂使用方法见"慢性 HFrEF 的药物治疗"中利尿剂部分。

2. HFmrEF 的治疗

HFmrEF 占心力衰竭患者的10%～20%，目前关于其临床特点、病理生理、治疗与预后的临床证据有限。《2021ESC 心力衰竭指南》首次推荐将利尿剂以外的多种药物用于 HFmrEF 的治疗（HFmrEF 患者可考虑使用 ACEI/ARB/β 受体阻滞剂/MRA/沙库巴曲缬沙坦以降低 HF 住院和死亡风险；《2022AHA/ACC/HFSA 心力衰竭指南》建议在 HFmrEF 和 HFpEF 患者中，推荐使用 SGLT-2 抑制剂有助于降低心力衰竭住院率和心血管死亡率。

（夏爽）

第四节　常见心律失常

一、病态窦房结综合征

【典型病例】

主述：男性 65 岁，因"头晕、黑矇 3 月，加重 1 周"入院。既往有高血压病史，长期服用氨氯地平 10 mg/d，血压控制良好，否认吸烟饮酒史。

【临床表现】

患者于 3 月前开始出现头晕、黑矇，无视物旋转、晕厥等，当时未予重视。1 周前，自觉上述症状加重，发作较前频繁，伴胸闷、乏力等，遂到当地医院就诊。行动态心电图检查提示窦性心动过缓，平均心率 42 次/分。现为求进一步诊治来我院。

体格检查：BP 134/78 mmHg、P 40 次/分、R 14 次/分、T 36.6℃；神清，精神可；双肺未闻及干湿性啰音；心界不大，心率 40 次/分，心律齐，各瓣膜听诊区未闻及病理性杂因；双下肢无水肿。

【辅助检查】

（1）检验：血常规、尿常规、粪常规、肝功能、肾功能、肌钙蛋白、心功酶、血脂、甲状腺功能、糖化血红蛋白、凝血指标、HS-CRP 正常。

（2）检查：经胸心脏超声提示左房稍大，余未见异常；胸部正侧位片未见异常；心电图提示显著的窦性心动过缓，为 42 次/分，如图 2-16 所示。

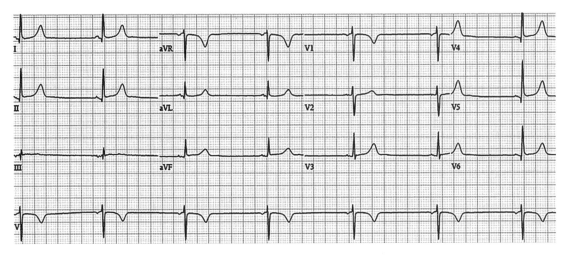

图 2-16　窦性心动过缓 （25 mm/s，10 mm/mV）

【诊断】

病态窦房结综合征。

【治疗过程】

（1）第一步：排除有无可逆因素导致的心动过缓，如服用 β 受体阻滞剂、非二氢吡啶类钙拮抗剂等减慢心率的药物。询问病史，患者未服用可影响心率的药物。

（2）第二步：患者呈窦性心动过缓且有明显的症状，是永久起搏器植入的适应证。经患者及家属同意后，择期行双腔起搏器植入。起搏器植入后设置低限起搏频率 60 次/分。

【随访】

患者术后一个月、三个月、半年到我院起搏器随访门诊复诊，检测起搏器功能良好，未再出现头晕、黑矇等症状。

【分析与总结】

（1）结合心电图，容易诊断病态窦房结综合征。

（2）识别潜在可逆的病因及诱因。

（3）根据有无心动过缓相关的症状决定是否植入永久起搏器。

【理论与拓展】

1. 概述

病态窦房结综合征 （sick sinus syndrome，SSS） 简称病窦综合征，是由于窦房结病变导致起搏冲动发放和/或传导功能受损，使得心脏节律出现紊乱，并由此引起重要脏器和组织的急/慢性供血不足等一系列症候群。在正常情况下，窦房结会周期性地产生电信号，控制整个心脏规律地跳动。电信号传导到心房和心室，使房室发生顺序收缩，完成一次心动周期。如窦房结发生病变，则可产生多种心律失常。

2. 体病因

由于病态窦房结综合征最常见于老年人，所以通常被认为可能与年龄相关的退行性变有关。特定的情况，如冠心病、迷走神经张力过高、外科手术损伤、心房心肌病、药物/毒物、电解质异常等也可能与其发生和发展相关。在年轻的患者中，遗传因素可能发挥重要作用，尤其是存在心脏疾病家族史的患者。

3. 临床表现

由于窦房结不能正常发放或传导冲动，导致心动过缓，使得心排血量下降。患者可表现为乏力、活动耐量下降、胸闷胸痛等，如果脑灌注不足则引起头晕、黑矇甚至晕厥等，心脏跳动的异常可引起心悸等。

4. 心电图诊断

心电图可记录到严重的窦性心动过缓（心率＜50 次/分）、窦性停搏或窦房传导阻滞。窦性停搏在心电图上表现为 P 波突然脱落，且长的 P－P 间期与短的 P－P 间期之间没有倍数关系。窦房传导阻滞是指窦房结发放的冲动传导到心房时发生延迟或阻滞，理论上可以分为三型。一度窦房传导阻滞不能通过心电图来识别，三度窦房传导阻滞与窦性停搏难以鉴别。二度窦房传导阻滞又可分为两型：莫氏Ⅰ型以及莫氏Ⅱ型。前者表现为 P－P 间期进行性缩短，直到出现一个 P 波脱落；后者表现为突然出现的 P 波脱落，且长的 P－P 间期为基础 P－P 间期的整数倍。还有一些患者在心动过缓的基础上可发生房性快速性心律失常，即心动过缓－心动过速综合征，也称为慢快综合征。

5. 治疗

无症状的患者通常无须治疗，观察病情变化即可。有症状的患者，应考虑植入永久起搏器。因病态窦房结综合征的患者有合并或发生房室结病变的风险，所以通常植入双腔起搏器。由迷走神经张力过高引起的窦性心动过缓，也可通过导管消融去心脏迷走神经效应来提高心率。阿托品、异丙肾上腺素可临时用于提高心率，但需注意潜在的心血管疾病，避免加重合并症。

二、房室传导阻滞

【典型病例】

男性 30 岁，因"乏力 2 月，伴头晕 1 天"就诊于急诊。该患者既往无特殊疾病史及家族史。

【临床表现】

患者于近两月无明显诱因出现乏力，活动时加重，伴心悸，无黑矇、晕厥、胸痛等，未予重视。一天前，患者出现头晕，遂就诊于我院急诊。

【体格检查】

生命体征：BP 102/57 mmHg，P 48 次/分，R 14 次/分，T 36.8 ℃；神清，精神可，双肺未闻及干湿性啰音；心界不大，心率 48 次/分，心律齐，各瓣膜听诊区未闻及病理性杂音；双下肢无水肿。

【辅助检查】

（1）检验：血常规、尿常规、粪常规、肝功能、肾功能、肌钙蛋白、心功酶、血脂、甲状腺功能、糖化血红蛋白、凝血指标、HS-CRP 正常。

（2）检查：经胸心脏超声提示轻度左房增大（左房内径 34 mm）、左室正常（左室舒末内径 46 mm，LVEF 72%）；胸部正侧位片未见异常；心电图提示三度房室传导阻滞，如图

2－17 所示。

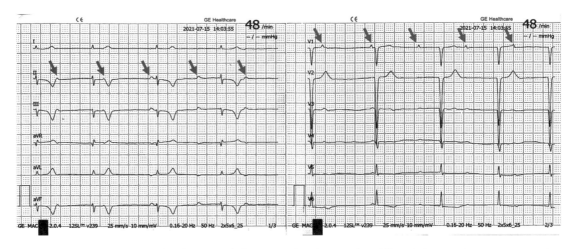

注：箭头所示为 P 波，呈房室分离，且心房率大于心室率。该患者也存在肢体导联低电压、胸导联异常 q 波，部分导联 T 波倒置、低平。

图 2－17 三度房室传导阻滞

【诊断结果】

三度房室传导阻滞。

【治疗过程】

（1）第一步：排除有无可逆因素导致的房室传导阻滞，如急性冠脉综合征。患者无冠心病危险因素，临床表现及各项检查不支持。

（2）第二步：患者心电图呈三度房室传导阻滞，且不可逆，是永久起搏器植入的绝对适应证。经患者及家属同意后，尽快行双腔起搏器植入。起搏器植入后设置低限起搏频率 60 次/分，呈 VAT 起搏模式（感知心房后起搏心室）。

（3）第三步：患者为年轻的房室传导阻滞，需要进一步排查病因。尽管患者无心脏疾病家族史，心脏超声亦未提示明确的心肌病变，但后续应完善遗传学和心脏核磁共振检查。

【随访】

患者术后一月、三月、半年到我院起搏器随访门诊复诊，检测起搏器功能良好，未再出现乏力等症状。

【分析与总结】

（1）结合心电图，容易诊断三度房室传导阻滞。

（2）需识别潜在可逆的病因及诱因。

（3）对于二度二型及以上的房室传导阻滞，无论有无症状，都需要植入永久起搏器；二度一型房室传导阻滞则根据症状决定是否植入。

（4）对于年轻或者有心脏疾病家族史的患者，还需要进一步排查病因。

【理论与拓展】

1. 概述

房室传导阻滞（atrioventricular block，AVB）是指心脏的电激动从心房传导到心室发生延迟或阻滞。房室传导阻滞可以发生在房室结、希氏束以及束支等不同部位。这种传导异常可以表现为间歇的或持续的。

2. 病因

房室传导阻滞多见于老年人，通常被认为与传导系统的纤维化和退行性变有关。一些婴幼儿期开始出现房室传导阻滞的患者多为先天性，与母体在妊娠期间感染病毒或罹患自身免疫性疾病等有关。心脏外科手术损伤、经导管心脏介入损伤、心肌梗死、药物/毒物和电解质异常等也可能与其发生和发展相关。在年轻的患者中，基因突变可能发挥重要作用，尤其是存在心脏疾病家族史的患者。有遗传背景的患者，往往不单纯表现为房室传导阻滞，可能还合并心肌病或者其他多系统的损害。

3. 临床表现

患者主要表现为易疲倦、活动耐量下降、头晕和晕厥等。慢性房室传导阻滞的患者还可出现心衰的症状。未经治疗的房室传导阻滞可导致患者死亡，原因与低心排血量引起的心衰、心脏停搏或心动过缓触发的室性快速性心律失常有关。

4. 心电图

房室传导阻滞按心电图改变可以分为三型。一度房室传导阻滞患者的心电图表现为 PR 间期大于 200 ms，逐跳之间的 PR 间期相对固定。二度房室传导阻滞又可分为二度Ⅰ型和二度Ⅱ型。二度Ⅰ型房室传导阻滞也称为文氏阻滞，心电图表现为 PR 间期进行性的延长，相邻 RR 间期进行性的缩短，直至出现一个 QRS 波脱落。二度Ⅱ型房室传导阻滞的心电图表现为突然出现的 QRS 波脱落，而脱落之前的 PR 间期相对固定。如果心电图呈 2∶1 的房室传导，则难以区分二度房室传导阻滞的具体类型。房室传导比例呈 3∶1 或者以上，则称之为高度房室传导阻滞。三度房室传导阻滞也称为完全性房室阻滞，其特征为心房激动与心室激动各自独立、互不相关，即房室分离，且心房率快于心室率；心电图上表现为 P 波与 QRS 波以各自的频率出现，P-R 关系不断变化，心室节律是相对规整的。

5. 治疗

治疗目的主要是改善症状，预防晕厥和心源性猝死。二度Ⅱ型房室传导阻滞、三度房室传导阻滞、高度房室传导阻滞以及阻滞部位在房室结下的 2∶1 房室传导，无论有无症状，都需要植入永久起搏器。二度Ⅰ型房室传导阻滞和一度房室传导阻滞是否植入起搏器，通常取决于是否存在相关的症状，如有明确的症状，则需要植入起搏器。如果有证据表明二度Ⅰ型房室传导阻滞的病变部位在房室结下或经电生理检查证实阻滞发生在希-浦系统水平，则也应该考虑起搏器植入。对于存在潜在猝死高风险的房室传导阻滞患者，还要考虑植入具有除颤功能的起搏器。

三、心房颤动

【典型病例】

女性 66 岁，因"反复心悸 1 年余，加重 1 月"来我院就诊。既往高血压病史 10 年，2 年前因冠心病植入 1 枚支架。

【临床表现】

患者自诉，一年前开始无明显诱因发作心悸，每次持续 2~3 h 可以缓解，外院诊断阵发性心房颤动。最近一月发作较前频繁，一天前再次发作，持续不缓解，遂到我院急诊就诊。

【体格检查】

生命体征：BP 137/80 mmHg，P 98 次/分，R 14 次/分，T 36.4 ℃；神清，精神可；双肺未闻及干湿性啰音；心界不大，心率 112 次/分，心律绝对不齐，第一心音强弱不等，各瓣膜听诊区未闻及病理性杂音；双下肢无水肿。

【辅助检查】

（1）检验：血尿粪三人常规、肝肾功能、肌钙蛋白、心功酶、甲状腺功能、糖化血红蛋白、凝血指标、HS-CRP 正常，血脂尿酸偏高。

（2）检查：经胸心脏超声提示左房增大（左房内径 40 mm）、左室正常（左室舒末内径 46 mm，LVEF 65%）、左室舒张功能减低；胸部正侧位片未见异常；发作时心电图提示心房颤动，如图 2 - 18 所示。

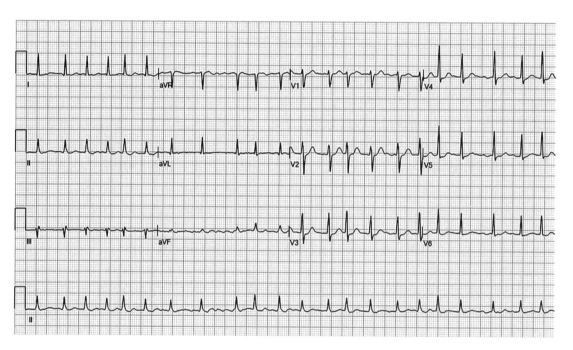

图 2 - 18　心房颤动伴快心室率（25 mm/s，10 mm/mV）

【诊断】

阵发性房颤（CHA_2DS_2-VASc 评分 4 分、HAS-BLED 评分 1 分）、高血压、冠心病。

【治疗过程】

（1）第一步：完善动态心电图检查明确房颤负荷。根据心脏超声区分是瓣膜性房颤还是非瓣膜性房颤，两者处理上有较大的不同。

（2）第二步：评估卒中风险。患者为非瓣膜性房颤，根据 CHA_2DS_2-VASc 评分估计卒中风险，得分 4 分，属于卒中高危，需要抗凝治疗，首选 NOACs。同时评估出血风险，采用 HAS-BLED 评分，得分 1 分。

（3）第三步：节律控制。维持窦性心律，可考虑胺碘酮，如果药物治疗不佳，可行导管消融治疗。需要注意的是，因患者合并冠心病，使用钠通道阻滞剂如普罗帕酮维持窦性心律时，如出现心肌缺血，药物致心律失常的风险增加，所以不建议使用。

（4）第四步：积极控制血压，继续冠心病二级预防。目前冠心病相对稳定，在抗凝治疗时，无须额外抗血小板治疗。

【分析与总结】

（1）结合患者体征和心电图，容易诊断心房颤动。

（2）区分是瓣膜性房颤还是非瓣膜性房颤。

（3）评估卒中和出血风险，且要动态评估。

（4）综合考虑，决定节律或心率控制的策略。

（5）积极治疗合并疾病。

【理论与拓展】

1. 概述

心房颤动（atrial fibrillation，AF）简称房颤，是一种常见的心律失常。它是心房正常的电活动丧失，代之以快速紊乱的颤动波。随着年龄增长，房颤在人群中的发生率逐渐升高。在 80 岁以上人群中，房颤的发生率超过 5%。

2. 病因

心血管系统疾病或心脏外因素都可引起房颤的发生和发展。临床上比较常见的病因包括风湿性心脏瓣膜病、高血压、心肌病、冠心病、甲亢等。各种原因导致心房压增加或心肌纤维化，从而导致房颤的触发和维持。近年发现肥胖、过度运动、阻塞性睡眠呼吸暂停综合征等也与房颤有关。

3. 分类

根据房颤发作的持续时间，可分为阵发性房颤、持续性房颤、长程持续性房颤及永久性房颤。阵发性房颤是指在发病 7 d 内自动终止或干预终止的房颤。持续性房颤是指持续时间超过 7 d 的房颤，包括发作 7 d 后通过药物或电复律而终止的房颤。长程持续性房颤是指持续时间超过 12 个月以上的房颤。永久性房颤是指医生和患者共同决定放弃恢复或维持窦性心律的一种类型，反映了患者和医生对房颤治疗的态度，而不是房颤自身的病理生理特征，如重新考虑节律控制，则按照长程持续性房颤处理。瓣膜性房颤特指心脏人工机械瓣置换术后以及中、重度二尖瓣狭窄患者合并的房颤。

4. 临床表现

患者主要表现为心悸，与房颤发作时心律不齐和快速的心室率有关。心率过快可以导致心肌相对缺血，引起胸闷、胸痛等心绞痛的症状。一些患者表现为无症状，通过心电筛查或出现并发症时才被识别。

房颤导致的主要并发症是血栓栓塞和心衰。血栓并发症最为常见的是脑卒中，可引起致死致残等一系列的临床表现。血栓形成与房颤时心房失去有效的收缩功能、血流缓慢瘀滞有关。90% 以上的血栓出现在左心耳。心衰与房颤时心率快、节律不齐和二尖瓣关闭不全等有关。患者可出现左心衰甚至全心衰的临床表现。

房颤发作时心脏查体具有特征性的表现：第一心音强弱不等、心律绝对不齐、脉搏短绌。

5. 心电图

房颤发作时 P 波消失，代之以大小不等、形态不同的 f 波（颤动波）。f 波的振幅多在 0.1 ～ 0.5 mV 之间，通常把 >0.1 mV 者称为粗颤，把 <0.1 mV 者称为细颤。心房频率在 350 ～ 600 次/分之间，快速的心房频率不能完全下传到心室，多数在房室结发生隐匿性传

导，心室频率慢于心房频率且 RR 间期绝对不等。

6. 治疗

房颤治疗的主要目标是改善症状和预防并发症。治疗策略包括节律控制、心率控制和抗凝等。节律控制指将房颤转复为窦性心律并加以维持，可以通过药物、导管消融和直流电复律等。一般初次发作且在 48 h 以内的急性房颤可以自行转律，对于症状明显的患者则应迅速处理。常用的复律药物包括伊布利特、胺碘酮和普罗帕酮等。持续时间超过 48 h 以上的房颤在复律前需要排除心房血栓，一般首选经食道心脏超声，如果患者不能耐受，也可行肺静脉增强 CT。伊布利特复律效果好，但有潜在导致尖端扭转性室速的风险，几乎均在用药后半小时内出现。使用时注意选择合适的人群，避免在严重心衰、心动过缓或心肌肥厚的患者中应用该药物。用药前补充钾、镁，可以降低致心律失常的风险。合并器质性心脏或心功能不全的患者，慎用普罗帕酮。

导管消融是房颤节律控制策略的一线治疗方案，广泛用于临床。对于有症状的阵发性房颤患者，如果药物治疗效果不佳，应考虑导管消融治疗。对于有症状的持续性房颤患者，由于消融后复发率相对较高，术前应评估复发风险，与患者充分沟通后再决定是否行消融治疗。尽管有一定的复发率，但是相对于单纯的药物治疗，导管消融仍可提高房颤患者的生活质量。持续性房颤合并心衰的患者应积极行导管消融治疗，可改善患者预后。

心率控制策略根据心室率的目标值可分为严格的和宽松的心率控制。前者指静息心室率<80 次/分，适度运动时心室率<110 次/分；后者指静息心室率<110 次/分。目前对于心室率控制的最佳目标值尚没有定论。房颤患者的初始心室率控制目标可设定为静息心率<110 次/分，若患者症状仍持续，则考虑进行更严格的心室率控制。房颤的心率控制可以通过 β 受体阻滞剂、洋地黄类、非二氢吡啶类钙拮抗剂等单药或联合治疗来实现。心率控制药物的选择取决于患者症状、合并症和潜在副作用。β 受体阻滞剂通常对于活动后的心室频率过快更有效，而洋地黄类对于安静下的心室频率过快更有效。如果患者合并心功能不全，则优先考虑洋地黄类。对于血流动力学不稳定的患者，可考虑静脉使用胺碘酮以紧急控制心室频率。

如果对于强化的心率和/或节律控制治疗无反应或不耐受，且不能通过导管消融来获得满意的节律控制，可以考虑行房室结消融联合永久起搏器植入来控制心率。

对于房颤合并预激综合征的患者，应避免使用 β 受体阻滞剂、洋地黄类和非二氢吡啶类钙拮抗剂，因为上述药物减慢房室结传导而加快房室旁路的传导，使房颤发作时的心室频率更快，有演变成室颤的风险。也不建议使用胺碘酮来控制心率/律，同样有导致室颤的风险。如果患者血流动力学不稳定，直接电复律。

对于房颤伴心动过缓的情况，如果患者心率慢发生在房颤终止的时候，或者房颤发作时伴长 RR 间期，可优先考虑导管消融。如果房颤伴长 RR 间期，房颤的维持状态难以恢复呈窦性心律，或者是房颤终止后基础的窦性心律很慢，则需要考虑植入永久起搏器，再结合药物等治疗措施控制房颤。

对于非瓣膜性房颤患者目前推荐使用 CHA_2DS_2-VASc 评分进行血栓栓塞的风险评估。它包括心力衰竭、高血压、年龄、糖尿病、卒中或短暂性脑缺血发作（TIA）病史、血管病、性别等多种风险因素。评分为 1 分的男性和 2 分的女性，应在权衡出血和获益的基础上考虑口服抗凝治疗；≥2 分的男性或≥3 分的女性应接受口服抗凝治疗。与此同时，我们还需要权衡出血风险，而 HAS-BLED 评分更是一个常用的评估出血风险的工具，它包括高血压、肝或肾功能异常、出血史、不稳定的国际标准化比值（INR）、年龄、酒精或药物滥用等因素，得分≥3分为出血高危。华法林是最早使用的抗凝药物之一，它通过抑制维生素 K 依赖的凝血因子合成，发挥抗凝作用。虽然华法林的抗凝疗效确切，但其受食物和药物的影响较大，导致维持疗效的有效剂量波动较大，并且有效的治疗窗也较窄，使华法林的使用受到多方面的限制，需要定期监测 INR。目前在口服抗凝药物的选择方面，优先选择非维生素 K 拮抗剂类的口服抗凝药（NOACs），包括达比加群酯、利伐沙班、阿哌沙班和艾多沙班等。相比之下，NOACs 具有更稳定的抗凝效果、较少的药物和食物相互作用，并且在减少卒中和全身性栓塞的风险上不劣于华法林，同时出血风险可能更低，而且无须定期监测凝血指标。

对于瓣膜性房颤的患者，没有禁忌证，均需要抗凝治疗。目前的证据仅支持华法林用于非瓣膜性房颤的卒中预防。

应用华法林抗凝时，应密切监测 INR，并尽可能使 INR 保持在 2.0 ~ 3.0，有效治疗时间窗应≥70%。

对于存在明确抗凝禁忌，或者经规范抗凝治疗仍有血栓栓塞事件或者因为职业原因不适合长期抗凝的患者，可考虑行左心耳封堵。需要强调的是，出血高危并非抗凝的禁忌证。

除了上述治疗外，还需要积极控制合并的疾病，进行生活方式干预包括控制体重、减少酒精和咖啡摄入、戒烟、保持睡眠和情绪稳定以及适量运动等。

其他见表 2 – 16、表 2 – 17。

表 2 – 16 CHA_2DS_2-VASc 评分

	危险因素	分值	说明
C （congestive heart failure）	充血性心衰：临床诊断心衰或有左心室功能中 – 重度下降的客观证据，或肥厚型心肌病	1	近期存在失代偿性心衰，无论左心室射血分数下降与否（包含射血分数减低或保留的心衰）；或超声心动图提示中重度左心室收缩功能损害（即使无症状）；肥厚型心肌病具有较高的卒中风险，口服抗凝药有利于减少卒中
H （hypertension）	高血压和（或）接受降压治疗	1	高血压可导致易患卒中的血管变化，而目前控制良好的血压随着时间的推移可能无法得到很好的控制；能够使缺血性卒中、死亡和其他心血管疾病的风险降到最低的最佳血压目标是 120 ~ 129/ < 80 mmHg
A （age）	年龄：≥75 岁	2	年龄是卒中风险的强大驱动因素，大多数人群队列显示，卒中风险从 65 岁开始上升；年龄相关风险是一个连续变量，但出于简单和实用的原因，65 ~ 74 岁评 1 分，75 岁以上评 2 分
D （diabetes mellitus）	糖尿病：使用口服降糖药物和（或）胰岛素治疗，或空腹血糖 > 125 mg/dL（7 mmol/L）	1	糖尿病是公认的卒中风险因素，近期卒中风险与糖尿病持续时间（糖尿病持续时间越长，血栓栓塞的风险越高）和糖尿病靶器官损害的存在有关，例如视网膜病变。尽管年龄 <65 岁的 2 型糖尿病患者的风险可能略高于 1 型糖尿病患者，总体上 1 型和 2 型糖尿病合并房颤患者的血栓栓塞风险大致相似

（续上表）

	危险因素	分值	说明
S （stroke）	卒中：既往卒中、TIA 或血栓栓塞	2	既往卒中、全身性栓塞或 TIA 导致缺血性卒中的风险特别高，因此加权 2 分；尽管被排除在随机对照试验之外，但患有脑出血（包括出血性卒中）的房颤患者发生缺血性卒中的风险也非常高，最近的观察性研究表明，此类患者使用口服抗凝药可获益
V （vascular disease）	血管疾病：心血管造影明确的冠心病、既往心肌梗死、周围动脉疾病或主动脉斑块	1	血管疾病可导致 17% ～ 22% 的额外卒中风险，尤其是在亚洲患者中；心血管造影明确的冠心病也是房颤患者缺血性卒中的独立风险因素，降主动脉上的复杂主动脉斑块，作为重要血管疾病的指标，也是缺血性卒中的有力预测因子
A （age）	年龄：65 ～ 74 岁	1	来自亚洲的最新数据表明，卒中风险可能从 50 ～ 55 岁开始上升，亚洲患者的年龄评分可能更低
Sc ［sex category（female）］	女性	1	女性是卒中风险的矫正因素而不是危险因素
总分值		9	

表 2 - 17　HAS-BLED 评分

	危险因素及定义	分值
H （hypertension）	未控制的高血压 收缩压 > 160 mmHg	1
A （abnormal renal & liver function）	肝、肾功能异常 透析、肾移植、血清肌酐 > 200 μmol/L 肝硬化、胆红素升高 2 倍或更高	各1分
S （stroke）	脑卒中	1
B （bleeding）	既往有缺血性或出血性卒中病史	1
L （labile INRs）	INR 不稳定 使用华法林的患者有效治疗时间窗 < 60%	1
E （elderly）	高龄 年龄 > 65 岁或极度衰弱	1
D （drugs or alcohol）	使用抗凝药物或酗酒 同时使用抗血小板药或非甾体抗炎药	各1分
总分值		9

四、阵发性室上性心动过速

【典型病例】

女性37岁，因"反复心悸四年，再发一小时"入院。既往无特殊，否认高血压糖尿病，否认吸烟饮酒史。

【临床表现】

患者于4年前开始无诱因出现心悸，突然发作，自觉心率明显增快，自数脉搏最快达180次/分左右，发作持续数十分钟可突然好转，发作时伴头晕、出汗，无晕厥、胸痛等。曾到医院就诊，但到院时已好转，行心电图检查未见异常。1小时前，患者再次发作上述不适，持续不缓解，遂到我院急诊就诊。

【体格检查】

生命体征：BP 102/78 mmHg、P 188次/分、R 22次/分、T 36.6℃；神清，精神尚可；双肺未闻及干湿性啰音；心界不大，心率188次/分，心律齐，各瓣膜听诊区未闻及病理性杂音；双下肢无水肿。

【辅助检查】

急诊心电图提示室上速发作，见图2-19、图2-20。

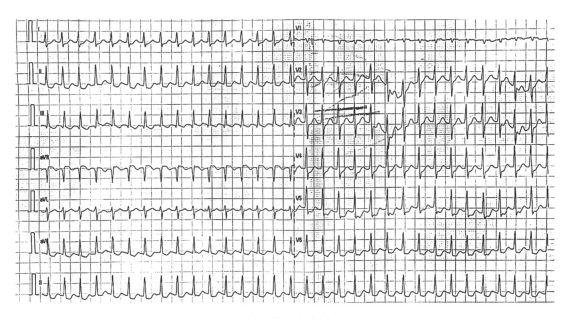

图2-19 心电图

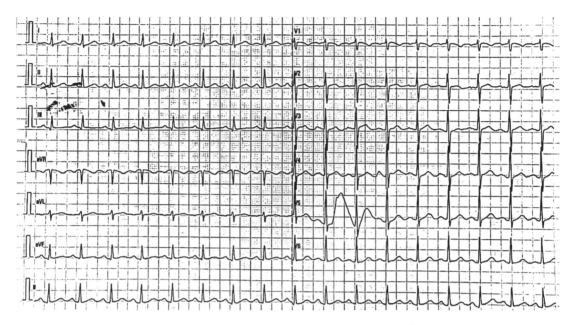

图 2-20　同一患者复律后的心电图为正常窦性心律

窄 QRS 波心动过速，RR 整齐，符合室上速心电图特点。箭头所示 QRS 波终末见假 r 波（窦性心律下并不存在），提示为逆传的 P 波。后经心内电生理检查证实为慢快型房室结折返性心动过速。

【诊断】

阵发性室上性心动过速（室上速）。

【治疗过程】

（1）第一步：患者心率过快，有出现血流动力学障碍的风险。所以，首先对该患者进行心电、血压监测。

（2）第二步：复律治疗。首先尝试刺激迷走神经兴奋的方式，如深呼吸后憋气、压迫颈动脉窦等。部分患者可通过这种方式终止室上速的发作。

（3）第三步：该患者用上述方法无效，遂使用抗心律失常药物。给予维拉帕米 5 mg 缓慢静脉注射时心动过速终止。

（4）第四步：评估是否行导管消融。患者反复发作，推荐进一步导管消融治疗。随后，患者入住心内科，隔日行心内电生理检查，诊断慢快型房室结折返性心动过速，行导管消融治疗。

【分析与总结】

（1）结合患者发作特点呈突发突止，容易想到室上速，发作时的心电图可以明确诊断。

（2）室上速可通过刺激迷走神经兴奋或药物来终止。如果心室频率过快导致患者血流动力学不稳定直接进行电复律。

（3）导管消融可以根治。

【理论与拓展】

1. 概述

阵发性室上性心动过速简称室上速。广义的室上性心动过速包含所有起源和传导不局限于心室的心动过速，包括窦性心动过速、房性心动过速、心房扑动、心房颤动、交界性心动过速、房室结折返性心动过速和房室折返性心动过速等。狭义上的室上性心动过速特指房室结折返性心动过速和房室折返性心动过速。我们通常所说的室上速一般指狭义上的概念。

2. 病因

房室结折返性心动过速发生的解剖基础是存在房室结的双径路传导现象，一条传导快但不应期长（被称为快径）、一条传导慢但不应期短（被称为慢径）。典型的房室结折返性心动过速通过慢径前传和快径逆传，即慢－快型房室结折返性心动过速。不典型的房室结折返性心动过速包括快－慢型和慢慢型房室结折返性心动过速。患者通常无器质性心脏病，各年龄均可发生。

房室折返性心动过速发生的解剖基础是心脏在正常的房室传导系统之外，还存在额外的传导通路（即旁道）。正常情况下，在心脏胚胎发育的过程中，房室完全分离，房室之间仅有房室结—希浦系统作为唯一的传导通路。如果房室不完全分离，残留一些异常的肌束连接，则形成旁道。心房或者心室激动可通过这些异常的连接传导到心室或心房。临床上最为常见的旁道为房室旁道，位于房室瓣环。比较少见的旁道包括结室旁道、结束旁道、束室旁道、房束旁道等。旁道具有前传功能，称为显性旁道，引起心室肌被提前激动，因而在心电图上表现为预激的图形。有心动过速发作的患者，也因此被诊断为预激综合征。如果仅有逆穿功能，即从心室传导到心房，则称为隐匿性旁道。旁道的传导特性通常呈全或无，少数具有前传递减功能的旁道，被称为 Mahaim 旁道。旁道形成的具体机制目前仍不清楚。绝大多数患者表现为散发性，但有极少数呈家族遗传性，尤其是合并有心肌病的患者。

3. 临床表现

室上速发作时可出现心悸、头晕、黑矇甚至晕厥等不适。发作时呈突发突止。未发作时患者无任何不适。

有预激心电图的患者多数并无症状，往往在体检时发现。其最常见的心动过速是房室折返性心动过速，其次是心房颤动合并预激。一些患者可能出现心衰的症状和体征，多为显性右侧旁道导致的心室收缩不同步。

4. 心电图

典型的房室结折返性心动过速发作时 P 波不明显，可埋藏于 QRS 波内或者其终末部分，在 Ⅱ、Ⅲ、avF 导联 QRS 波形成假 s 波，V1 导联形成假 r 波，RP < 0.08 s，RR 间期规整，心室率在 150 ~ 250 次/分。

快－慢型房室结折返性心动过速心电图表现为长 RP 心动过速。

慢慢型房室结折返性心动过速通常频率较慢，心室率多在 120 次/分左右。

预激心电图特征为短 PR 间期，δ 波（预激波）和 QRS 波增宽。在正常情况下，心房激动通过房室结—希浦系统传导到心室，而预激的患者存在额外的传导通路即旁道，其绕过房室结，直接连接心房和心室。由于旁道传导快，所以心室被提前激动，心电图上就表现为预激。根据体表心电图常将预激综合征分为 A 型和 B 型，A 型多提示旁路位于左侧房室瓣环，心电图 V1 导联 QRS 主波向上；B 型多位于右侧房室瓣环，心电图 V1 导联主波向下。

房室折返性心动过速根据折返环的激动传导顺序分为顺向型和逆向型。顺向型房室折返性心动过速是指激动经房室结前传至心室，再由房室旁道逆传到心房；逆向型房室折返性心动过速是指激动经房室旁道前传到心室，再由房室结逆传到心房。顺向型房室折返性心动过速发作时 QRS 波呈正常形态，RR 间期绝对整齐，可观察到逆传的 P 波位于 ST 段或者 T 波。

逆向型房室折返性心动过速发作时 QRS 波宽大畸形，易与室速混淆。

　　预激综合征合并房颤是相对危险的心电状态，因为快速的心房激动可通过房室旁路下传到心室，使房颤可能演变为室颤。心电图特征为 RR 间期不等、δ 波大小不一和 QRS 波宽窄不等。房颤时 RR 间期不等，心房激动分别经房室结和房室旁道下传激动心室的比例不固定，导致 δ 波大小不一和 QRS 波宽窄不等。当通过旁道下传激动心室占比多时，δ 波较大，QRS 波宽，见图 2－21、图 2－22。

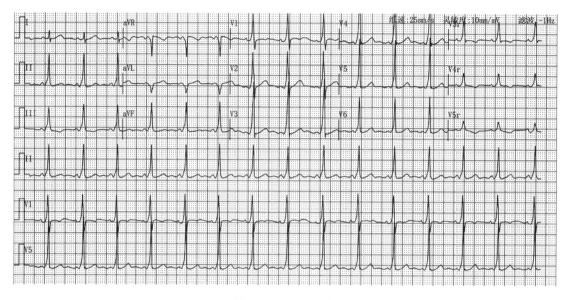

图 2－21　A 型预激

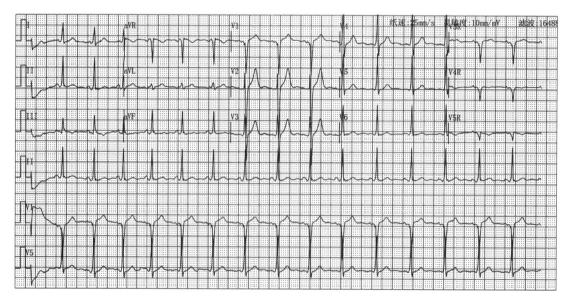

图 2－22　B 型预激

5. 治疗

室上速发作时可通过刺激迷走神经兴奋的方式来终止心动过速，如刺激咽后壁诱导恶心、深呼吸后憋气、颈动脉窦按摩等，有一定的效果。药物管理可静脉使用美托洛尔、非二氢吡啶类钙拮抗剂和腺苷/ATP 等。使用美托洛尔、非二氢吡啶类钙拮抗剂时注意低血压、心动过缓等不良反应。腺苷/ATP 可导致一过性心脏停搏，用药时注意监测心律。如果心室频率过快导致患者血流动力学不稳定，直接进行电复律。

房颤合并预激综合征的患者，应避免使用 β 受体阻滞剂、洋地黄类和非二氢吡啶类钙拮抗剂，因为上述药物减慢房室结传导而加快房室旁路的传导，使房颤发作时的心室率更快，有演变成室颤的风险。也不建议使用胺碘酮来控制心率/律，同样有导致室颤的风险。如果患者血流动力学不稳定，直接电复律。

导管消融可消除慢径路和旁道。对于反复发作心动过速或预激引起心衰表现的患者，应尽早行导管消融治疗。

（夏爽　刘洋）

 ## 第五节　先天性心脏病

常见先天性心脏病（CHD，简称先心病）包括房间隔缺损、室间隔缺损、动脉导管未闭等，本节主要对此进行阐述。

一、房间隔缺损（ASD）

ASD 是指在胚胎发育过程中，房间隔的发生、吸收和融合出现异常，导致左右心房之间残留未闭的缺损，在总体先心病中占 6%～10%。根据其胚胎学发病机制及解剖学特点，可分为：原发孔型、继发孔型、上腔静脉窦型、下腔静脉窦型、无顶冠状静脉窦型。

【临床表现】

大多数单纯 ASD 患者在儿童期一般无症状，到了青春期后因心脏杂音（如胸骨左缘第 2、3 肋间闻及 II—III 级收缩期吹风样杂音，伴第二心音亢进和固定分裂）或心电图等表现异常而通过超声心动图确诊。大多数患者 40 岁后出现症状，由于左向右分流引起右心室容量负荷过重和肺血流量增加，最终导致肺动脉高压（PAH）、右心衰竭，部分可合并室上性快速性心律失常（如心房颤动、心房扑动），从而出现疲劳、心悸和运动不耐受等表现，少部分患者可能因矛盾血栓引起脑血管栓塞表现。

【辅助检查】

心电图通常显示不完全性右束支传导阻滞和电轴右偏。胸部 X 线可发现肺血增加、心影轻到中度增大、肺动脉段突出。超声心动图是一线筛查和诊断方法，经食道超声心动图（TOE）可更精确评估缺损大小、缺损残边形态，排除其他缺损以及确认正常的肺静脉连接。增强心脏磁共振（CMR）亦可用于评估残气量（RV）超负荷，测量肺循环与体循环血流比（Qp∶Qs）以及评估肺静脉连接（也可用心脏增强 CT）。合并肺动脉收缩压升高或无法估测压力时，需行右心导管检查以确定肺循环血流动力学情况，包括肺动脉压力、肺血管阻力、Qp∶Qs 等。生物标志物［BNP 或 NT-pro-BNP、心肌损伤指标（如高敏肌钙蛋白）等］具有重要预后预测价值。

【治疗】

成人 ASD 合并有 RV 负荷增加、反常栓塞时应考虑关闭缺损，但需结合有无合并左心疾病、PAH、Qp∶Qs 情况进行详细评估（图 2 - 23）。介入治疗及外科手术是继发型 ASD 治疗的主要方法，其中经皮 ASD 封堵术已成为解剖条件合适的继发孔型 ASD 的首选治疗方式。对于原发孔型 ASD 和静脉窦型 ASD 适合手术者考虑外科修补。

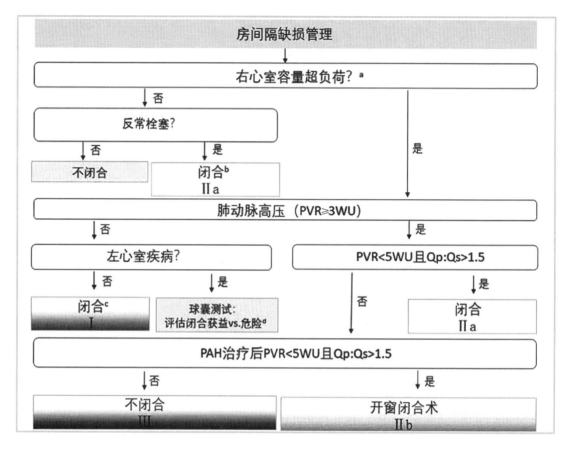

注：PAH = 肺动脉高压，PVR = 肺血管阻力，WU = WOOD。

a：随着每搏量增加，RV 增大；b：无 PAH 或左心疾病；c：对于不适合器械闭合的老年患者，应仔细权衡手术风险与闭合 ASD 的潜在获益；d：仔细权衡消除左向右分流的获益与 ASD 闭合引起充盈压力增加导致的不利影响（闭合、开窗闭合术和不闭合）。

图 2 - 23　房间隔缺损的处理（来自《2020 ESC 成人先心病治疗指南》）

【长期管理】

通常年龄 < 25 岁修复，无相关后遗症或并发症的患者无须定期随访。有残余分流、PAH 或心律失常（修复前或修复后）以及成年年龄（尤其是 > 40 岁）的患者应定期随访。推荐 ASD 封堵术后前 2 年定期随访，随后根据结果每 3 ~ 5 年进行一次随访，定期复查超声心动图和心电图，术后 6 个月内注意预防感染性心内膜炎（IE）。

二、室间隔缺损（VSD）

VSD 是心脏室间隔先天或获得性缺损造成左右心室间的异常交通，占全部 CHD 的20% ~ 30%。根据 VSD 所处位置，一般分为膜周部（约 80%）、肌部（5% ~ 20%）、双动脉瓣下（约 5%）和流入道缺损（约 5%）。

【临床表现】

VSD 缺损小者可无症状，心脏大小可正常，少部分患者可并发 IE。缺损大的患者症状出现较早且明显，如气促、乏力、活动耐力下降、反复肺部感染，合并明显肺动脉高压时可出现发绀，严重可出现心力衰竭。缺损大者左心室增大较右心室明显，心脏听诊于胸骨左缘 Ⅲ—Ⅳ 肋间可闻及 4 ～ 5 级粗糙全收缩期杂音，向心前区传导，可伴收缩期震颤、第二心音亢进及分裂，合并严重 PAH 时可伴有相对肺动脉瓣关闭不全的舒张期杂音。

【辅助检查】

超声心动图仍是 VSD 诊断和筛查的关键技术，必要时可行 TOE 检查协助评估。CMR 可作为替代方法协助评估左室容量超负荷和分流定量。如合并 PAH 时，需行右心导管检查进一步明确肺动脉压力和肺血管阻力等。生物学标志物亦有助于评估心功能情况、心肌损伤等。

【治疗】

通常外科修补手术认为是 VSD 治疗的金标准，而目前经皮 VSD 介入封堵术已成为解剖条件合适的 VSD 的重要治疗方法，尤其对于解剖条件合适的膜周部和肌部 VSD、外科术后残余 VSD 和无法耐受二次手术的 VSD 患者。外科/介入手术适应证需综合评估（图 2 - 24）。

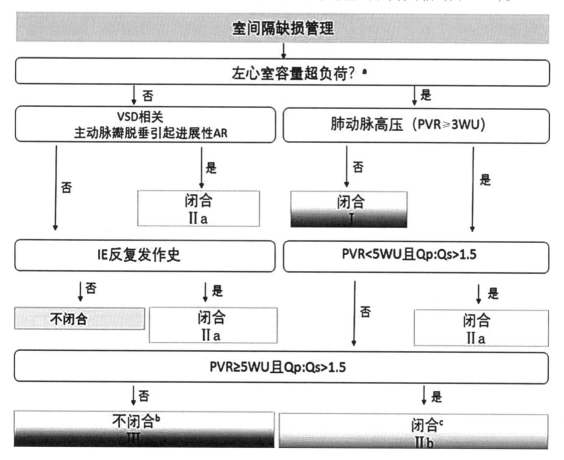

注：AR = 主动脉瓣关闭不全；IE = 感染性心内膜炎；LV = 左心室；a：随着每搏量增加，LV 增大；b：包括所有在静息状态下（艾森曼格综合征）或运动状态下氧饱和度降低的患者；c：需要在专业中心进行谨慎的个体决策。

图 2 -24　VSD 的管理（来自《2020 ESC 成人先心病治疗指南》）

【长期管理】

VSD 修补术后少量残余分流、合并瓣膜病变、LV 功能障碍或 PAH 者，应每年复查评估。小 VSD（天然或残留、LV 正常、PAP 正常、无症状）且无其他病变的患者，间隔 3 ～ 5 年复查是合理的。VSD 封堵术后前 2 年定期随访，然后根据结果每 2 ～ 5 年进行一次随访，定期复查心电图、心脏超声等。注意对于 VSD 闭合后出现为双分支传导阻滞或一过性三分支传导阻滞的患者，后续可能有发展为完全房室传导阻滞的风险。

三、动脉导管未闭（PDA）

动脉导管是胎儿时期肺动脉与主动脉间的正常血流通道，胎儿出生后可在数月内闭合，如 1 岁后仍持续不闭合，即为 PDA，占 CHD 的 10% ～ 21%，多见于女性。

【临床表现】

对于小 PDA，无左室容量超负荷和 PAH 时，通常可无症状。成人中度 PDA（4 mm ≤ 直径 < 10 mm）有合并左心室容量超负荷和 PAH 的趋势，左心室功能可正常或减弱，部分可能出现左心衰竭，合并 PAH 时可出现右心室超负荷表现，出现右心衰竭。成人大 PDA（直径 ≥ 10 mm）可发展为艾森门格综合征（Eisenmenger syndrorne），出现低氧血症、差异性发绀。PDA 的特异性体征为胸骨左上缘连续性的机械性杂音，该杂音随着艾森曼格综合征的出现而消失。

【辅助检查】

超声心动图是 PDA 诊断和筛查的关键方法，CMR 可用于 Qp∶Qs 的定量测量，心脏 CT 亦可协助评估解剖结构。右心导管检查可进一步明确诊断，评估肺循环血流动力学。

【治疗】

PDA 器械封堵是首选治疗方案，对于超大型 PDA 以及解剖异常（如动脉瘤）等，则推荐外科手术治疗。结合有无左心室容量超负荷、PAH 及 Qp∶Qs 情况综合评估，如图 2-25 所示。

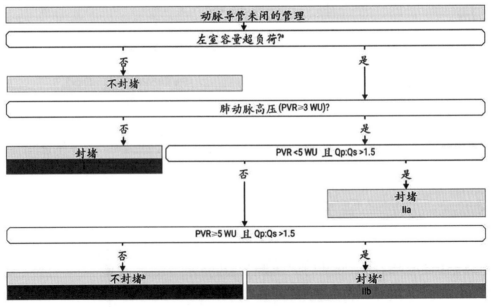

注：a：左心室增大；b：包括所有休息及运动后下肢缺氧的患者；c：需要有经验的专业中心谨慎评估。

图 2-25　PDA 的管理（来自《2020 ESC 成人先心病治疗指南》）

【长期管理】

无残余分流、LV 正常、无 PAH 的患者 6 个月后无须定期随访。LV 功能不全和仍存在 PAH 的患者应根据病情严重程度每隔 1～3 年随访 1 次。

四、典型病例

【临床表现】

38 岁男性，因突发右侧肢体无力伴言语含糊 3 天至神经内科就诊，诊断"急性脑梗死"，后行经颅多普勒超声发泡试验（TCD）提示：发泡试验阳性，支持右向左分流（固有型，大量），诊断为"中央型房间隔缺损（卵圆孔型）（可能）"，随后至心内科就诊。

【辅助检查】

经胸心脏彩超：未见房室间隔中断，未见 PDA 征，轻度三尖瓣反流（图 2-26）。

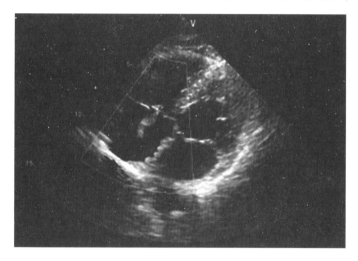

图 2-26 经胸心脏彩超

右心声学造影：发泡试验阳性。静息状态房水平右向左分流 2 级，激发动作释放时，房水平右向左分流 3 级（图 2-27）。

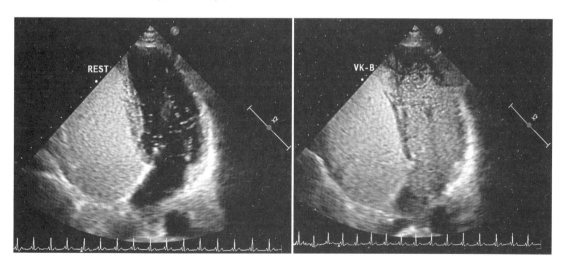

图 2-27 右心声学造影检查

61

经食道三维心脏彩超：卵圆孔未闭（PFO）（图2-28）。

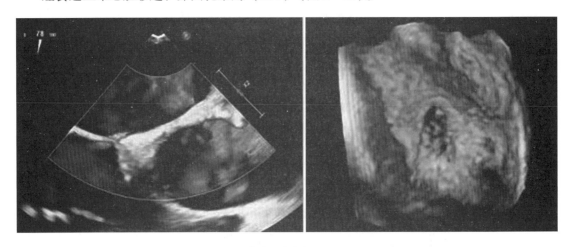

注：房间隔原发隔与继发隔分离，见左房至右房分流彩束宽1.6 mm。

图2-28　经食道心脏超声检查

右心导管检查：测肺动脉压力（收缩压/舒张压/平均压）为23/0/7 mmHg，右房压力（收缩压/舒张压/平均压）为4/-2/0 mmHg，术中导管成功通过PFO，测肺静脉压力（收缩压/舒张压/平均压）为10/1/3 mmHg。

【诊断】考虑诊断中央型房间隔缺损（卵圆孔未闭）明确。

【治疗过程】患者有反常栓塞表现，无合并PAH，考虑有介入封堵指征，遂在X线透视及超声下置入封堵器。术后服用阿司匹林半年、氯吡格雷1月。

【随访】术后复查心脏彩超证实封堵器位置良好，无残余分流（图2-29）。

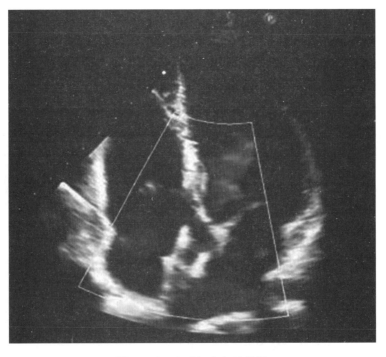

图2-29　术后经胸心脏彩超

【分析与总结】：年轻患者出现反常栓塞时，需注意警惕和排查房间隔缺损；常规经胸心脏超声未发现异常时，可借助 TCD、右心声学造影、TOE 等进一步筛查。

参考文献

［1］Baumgartner H，De Backer J，Babu-Narayan SV，et al；ESC Scientific Document Group. 2020 ESC Guidelines for the management of adult congenital heart disease ［J］. Eur Heart J，2021，42（6）：563－645. Doi：10.1093/eurheartj/ehaa554. PMID：32860028.

［2］国家卫生健康委员会国家结构性心脏病介入质量控制中心，国家心血管病中心结构性心脏病介入质量控制中心，中华医学会心血管病学分会先心病经皮介入治疗指南工作组，等. 常见先天性心脏病经皮介入治疗指南（2021 版）［J］. 中华医学杂志，2021，101：（38）.

（夏爽　黄丽）

 第六节　心脏瓣膜病

心脏瓣膜病是由心脏瓣膜狭窄和/或反流所导致的心脏疾病。瓣膜的结构或功能异常，将导致心房或心室的结构和功能失常，最终出现心力衰竭、心律失常等临床疾病。

我国心脏瓣膜病既往主要为风湿性心脏病。近年来，老年钙化退行性瓣膜疾病的发病率在我国逐年增加。退行性瓣膜疾病以主动脉瓣最为常见，其次为二尖瓣。

一、主动脉瓣反流

【流行病资料】

我国主动脉瓣反流的患病率约为 1.2%。

【临床表现】

（1）症状：左心衰症状为主，即活动后气促、乏力、夜间阵发性呼吸困难等。

（2）体征：主动脉瓣区可闻及舒张期叹气样杂音，舒张压降低，脉压差增大，周围血管征阳性（水冲脉、股动脉枪击音、毛细血管搏动征）。

【病因】

（1）急性主动脉瓣反流：感染性心内膜炎、创伤、主动脉夹层和人工瓣膜撕裂。

（2）慢性主动脉瓣反流：主动脉瓣疾病［风湿性心脏病、先天性畸形等）和主动脉疾病（梅毒性主动脉炎、马方综合征（Marfan synclrome）等］。

【检查方法】

超声心动图。

【诊断】

一般诊断可依据表 2－18。

表 2 -18　主动脉瓣反流程度的分级标准

项目	轻度反流	中度反流	重度反流
结构			
主动脉瓣叶	正常或异常	正常或异常	异常、连枷或宽对合间隙
左心室大小	正常（除其他原因导致的左心室扩大）	正常或扩大	通常扩大（除急性）
多普勒定性参数			
血流汇聚现象	无或很小	介于中间	明显
反流束连续多普勒频谱密度	淡或不完全	密集	密集
压力减半时间/ms	慢；>500	200～500	陡；<200
降主动脉内舒张期逆流	短暂：舒张早期逆流	介于中间	显著的全舒张期逆流
半定量参数			
缩流颈宽度/cm	<0.30	0.30～0.60	>0.60
反流束宽度/LVOT 宽度	<25%	25%～64%	≥65%
反流束/LVOT 横截面积	<5%	5%～59%	≥60%
定量参数			
反流容积/mL	<30	30～59	≥60
反流分数	<30%	30%～49%	≥50%
有效反流口面积/cm^2	<0.10	0.10～0.29	≥0.30

注：彩色多普勒一般将 Nyquist 极限速度设定在 50～60 cm/s。血流汇聚法定量测定时设定为 30～40 cm/s。LVOT：左心室流出道

【治疗】

（1）药物治疗：常规抗心衰药物治疗。β 受体阻滞剂导致舒张期延长，可能造成反流加重，一般不建议使用。

（2）手术治疗：外科手术指征如图 2 -30 所示。

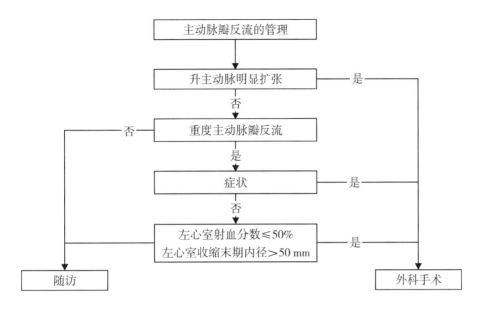

图 2 - 30　主动脉瓣反流的管理

【长期管理】

注意出入量管理及电解质平衡。根据指南予抗心衰药物治疗。如行瓣膜手术，根据指南进行抗凝或抗血小板药物治疗。

【典型病例】

患者，男性，53 岁，因"活动后气促 1 月"入院。

病史：患者 1 月前出现活动后气促，我院心超提示：主动脉瓣重度反流并轻度狭窄。

查体：T 36.8 ℃，P 123 次／分，R 22 次／分，BP 148/71 mmHg。双肺未闻及干湿性啰音。心律齐，主动脉瓣听诊区可闻及 3/6 级舒张期叹气样杂音。无双下肢浮肿。周围血管征阳性。

辅助检查：

心电图检查：窦性心律，左心室肥厚，ST-T 改变。

超声心动图检查：二叶主动脉瓣可能，重度反流并轻度狭窄，升主动脉扩张（主动脉瓣反流，彩束面积 11.9 cm²）。

主动脉＋冠状动脉 CTA 检查：①主动脉瓣二叶瓣并稍增厚，考虑继发左心室增大、升主动脉扩张可能（最宽处直径约 42 mm）；②冠状动脉粥样硬化，管腔未见狭窄。

诊断：重度主动脉瓣反流、心功能 Ⅱ 级。

治疗：外科主动脉瓣机械瓣置换术，术后予抗心衰药物治疗，予华法林抗凝治疗，国际标准化比值（INR）目标 1.8 ～ 2.5。

随访：术后康复良好，复查超声提示人工机械瓣功能未见明显异常。

分析与总结：患者为有症状的重度主动脉瓣反流，有主动脉瓣外科手术指征。升主动脉扩张（最宽处直径约 42 mm），主动脉尚无外科手术指征。冠状动脉 CTA 排除冠心病。患者年龄 <60 岁，根据指南推荐，适合进行外科主动脉瓣机械瓣置换术。

二、主动脉瓣狭窄

【流行病资料】

我国主动脉瓣狭窄的患病率约为0.7%。

【临床表现】

（1）症状（三联征）：心绞痛、呼吸困难、晕厥。一旦出现临床症状，预期寿命将明显缩短并伴有高猝死风险。

（2）体征：主动脉瓣区有典型的收缩期喷射样杂音并向颈部传导。

【病因】

（1）先天性瓣膜畸形（单叶瓣或二叶瓣）伴瓣膜钙化。

（2）三叶瓣退行性钙化。

（3）风湿性损害。

【检查方法】

超声心动图。

【诊断】

一般诊断标准可参考表2-19。

表2-19　主动脉瓣狭窄程度的分级标准

项目	轻度狭窄	中度狭窄	重度狭窄
峰值流带/（m/s）	2.6～2.9	3.0～4.0	≥4.0
平均跨瓣压差/mmHg	<20	20～40	≥40
主动脉瓣口面积/cm²	>1.5	1.0～1.5	>1.0
主动脉瓣口面积指数/（cm²/m²）	>0.85	0.60～0.85	>0.6
速度比值	>0.50	0.25～0.50	>0.25

超声心动图满足以下标准的任何一项即可考虑重度主动脉瓣狭窄：

（1）瓣口面积<1.0 cm²。

（2）峰值流速≥4.0 m/s。

（3）平均跨瓣压差≥40 mmHg（1 mmHg=0.133 kPa）。

【治疗】

1. 药物治疗

目前暂无药物延缓主动脉瓣狭窄的进展。

2. 手术治疗

有症状的主动脉瓣重度狭窄患者应首先考虑手术治疗，包括外科主动脉瓣置换术（surgical aortic valve replacement，SAVR）和经导管主动脉瓣置换术（transcatheter aortic valve replacement，TAVR）。TAVR是通过经股动脉、经心尖或其他入路完成主动脉瓣置换的微创手术方式。自2002年全球首例开展以来，TAVR技术发展迅速。

2020年美国瓣膜性心脏病患者管理指南推荐：年龄>80岁或预期寿命<10年的患者首

选经股动脉 TAVR；年龄 65 ～ 80 岁、无经股动脉 TAVR 禁忌证的有症状患者，建议医师和患者共同决策，选择 SAVR 或经股动脉 TAVR；如治疗后预期生存时间 >12 个月且生活质量可接受，TAVR 是任何年龄段有症状、手术高危或有手术禁忌患者的首选。

2021 年欧洲心脏瓣膜病管理指南则同样推荐 SAVR 应用于外科低危年轻患者（<75 岁）或不适合经股动脉 TAVR 的患者，而外科高危或≥75 岁的高龄患者或不适合外科手术患者首选 TAVR 治疗。（图 2 – 31）

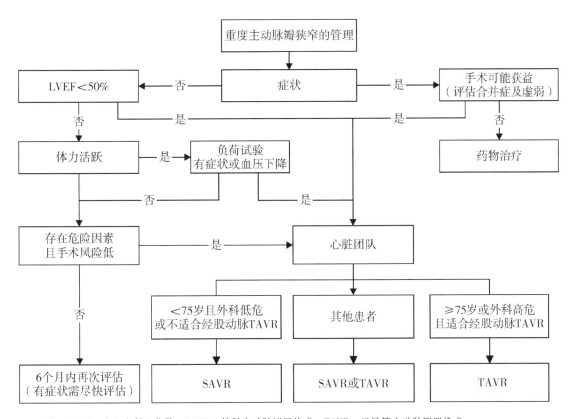

注：LVEF：左心室射血分数；SAVR：外科主动脉瓣置换术；TAVR：经导管主动脉瓣置换术。

图 2 –31　主动脉瓣狭窄的管理

【长期管理】

注意出入量管理及电解质平衡。根据指南予抗心衰药物治疗。如行瓣膜手术，根据指南进行抗凝或抗血小板药物治疗。

【典型病例】

患者，女性，76 岁，因"胸闷 1 月余"入院。

病史：患者于 1 月余前下蹲后出现胸闷，伴气促心悸，无胸痛，无晕厥，当地医院行心脏彩超示：重度主动脉瓣狭窄。

查体：T 36.3℃，P 82 次/分，R 20 次/分，BP 158/73 mmHg。双肺未闻及干湿性啰音。心律齐，主动脉瓣听诊区可闻及 3/6 级收缩期喷射样杂音，向颈部传导。无双下肢浮肿。周围血管征阴性。

心电图检查：窦性心律 ST-T 改变。

超声心动图检查：重度主动脉瓣狭窄并轻度反流，左室壁稍厚，左室舒张功能减退，轻度二尖瓣反流（主动脉瓣平均压差 49 mmHg，峰值流速 4.61 m/s，瓣口面积 0.75 cm²）。

主动脉 + 冠状动脉 CTA 检查：冠心病，单支病变（左前降支近段狭窄 60% ~ 70%）。主动脉瓣增厚并重度钙化，考虑主动脉瓣狭窄，并左心室增大，升主动脉扩张（直径 31 mm）。左侧肾动脉中度狭窄。

诊断：主动脉瓣狭窄（重度）、冠状动脉粥样硬化性心脏病、心功能 Ⅱ 级。

治疗：经股动脉 TAVR 植入 26 mm 瓣膜，术后予阿司匹林、阿托伐他汀等药物治疗。

随访：术后康复良好，复查经胸超声心动图提示：TAVR 术后，主动脉瓣支架人工生物瓣位置良好，微量瓣周漏，微量瓣内反流。（图 2 - 32）

分析与总结：患者为有症状的重度主动脉瓣狭窄，经过心脏团队评估，年龄 > 75 岁，主动脉及冠状动脉 CTA 评估适合经股动脉 TAVR，因此推荐进行 TAVR 术。

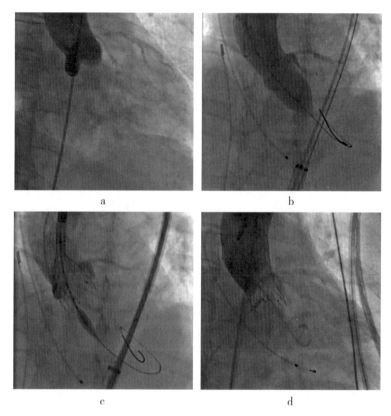

注：a. 主动脉根部造影；b. 球囊预扩张；c. 主动脉瓣释放过程；d. 主动脉瓣释放后复查主动脉造影提示瓣膜位置良好，微量瓣周漏反流。

图 2 - 32　经导管主动脉瓣置换术

三、二尖瓣反流

【流行病资料】

我国二尖瓣反流的患病率约为 1.1%。

【临床表现】

（1）症状：左心衰症状为主。

（2）体征：心尖区可闻及收缩期吹风样杂音并向腋下传导。

【病因】

1. 原发性（器质性）二尖瓣反流

（1）急性二尖瓣反流：乳头肌断裂、感染性心内膜炎瓣膜穿孔、创伤。

（2）慢性二尖瓣反流：各种病因损害二尖瓣瓣器。

2. 继发性（功能性）二尖瓣反流

（1）继发于特发性心肌病。

（2）继发于冠心病，又称缺血性二尖瓣反流。

【检查方法】

超声心动图。

【诊断】

一般诊断标准可参考表 2 - 20。

表 2 - 20　二尖瓣反流程度分级标准

项目	轻度反流	中度反流	重度反流
结构病变			
二尖瓣结构	瓣器结构无异常或轻微病变	瓣器结构中度异常	严重的明显的瓣膜结构病变
房室腔大小	正常	正常或扩大	扩大
多普勒定性			
彩色反流束面积	小、中心性、窄、短促	适中	大，中心性 < 50% 左心房面积，偏心性较大面积冲击左心房壁
反流信号汇聚	不明显	中等	明显并持续全收缩期
半定量参数			
缩流颈宽度/cm	< 0.3	0.30 ～ 0.70	≥0.7
肺静脉频谱	收缩期为主	正常或收缩期减弱	几乎无收缩期波或收缩期逆流
二尖瓣前向频谱	A 峰为主	不定	E 峰为主（ > 1.2 m/s）
定量参数			
EROA/cm²	< 0.20	0.20 ～ 0.39	≥0.40
反流容积/mL	< 30	30 ～ 59	≥60
反流分数/%	< 30	30 ～ 49	≥50

注：部分中心把中度反流又细分为中度反流和中 - 重度反流。A：舒张晚期二尖瓣血流峰值速度；E：舒张早期二尖瓣血流峰值速度；EROA：有效反流口面积。

【治疗】

1. 药物治疗

对于急性二尖瓣反流，硝酸酯类药物和利尿剂可降低充盈压。在低血压和血流动力学不稳定时，可使用正性肌力药物和主动脉内球囊反搏。对于慢性二尖瓣反流，尤其是射血分数下降，应使用指南指导的药物治疗（GDMT）。

2. 手术治疗

（1）外科治疗：有心衰症状或心脏受累的证据，有外科手术的指征，应尽可能进行二尖瓣外科手术，首选二尖瓣修复术。

经导管二尖瓣修复：近年来经导管二尖瓣修复迅速发展，其中经导管缘对缘修复（transcatheter edge-to-edge repair，TEER）是较为成熟的方式。外科手术风险高或禁忌的患者可由有经验的心脏团队进行 TEER。

其流程可参考图 2 – 33、图 2 – 34。

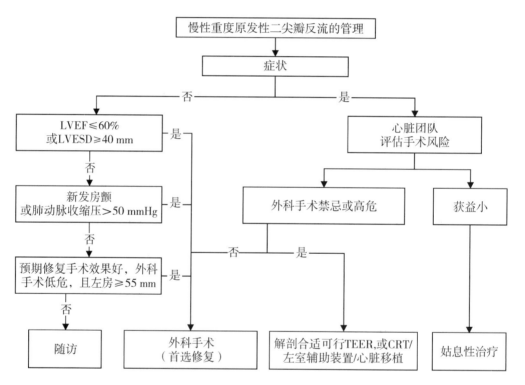

注：CRT：心脏再同步化治疗；LVEF：左心室射血分数；LVESD：左心室收缩末内径；TEER：经导管缘对缘修复术。

图 2 – 33　慢性重度原发性二尖瓣反流的管理

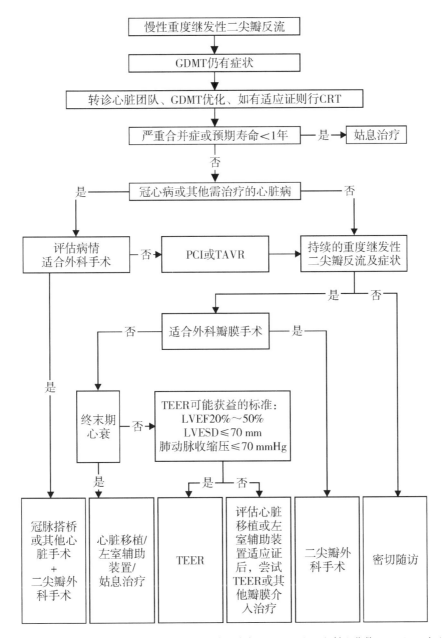

注：CRT：心脏再同步化治疗；GDMT：指南指导的药物治疗；LVEF：左心室射血分数；LVESD：左心室收缩末内径；PCI：经皮冠状动脉介入；TAVR：经导管主动脉瓣置换术；TEER：经导管缘对缘修复术。

图2-34　慢性重度继发性二尖瓣反流

【长期管理】

注意出入量管理及电解质平衡。根据指南予抗心衰药物治疗。如行瓣膜手术，根据指南进行抗凝或抗血小板药物治疗。

【典型病例】

患者，男性，63岁，因"反复晕厥发作53年，胸闷气促1年"入院。

病史：患者于53年前开始共出现晕厥9次，多次在外院住院检查未发现病因。患者于

1 年前出现胸闷、气促，我院查心脏彩超提示重度二尖瓣反流。

查体：T 36.5℃，P 64 次/分，R 18 次/分，BP 103/69 mmHg。双肺未闻及干湿啰音。早搏心律，心音正常，二尖瓣听诊区可闻及 3/6 级收缩期吹风样杂音，向腋下传导。无双下肢浮肿。周围血管征阴性。

心电图检查：窦性心动过速，频发室性早搏，ST-T 改变。

超声心动图检查：符合扩张型心肌病超声改变，左室收缩舒张功能减低，重度二尖瓣反流，轻度三尖瓣反流（二尖瓣反流，彩束面积：8.5 cm^2，EROA：0.48 cm^2，MR：60 mL；左室舒张末内径：73 mm，左室收缩末内径：64 mm，LVEF：26%）。

冠状动脉 CTA 检查：冠状动脉左前降支粥样硬化。

诊断：二尖瓣反流（重度）、扩张型心肌病、心功能 II 级、频发性室性期前收缩、冠状动脉粥样硬化。

治疗：予进行 TEER，术中植入 2 枚瓣膜夹。术后给予阿司匹林联合氯吡格雷 3 ~ 6 个月后，改阿司匹林长期抗血小板，余继续予沙库巴曲缬沙坦、美托洛尔、螺内酯、达格列净抗心衰治疗。

随访：术后康复良好，复查超声心动图提示：二尖瓣钳夹术后，轻度反流、左室收缩功能减低、房水平小股左向右分流。

分析与总结：患者为慢性重度继发性二尖瓣反流，经过抗心衰药物治疗，仍有心衰症状。患者 LVEF 明显降低，手术风险高，不适合常规外科手术。患者 LVESD < 70 mm，LVEF 20% ~ 50%，肺动脉收缩压 < 70 mmHg，适合进行 TEER。

手术过程见图 2 - 35。

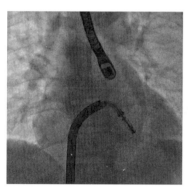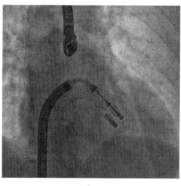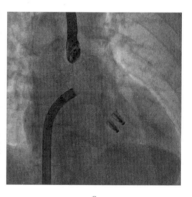

a   b   c

注：a. 第一个瓣膜夹释放过程；b. 第二个瓣膜夹释放过程；c. 两个瓣膜夹均成功释放。

图 2 - 35　经导管二尖瓣缘对缘修复术

四、二尖瓣狭窄

【流行病资料】

我国二尖瓣狭窄的患病率约为 0.8%。

【临床表现】

（1）症状：左心衰症状为主。部分患者可因左心房压力升高、肺支气管静脉破裂而出现咯血。约20%患者因为房颤或血流瘀滞出现血栓。

（2）体征：心尖区可闻及舒张期"隆隆样"杂音。

【病因】

二尖瓣狭窄最常见病因为风湿热。罕见病因包括先天性畸形或结缔组织疾病等。

【检查方法】

超声心动图。

【诊断】

具体分级标准可参考表2-21。

表2-21　二尖瓣狭窄程度的分级标准

项目	轻度狭窄	中度狭窄	重度狭窄
特征性表现			
二尖瓣口面积/cm²	1.5～2.0	1.0～1.5	<1.0
辅助性指标			
平均跨瓣压差/mmHg	<5	5～10	>10
肺动脉收缩压/mmHg	<30	30～50	>50

【治疗】

1. 药物治疗

中重度二尖瓣狭窄合并房颤，应使用维生素 K 拮抗剂（VKA）抗凝，而不应使用新型口服抗凝药（NOAC）。

2. 手术治疗

经皮球囊二尖瓣成形术（交界分离术）：为缓解单纯二尖瓣狭窄的首选方法。术前超声心动图是重要的评估方法，具备以下特点可以考虑行经皮球囊二尖瓣成形术。

（1）中至重度的二尖瓣狭窄。

（2）二尖瓣瓣叶无钙化、弹性可。

（3）伴有心力衰竭等临床症状，无症状的患者伴有肺动脉高压。

（4）排除左心房血栓，没有中至重度的二尖瓣反流。

外科手术：如果患者不适合经皮球囊二尖瓣成形术，或合并其他外科手术指征（瓣膜病或冠心病等），应考虑外科手术治疗。

具体见图2-36。

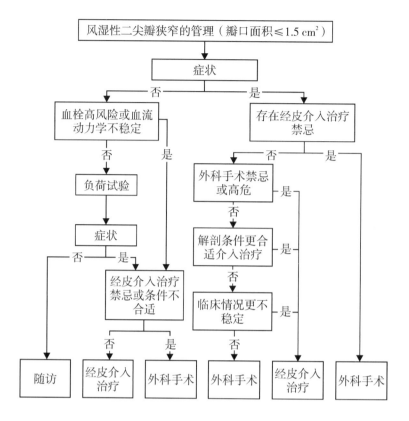

图 2-36　风湿性二尖瓣狭窄的管理

【长期管理】

注意出入量管理及电解质平衡。根据指南给予抗心衰药物治疗。如行瓣膜手术，根据指南进行抗凝或抗血小板药物治疗。

【典型病例】

患者，男性，42 岁，因"发现二尖瓣狭窄 5 年余"入院。

病史：患者于 5 年余体检发现二尖瓣狭窄，无不适，未予诊治。1 个月前患者于外院体检心电图提示心房颤动，心脏彩超提示：风湿性心脏病；二尖瓣重度狭窄，轻度关闭不全，左心耳内血栓形成，心房大；予华法林 3 mg qd 抗凝治疗。

查体：T 36.5 ℃，P 75 次/分，R 20 次/分，BP 127/78 mmHg。双肺未闻及干湿性啰音。心率：85 次/分，心律绝对不齐，第一心音强弱不等，脉搏短绌，心尖区可闻及舒张期隆隆样杂音。无双下肢浮肿。周围血管征阴性。

心电图检查：心房颤动、左心室高电压、不完全性右束支阻滞。

超声心动图检查：风湿性心脏病，重度二尖瓣狭窄并轻度反流，二尖瓣 Wilkins 评分 7分，轻度三尖瓣反流，轻度主动脉瓣反流，轻度肺高压（二尖瓣瓣口面积 0.8cm²，前后联合部未见钙化，心耳内未见团块回声，左心耳排空速度减低，血流瘀滞自显影）。

诊断：风湿性二尖瓣狭窄（重度）、心功能Ⅱ级、心房颤动。

治疗：予进行经皮球囊二尖瓣成形术，术中使用 26 mm 球囊扩张。术后给予华法林片3.75 mg 每晚抗凝，目标维持 INR 为 2.0 ～ 3.0。

随访：术后康复良好。复查超声心动图提示：风湿性心脏病，二尖瓣球囊扩张术后，二尖瓣瓣口面积 2.0 cm^2，轻中度二尖瓣反流，轻度肺高压，轻度主动脉瓣反流，轻度三尖瓣反流。

　　分析与总结：患者为无症状风湿性二尖瓣重度狭窄，超声心动图提示左心耳血流瘀滞，血栓高风险。二尖瓣 Wilkins 评分 7 分，解剖学上适合二尖瓣介入。根据指南推荐，适合行经皮球囊二尖瓣成形术。具体见图 2 - 37。

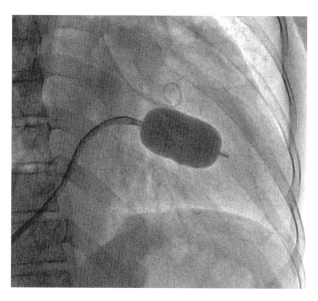

图 2 - 37　经皮球囊二尖瓣成形术

五、三尖瓣反流

【流行病资料】

　　三尖瓣反流是最为常见的心脏瓣膜病变。生理性三尖瓣反流可占正常人群的 35% 以上。中度或重度三尖瓣反流的患病率约为 0.55%。

【临床表现】

　　（1）症状：右心衰症状为主，表现为气促、乏力、胃纳差、腹胀、下肢水肿等。

　　（2）体征：三尖瓣听诊区可闻及收缩期吹风样杂音，由于右心心房和心室的压差低，部分患者瓣膜杂音不明显。颈静脉怒张，肝颈静脉回流征阳性。可存在多浆膜腔积液的体征。

【病因】

　　三尖瓣反流多为功能性，继发于各种引起右心室扩张或三尖瓣环扩张，或者右心室收缩压升高、右心衰竭的心肺疾病。器质性三尖瓣反流较少见，包括三尖瓣下移畸形、风湿性心脏病、三尖瓣脱垂、类癌综合征、冠心病、感染性心内膜炎等。

【检查方法】

　　超声心动图，必要时行心导管检查。

【诊断】

详见表 2 - 22。

表 2 - 22　三尖瓣反流程度的分级标准

项目	轻度反流	中度反流	重度反流
结构			
三尖瓣形态	正常或轻度异常	中度异常	重度异常（连枷样运动、严重的挛缩）
右心径线	正常	正常或轻度扩张	通常增大（急性大量反流，右心大小可能正常）
三尖瓣环内径	—	—	≥ 40 mm （或 >21 mm/m^2）
下腔静脉内径（cm）	正常 <2.0	正常或轻充扩张 $2.1 \sim 2.5$	扩张 >2.5
多普勒定性			
反流束面*	小、窄、中心性	中量中心性	大量中心性或偏心性贴壁反流束
连续多普勒频谱	频谱较透明、不完整、抛物线形	致密频谱、抛物线形或三角形	致密，通常为三角形
半定量法			
缩流颈宽度/cm*	<0.30	$0.30 \sim 0.69$	≥ 0.70
肝静脉血流△	收缩期血流为主	收缩期血流圆钝	收缩期血流反向
三尖瓣血流△	A 峰为主	变化较多	E >1.0 m/s
等速球面至缩流颈半径/cm▲	≤ 0.5	$0.6 \sim 0.9$	>0.9
定量法			
EROA/cm^2	无数据支持	无数据支持	≥ 0.4
二维 PISA 测量反流量/mL	无数据支持	无数据支持	≥ 45

注：*：Nyquist 极限 $>50 \sim 70$ cm/s；△：特异度不高，受其他多种因素影响（右心室舒张功能、心房颤动、右心房压）；▲：Nyquist 极限基线 28 cm/s。A：舒张晚期三尖瓣血流峰值速度；E：舒张早期三尖瓣血流峰值速度；EROA：有效反流口面积；PISA：血流汇聚法；—：无。

【治疗】

1. 药物治疗

利尿剂治疗右心衰竭是有效的，在特定病例中需要专门治疗肺动脉高压。节律控制可有助于减少慢性房颤患者的三尖瓣反流并控制瓣环扩张。

2. 手术治疗

对于有症状的重度原发性三尖瓣反流患者，推荐行三尖瓣手术。虽然这些患者对利尿剂治疗反应良好，但延迟手术可能导致不可逆的右心室损害、器官衰竭等不良后果。

该病的管理可参考图 2-38。

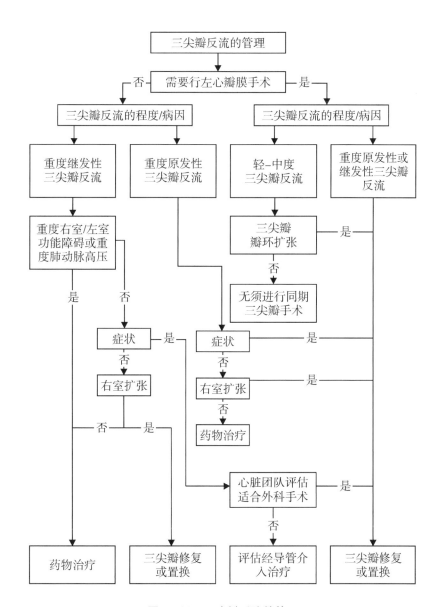

图 2-38　三尖瓣反流的管理

【长期管理】

注意出入量管理及电解质平衡。根据指南予抗心衰药物治疗。如行瓣膜手术，根据指南进行抗凝或抗血小板药物治疗。

六、典型病例

患者，男性，65 岁，因"反复面颈部、双下肢浮肿 7 个月余"入院。

病史：患者于 7 月前突然出现面颈部及双下肢凹陷性浮肿，伴活动后气促，外院心电图提示心房颤动，予利尿、消肿、强心等治疗，症状好转出院。后至我院门诊就诊，查心脏彩超提示重度三尖瓣反流。近半年体重增加 5 kg。

查体：T 36.2℃，P 74 次/分，R 20 次/分，BP 139/87 mmHg。颈静脉怒张。双肺未闻及干湿性啰音。心率：80 次/分，心律绝对不齐，第一心音强弱不等，脉搏短绌，各瓣膜听诊区未闻及明显杂音。双下肢中度凹陷性水肿，周围血管征阴性。

心电图检查：心房颤动。

超声心动图检查：左房、右房扩大，重度三尖瓣反流（三尖瓣反流，彩束面积 11.7 cm^2，估测肺动脉收缩压 35 mmHg）。

冠脉造影：排除冠心病。

诊断：三尖瓣关闭不全（重度）、心房颤动、心功能 II 级。

治疗：予进行经导管三尖瓣钳夹术，术中植入 2 枚瓣膜夹。术后规律服用利伐沙班及抗心衰药物。手术见图 2-39。

随访：术后康复良好，复查经胸超声心动图提示：三尖瓣钳夹术后，轻-中度反流。

分析与总结：患者重度三尖瓣反流考虑继发于三尖瓣环扩张。暂无重度心功能障碍或重度肺高压，但有右心衰症状。经心脏团队评估，患者因左髋关节活动障碍，体质虚弱，且患者不同意行开胸手术，适合进行经导管三尖瓣钳夹术。

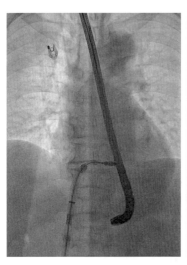 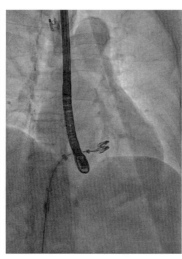 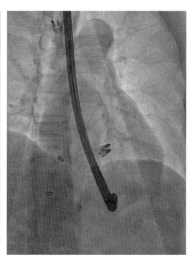

a   b   c

注：a. 第一个瓣膜夹释放过程；b. 第二个瓣膜夹释放过程；c. 两个瓣膜夹均成功释放。

图 2-39 经导管三尖瓣钳夹术

参考文献

［1］ VAHANIAN ALEC, BEYERSDORF FRIEDHELM, PRAZ FABIEN, et al. 2021 ESC/ EACTS Guidelines for the management of valvular heart disease ［J］. Eur Heart J, 2022, 43（7）：561-632.

［2］ 葛均波，王建安. 内科学. 心血管内科分册 ［M］. 2 版. 北京：人民卫生出版社，2022.

［3］ 中华医学会心血管病学分会心血管影像学组，北京医学会心血管病学会影像学组. 中

国成人心脏瓣膜病超声心动图规范化检查专家共识［J］. 中国循环杂志，2021，36
（2）：109 – 125.

（夏爽　孙英皓）

 第七节　肺动脉高压

一、理论

【定义】

肺动脉高压（pulmonary hypertension，PH）是由已知或未知的多种心血管疾病原因引起肺血管床重塑，从而引起肺动脉内压力异常升高的疾病或病理生理综合征，最终导致肺循环障碍与右心高负荷，最终导致右心衰竭甚至死亡。

【诊断】

肺动脉高压定义为在海平面、静息状态下，右心导管（RHC）检查测得平均肺动脉压（mPAP）> 20 mmHg。根据右心导管测量的肺血管阻力（pulmonary vascular resistance，PVR），进一步细分，其中 PVR≤2 WU 为毛细血管前 PH，PVR > 2 WU 为毛细血管后 PH。

【临床表现】

PH 的临床症状无特异性，出现症状时通常已经为疾病中晚期，常见临床表现如表 2 –23 所示。

表 2 –23　肺动脉高压常见症状

	症状
早期	（1）活动后气促（WHO-FC） （2）乏力和体力下降 （3）弯腰后气促 （4）心慌 （5）咯血 （6）活动后腹胀和呕吐 （7）体液潴留造成的体重增加 （8）晕倒（活动中或活动后）
晚期	（1）肺动脉高压相关的罕见症状 （2）活动后胸痛：与左主干压迫相关 （3）声嘶或发音困难：左侧喉返神经压迫（心因性神代麻痹或 Ortner 综合征） （4）气短、气促、咳嗽、下呼吸道感染，肺不张；支气管受压

【重点相关检查】

1. 检查项目（表2-24）

表2-24 肺动脉高压的常见检查项目

全科中心		
项目	常见表现	意义
病史	肺栓塞、慢性阻塞性肺病（COPD）、器质性心脏病、家族史等	寻找可能的病因及危险因素
用药史	口服避孕药、减肥药、肿瘤相关治疗	寻找可能的病因及危险因素
体格检查	（1）PH体征：发绀、肺动脉听诊区第二心音亢进、右心室第三心音、三尖瓣反流杂音、肺动脉瓣反流相关舒张期杂音 （2）右心衰体征：颈静脉怒张和搏动、腹胀、肝脏肿大、腹水、外周水肿	评估PH和右心衰的可能性
BNP/NTproBNP	BNP > 50 pg/mL NT-proBNP > 125 pg/mL	（1）右心功能评估 （2）危险分层和预后分析 （3）随访指标
血氧/血气分析	SpO_2、PaO_2、$PaCO_2$	排查肺部疾病，有助于确定PH的病因，评估合并症、是否需要氧疗以及确定疾病严重程度；制订治疗方案
肺功能（PFT）	PFT评估肺功能，低肺一氧化碳弥散量（DLCO）预测有较好的预后	
肺部CT	PA直径增大，PA/主动脉 > 0.9，右心腔变大	
心脏B超	三尖瓣反流速度 > 2.8 m/s，合并右心功能不全表现，可怀疑PH，如： （1）右室/左室直径/面积比>1.0 （2）肺动脉舒张早期反流速度>2.2m/s （3）肺动脉直径>主动脉根部直径 （4）肺动脉直径>25 mm （5）下腔静脉（IVC）>21 mm，吸气时塌陷率<50%	（1）肺动脉高压的早期筛查手段 （2）右心功能评估 （3）随访
生化检查	（1）全血常规：包括血红蛋白 （2）电解质：钠、钾 （3）肝肾功能、尿酸 （4）免疫学：红细胞沉降率、C反应蛋白，抗核抗体、抗着丝粒抗体和抗Ro抗体、抗磷脂抗体 （5）肝炎及艾滋病毒 （6）甲状腺功能 （7）铁代谢指标：血清铁、转铁蛋白饱和度、铁蛋白	寻找可能的病因及合并症

【诊断和治疗流程】

1. 对于全科医生，强调疑诊 PH 的患者尽快转诊至 PH 中心进一步评估

（1）怀疑患者为 PH。

（2）存在 PAH 的危险因素，或有肺栓塞的危险因素，或有肺栓塞病史。

2. 预警信号

迅速演变的或严重的症状（WHO-FC Ⅲ/Ⅳ）、右心衰竭的临床症状、晕厥、低心排血量状态、耐受性差的心律失常，以及血流动力学状态受到影响或恶化血流动力学状态（低血压、心动过速）。

3. 诊断流程如下图（图 2-40）。

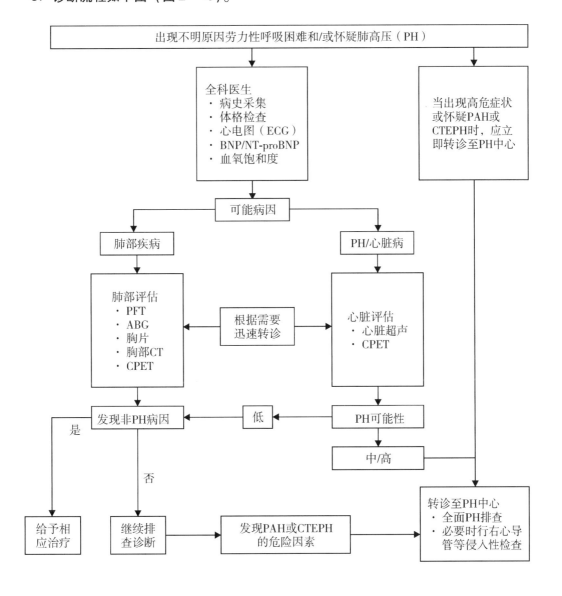

注：PH：肺动脉高压；PFT：肺功能检查；ABG：动脉血气分析；CPET：心肺运动试验；CTEPH：慢性血栓栓塞性肺动脉高压。

图 2-40　肺动脉高压诊治流程

【危险分层】

1. 首次评估

肺动脉高压患者诊断后需对患者进行危险分层，在初次诊断时，需结合临床症状、右心导管参数、血流动力学参数、6分钟步行距离（如条件许可，建议考虑心肺运动试验、心脏磁共振）等参数，综合评估后对患者进行危险分层。

2. 随访评估

随访时的评估，采用简化的模型（表2-25），随访内容包括WHO功能分级、6分钟步行距离，以及血清生物标志物。

表2-25 肺动脉高压的风险评估

预后因素 （1年死亡率）	低危 （0%～3%）	中-低危 （2%～7%）	中-高危 （9%～19%）	高危 （20%）
得分	1	2	3	4
WHO功能分级	Ⅰ、Ⅱ	—	Ⅲ	Ⅳ
6分钟步行距离	>440 m	320～440 m	165～319	<165 m
血浆 BNP 或 NT-proBNP	<50 ng/L <300 ng/L	50～199 ng/L 300～649 ng/L	200～800 ng/L 650～1100 ng/L	>800 ng/L >1100 ng/L

注：计算每个患者的3个变量的得分总和除以变量的个数，四舍五入取整数后就是患者对应的危险等级。

【治疗措施】

1. 治疗目标

通过综合治疗，使患者降低为低危状态并持续维持在低危水平。

2. 生活方式治疗

（1）育龄期妇女怀孕前需咨询专科医生，做好妊娠风险评估。

（2）对 PAH 患者进行心理社会支持。

（3）PAH 患者接受 SARS-CoV-2（新冠病毒）、流感和肺炎链球菌免疫接种。

（4）对动脉血氧压力 <8 kPa（60 mmHg）的 PAH 患者进行长期氧疗。

3. 一般治疗

（1）对动脉血氧压力 <8 kPa（60 mmHg）的 PAH 患者进行长期氧疗。

（2）在存在缺铁性贫血的情况下，建议纠正 PAH 患者的铁状态；在无贫血的情况下，伴有铁缺乏的 PAH 患者可考虑补铁。

（3）不常规对 PAH 患者使用抗凝治疗，容易增加出血风险。

（4）对于需要麻醉的患者，应考虑在 PH 中心进行多学科会诊，以评估风险和效益。

4. 一般药物治疗

（1）对伴有右心衰竭和液体潴留体征的 PAH 患者使用利尿剂治疗。如：呋塞米、托伐普坦、螺内酯。

（2）伴有右心衰竭心功能不全患者，可适当使用地高辛，注意检测浓度。

（3）对于慢性血栓栓塞性肺动脉高压，建议终身抗凝；对于结缔组织病合并抗磷脂抗体综合征、硬皮病相关肺高压患者，也建议长期抗凝。药物选择是 VKA 抑制剂还是新型口服抗凝药，目前暂无 RCT 证据支持，但 VKA 拮抗剂的使用经验更加充分。

（4）对于血压低的患者，可考虑多巴胺、多巴酚丁胺静脉泵入（可用于低血压患者）。

5. 靶向治疗

（1）钙离子通道拮抗剂。

1）适应证：仅对右心导管中，对急性血管反应性试验呈阳性的特发性、遗传性、药物相关 PAH 患者，推荐使用高剂量钙离子通道阻滞剂。

2）随访：在采用高剂量钙通道阻滞剂治疗 3～4 个月后，建议对特发性 PAH、遗传性 PAH 和药物引起的 PAH 患者进行密切随访再评估（包括右心导管），详见表 2-26。

表 2-26 用于肺动脉高压患者的钙离子通道拮抗剂及剂量

钙通道阻滞剂	起始剂量	目标剂量
氨氯地平	5 mg od	15～30 mg od
地尔硫䓬	60 mg bid	120～360 mg bid
非洛地平	5 mg od	15～30 mg od

（2）靶向药物

目前根据作用机制，将肺动脉高压靶向药物分为几大类，包括内皮素受体拮抗剂（口服）：安立生坦、波生坦及马昔腾坦。磷酸二酯酶 5 抑制剂（口服给药），包括西地那非及他达拉非。前列环素受体激动剂（口服给药），包括司来帕格。可溶性鸟苷酸环化酶刺激剂（口服），包括利奥西呱。前列环素类似物（吸入给药、静脉或皮下给药），包括伊洛前列素及曲前列尼尔。

二、典型病例

1. 临床表现

（1）主诉：女性，39 岁，气促 9 个月，双下肢水肿 3 个月，加重伴腹胀 1 周。

（2）现病史：9 个月前无明显诱因开始出现活动后气促，爬 3 楼出现，休息后可缓解，3 个月前开始出现足背水肿，伴颜面浮肿，活动后气促进行性加重，平地行走即可出现。

（3）个人史、既往史、用药史无特殊。

（4）体格检查：T 36.4 ℃，P 112 次/分，R 22 次/分，BP 109/76 mmHg，口唇发绀，颈静脉无怒张。双肺呼吸音清，双肺底可闻及少量湿啰音。心率 112 次/分，P2 亢进，胸骨左缘三四肋间可闻及收缩期杂音。腹软，无压痛及反跳痛，肝肋下 2 cm。双下肢中度水肿。

2. 辅助检查

（1）实验室检查。

1）血气分析：pH 7.515，$PaCO_2$ 20.7 mmHg，PaO_2 64.1 mmHg，SpO_2 93%。

2）cTnT 13.0 ng/mL，NT-pro-BNP 5962 pg/mL。

3）血常规：血小板计数 266 ×10^9/L；血红蛋白浓度 122 g/L；白细胞计数 11.37 × 10^9/L。

4）凝血指标：D-二聚体 500 ng/mL（RF<500），凝血时间未见异常。

5）乙肝小三阳。

6）肝肾功能指标、甲状腺功能、自身免疫方面、肿瘤指标筛查未见异常及易栓症、抗磷脂抗体及血管炎方面均为正常范围内。

（2）心电图。

窦性心律，完全性右束支传导阻滞，如图2-41所示。

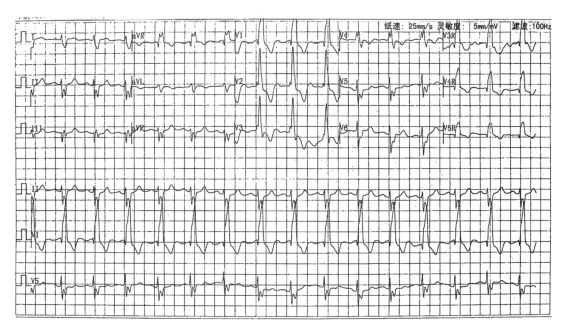

图2-41 心电图

（3）影像学检查（图2-42）。

1）胸部CT：双肺未见异常。主肺动脉增宽。

2）腹部超声：①符合淤血肝声像改变；②胆囊壁水肿；③腹腔、双侧胸腔积液。

3）肺通气-灌注：未见节段行充盈缺损。

4）肺动脉CTA：肺动脉高压，未见明显血栓形成。右室、右房增大，心包少量积液。

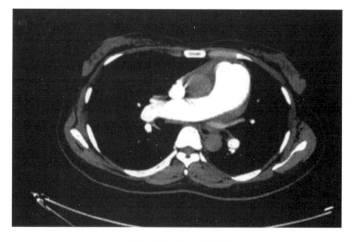

图2-42 肺部影像

5）肺功能检查：通气功能正常，FEV_1/FVC：75.7%，FEV_1：2.9 L（73% 预计值），TLC：5.03 L。小气道功能异常；残气量正常；弥散功能减退气道阻力增大；流速 – 容量曲线负荷正常。

（4）心脏 B 超检查（表 2 – 27，图 2 – 43）。

表 2 – 27　B 超检查结果

升主动脉（AO）：28 mm	左心房：25 mm	左心室舒张末径：27 mm	左心室收缩末径：17 mm
左心室 EF：71%	室间隔厚度：10 mm	左心室后壁厚度：10 mm	右心室横径：36 mm
主肺动脉直径：41 mm	左肺动脉直径：19 mm	右肺动脉：21 mm	肺动脉流速：0.66 m/s
主动脉前向血流：0.55 m/s	二尖瓣 E 峰流速：0.77 m/s	二尖瓣 A 峰流速：0.34 m/s	三尖瓣 E 峰流速：0.67 m/s
右心房直径：71 mm	右心室长径：65 mm	右心室壁厚：4 mm	三尖瓣环 M 型位移：6 mm
三尖瓣环右心室组织速度：5 cm/s	FAC：12%	三尖瓣反流：12.5 cm²	肺动脉收缩压：92 mmHg

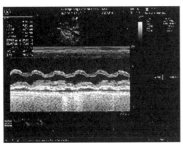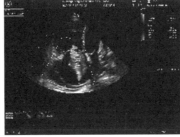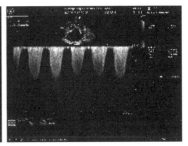

图 2 – 43　B 超影像

（5）肺高压相关心功能指标。

1）6 分钟步行试验：263 m。

2）Borg 呼吸指数：4。

3）NT-proBNP：5742 pg/mL。

（6）右心导管检查。

1）中心静脉压：20 mmHg。

2）肺动脉收缩压（sPAP）：77 mmHg；肺动脉舒张压（dPAP）：53 mmHg；肺动脉平均压（mPAP）：62 mmHg；肺动脉楔压（PCWP）：12 mmHg。

3）心排血量（CO）：3.24 L/min；心指数（CI）：1.97 L/min/m²。

4）肺动脉阻力（PVR）：1811s（22.6 WU）。

5）万他维 200 μg 吸入 10 min 后，肺动脉收缩压（sPAP）：57 mmHg。

3．诊断

（1）特发性肺动脉高压：重度三尖瓣关闭不全、完全右束支传导阻滞、心功能Ⅳ级（WHO 分级）。

（2）乙肝小三阳。

4．治疗过程

（1）基础治疗。

1）利尿：呋塞米 、托伐普坦等。

2）低氧血症：低流量吸氧和 BiPAP。

3）地高辛：通常剂量为 0.125 mg qd。

4）正性肌力药物：多巴胺 、多巴酚丁胺静脉泵入（可用于低血压患者）。

（2）靶向治疗。

马昔滕坦 10 mg qd + 曲前列尼尔静脉泵入。

5．分析与总结

1）对肺高压患者的诊断应明确疾病分类、分型，明确肺动脉高压的具体原因，针对原发病治疗。

2）超声心动图可作为高危人群筛选肺动脉高压的手段，但不能作为确诊工具。

3）应根据患者疾病严重程度分级来选择初始药物。

4）定期随访及严重程度评估对于患者管理十分重要。

（何旭瑜　陈果）

第八节　心肌病

心肌病是导致心力衰竭的常见原因，根据形态学和功能学特征，心肌病分为肥厚型心肌病（hypertrophic cardiomyopathy，HCM）、扩张型心肌病（dilated cardiomyopathy，DCM）、致心律失常性右心室心肌病（arrhythmogenic right ventricular cardiomyopathy，ARVC）和限制型心肌病（restrictive cardiomyopathy，RCM）4 种主要类型。本节将详细讲述扩张型心肌病、肥厚型心肌病以及限制型心肌病。其中扩张型心肌病为最常见的心肌病类型，而缺血性心肌病和酒精性心肌病是我国常见的扩张型心肌病，本章中将有专门章节进行讲述。具体见图 2－44。

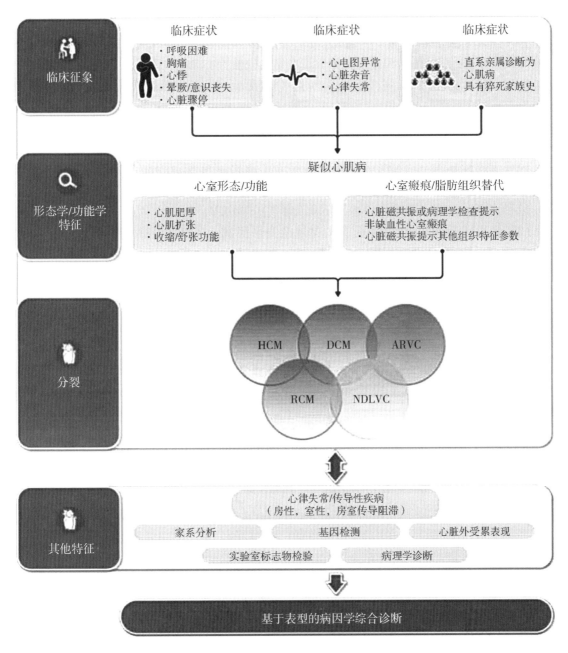

图2-44 心肌病的分型

一、扩张型心肌病

【概述及流行病学】

扩张型心肌病（DCM）是引起心力衰竭、心律失常和猝死的常见疾病之一。2014年中国一项报道显示，对767例DCM随访52个月，病死率为42.24%。

【定义】

DCM是一种异质性心肌病，以心室扩大和心肌收缩功能降低为特征，发病时应排除高血压、心脏瓣膜病、先天性心脏病或缺血性心脏病等。

【病因及分类】

导致扩张型心肌病的病因繁多，其中最常见的缺血性心肌病，其他病因包括基因异常、感染性疾病、风湿免疫性疾病、药物或毒物、内分泌疾病及围生期心肌病等。我国2018年发布的扩张型心肌病的诊治指南当中，基于遗传学将扩张型心肌病分为两组：原发性和继发性（图2-45）。

1. 原发性DCM

（1）家族性DCM：约60%家族性DCM患者显示与DCM相关的60个基因之一的遗传学改变，其主要遗传方式为常染色体遗传。

（2）获得性DCM：指遗传易感与环境因素共同作DCM。

（3）特发性DCM：原因不明，需要排除全身性疾病。文献报道特发性DCM约占DCM的50%。

2. 继发性DCM

继发性DCM指全身性、系统性疾病累及心肌病变仅是系统性疾病的一部分。

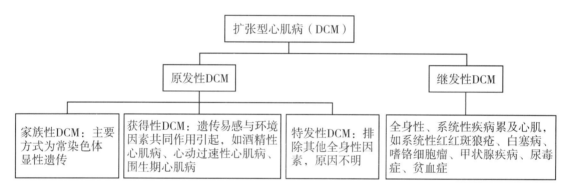

图2-45　扩张型心肌病的病因及分型

【临床表现】

DCM的临床表现与其他心力衰竭相同，包括左心衰竭导致的劳力性呼吸困难、夜间阵发性呼吸困难、端坐呼吸及心源性哮喘，以及右心衰竭导致的外周循环淤血，如双下肢水肿、胸水腹水、纳差等。此外，心脏结构的改变及心电生理功能的异常可导致各种类型的心律失常，如室性和室上性心律失常、传导系统异常等。由于心脏扩大、瓣膜功能性反流等原因，可出现心脏内血流速度减慢或血流淤滞，从而导致心脏内血栓形成及栓塞事件。如患者为继发因素导致的扩张型心肌病则可出现原发疾病相关的症状。

【体格检查】

视诊：可以在心前区看到心尖冲动向左下扩大；触诊：通常用两个手指可以触到心尖冲动也向左下扩大；叩诊：容易发现心界向两侧扩大；听诊：可发现心音减弱，即心尖部心音减弱，如果扩张型心肌病患者出现心功能不全，通常会出现肺淤血症状，主要表现为双下肺湿啰音。如右心衰竭可出现外周循环淤血，包括双下肢水肿、颈静脉怒张等。

【辅助检查】

1. 生物标志物

DCM 免疫标记物：抗心肌抗体（anti-heart autoantibodies，AHA）是机体产生的针对自身心肌蛋白分子抗体的总称，常见的 5 种抗体为：抗线粒体腺嘌呤核苷异位酶（ANT）抗体、抗肾上腺素能 β_1 受体（β_1AR）抗体、抗胆碱能 M_2 受体（M_2R）抗体、抗肌球蛋白重链（MHC）抗体和抗 L 型钙通道（L-CaC）抗体。这些抗体均具有致病作用。AHA 检测阳性反映患者体内存在自身免疫损伤，常见于病毒性心肌炎（VMC）及其演变的 DCM 患者。

2. 影像学检查

（1）心电检查：心电图、动态心电图是常用检查方法。可见多种心电异常（如各类期前收缩、心房颤动、传导阻滞及室性心动过速等）；此外还有 ST-T 改变、低电压、R 波递增不良，少数可见病理性 Q 波，多系心肌广泛纤维化所致，但需与心肌梗死相鉴别。

（2）胸部 X 线检查：心影向左侧或双侧扩大，心胸比 >0.5。常伴有肺淤血、肺水肿、肺动脉高压或胸腔积液等表现。

（3）超声心动图：是诊断和评估 DCM 常用重要检查方法。主要表现为：①心脏扩大：早期左心室扩大，后期各心腔均有扩大、常合并有二尖瓣和三尖瓣反流、肺动脉高压。②左室壁运动减弱：绝大多数左室壁运动弥漫性减弱、室壁相对变薄，可合并右室壁运动减弱。③左室收缩功能下降。④其他：附壁血栓多发生在左室心尖部。

（4）心脏磁共振（CMR）检查：CMR 平扫与延迟增强成像（LGE）技术不仅可以准确检测 DCM 心肌功能，而且能清晰识别心肌组织学特征（包括心脏结构、心肌纤维化瘢痕、心肌活性等），是诊断和鉴别心肌疾病的重要检测手段。

（5）冠状动脉造影检查：冠状动脉（冠脉）造影/CT 血管成像主要用于排除缺血性心肌病。

（6）放射性核素扫描（ECT）检查：核素血池扫描可见舒张末期和收缩末期左心室容积增大、LVEF 降低。运动或药物负荷心肌显像可用于排除冠脉疾病引起的 ICM。

（7）心内膜心肌活检：DCM 心肌病变主要是心肌纤维化，心内膜心肌活检和组织病理学检查有助于心肌病的病因诊断与鉴别诊断。

【诊断标准】

1. 临床诊断

具有心室扩大和心肌收缩功能降低的客观证据：①左心室舒张末内径（LVEDd）>5.0 cm（女性）和 LVEDd >5.5 cm（男性）（或大于年龄和体表面积预测值的117%，即预测值的 2 倍 SD +5%）；②LVEF <45%（Simpsons 法），LVFS <25%；③发病时除外高血压、心脏瓣膜病、先天性心脏病或缺血性心脏病。

2. 病因诊断

（1）家族性 DCM。符合 DCM 临床诊断标准，具备下列家族史之一者即可诊断：①一个家系中（包括先证者）在内有 ≥2 例 DCM 患者；②在 DCM 患者的一级亲属中有尸检证实为 DCM，或有不明原因的 50 岁以下猝死者。推荐开展 DCM 遗传标记物检测。

（2）获得性 DCM。常见的获得性 DCM 有如下几种类型：①免疫性 DCM：符合 DCM 临床诊断标准，血清免疫标志物 AHA 检测为阳性。②酒精性心肌病：符合 DCM 临床诊断标准，长期大量饮酒（WHO 标准：女性 >40 g/d，男性 >80 g/d，饮酒 >5 年），既往无其他心脏病病史，早期发现并戒酒 6 个月后 DCM 的临床症状得到缓解。③围生期心肌病

（PPCM）：符合 DCM 临床诊断标准，多发生于妊娠期的最后 1 个月或产后 5 个月内。④心动过速性心肌病：符 DCM 临床诊断标准，具有发作时间≥每天总时间的 12% ～ 15% 的持续性心动过速，包括窦房折返性心动过速、房性心动过速、持续性交界性心动过速、心房扑动、心房颤动和持续性室性心动过速等；心室率多 > 160 次/分，少数可能只有 110 ～ 120 次/分。

（3）特发性 DCM 符合 DCM 临床病因不明。AHA 在 41% ～ 85% 特发性中被检测为阳性，推荐检测 AHA。

（4）我国常见继发性 DCM 有以下几种类型：①自身免疫性心肌病：符合 DC 临床诊断标准，具有系统性红斑狼疮、胶原血管病或白塞氏病等证据。②代谢内分泌性和营养性疾病继发的心肌病：符合 DCM 临床诊断标准，具有嗜铬细胞瘤、甲状腺疾病、肉毒碱代谢紊乱或微量元素（如硒）缺乏导致心肌病等证据。③其他器官疾病并发心肌病：如尿毒症性心肌病、贫血性心肌病或淋巴瘤浸润性心肌病等，符合 DCM 临床诊断标准。

【治疗】

扩张型心肌病的治疗包括针对病因的治疗和针对心力衰竭的治疗。

1. 病因治疗

对于继发性原因导致的扩张型心肌病，一旦明确原发病因，应立即启动病因治疗。

2. 心力衰竭治疗

扩张型心肌病导致慢性心力衰竭的治疗包括药物治疗和非药物治疗。

（1）药物治疗：无论何种原因导致的扩张型心肌病，一旦诊断明确，均应进行标准的抗心衰治疗。对于慢性心力衰竭，药物治疗包括抑制心肌重构和改善预后的药物，如 β 受体阻滞剂和 ACEI/ARB/ARNI、醛固酮受体拮抗剂以及 SGLT2 受体抑制剂。所有无禁忌证者都应积极使用 ACEI/ARB 或 ARNI（如沙库巴曲缬沙坦钠片），从小剂量开始，逐渐递增，直至达到目标剂量。对无禁忌证、病情稳定且 LVEF <40% 的患者应积极使用 β 受体阻滞剂（包括美托洛尔、比索洛尔和卡维地洛），这是治疗 DCM 心衰非常重要的药物，从小剂量开始，如患者能耐受则每 2 ～ 4 周将剂量加倍，以达到静息心率不小于 55 次/分为目标剂量或最大耐受量。无肾功能严重受损和高钾血症的患者可使用 MRA（螺内酯 10 ～ 20 mg/d），对合并肾功能不全的患者建议谨慎使用或不使用，注意血钾监测，避免高钾血症。

（2）非药物治疗：心衰患者的心脏植入型电子器械治疗主要包括 2 项内容：①CRT，用于纠正心衰患者的心脏失同步以改善心衰。②ICD 治疗，用于心衰患者心脏性猝死的一级或二级预防。

（3）心脏机械辅助治疗和外科治疗：①心脏移植：是终末期心衰的有效治疗方法，主要适用于严重心功能损害而无其他治疗方法的重度心衰患者。②LVAD：主要用于心脏移植前的过渡治疗和部分严重心衰患者的替代治疗。

二、肥厚型心肌病

【定义和分型】

HCM 主要是由于编码肌小节相关蛋白基因致病性变异导致的、或病因不明的以心肌肥厚为特征的心肌病，左心室壁受累常见，需排除其他的心血管疾病或全身性、代谢性疾病引起的心室壁增厚。HCM 可根据血流动力学、遗传学特点或者肥厚部位进行分型。

1. 根据血流动力学特点

这种分型有利于指导患者治疗方案的选择，是目前临床最常用的分型方法。

（1）梗阻性 HCM：异常肥厚心肌突入左心腔，造成血流通道阻塞，并在其上下方产生左心室流出道压力阶差（LVOTG）。根据 LVOTG 的变化情况分为静息梗阻性和隐匿梗阻性，前者指静息时 LVOTG 峰值≥30 mmHg（1 mmHg = 0.133 kPa），后者指静息时 LVOTG 峰值<30 mmHg 而激发后 LVOTG 峰值≥30 mmHg。心肌肥厚累及右心室时，静息时右心室流出道压力阶差（RVOTG）峰值≥16 mmHg 诊断为右心室流出道梗阻。

（2）非梗阻性 HCM：静息时或激发后 LVOTG 峰值均<30 mmHg。

2. 根据遗传学特点

分为家族性 HCM 和散发性 HCM。家族性 HCM 是指除先证者外，三代直系亲属中有一个或以上成员被确诊为 HCM，或存在与先证者相同的基因变异，伴或不伴有心电图及超声心动图异常；否则为散发性 HCM。

3. 根据心肌肥厚部位

（1）心室间隔肥厚：临床最常见，主要累及室间隔基底部。部分累及室间隔中部，表现为左心室中部乳头肌水平的室间隔肥厚。

（2）心尖部肥厚：主要累及左心室乳头肌水平以下心尖部，通常不伴 LVOTG 升高。

（3）左心室壁弥漫性肥厚：少数患者表现为左心室壁弥漫性增厚。

（4）双心室壁肥厚：除左心室壁肥厚外，还有右心室壁肥厚（右心室游离壁厚度 > 5 mm）。

（5）孤立性乳头肌肥厚：主要特点是乳头肌肥厚，其余左心室节段不受影响。

【流行病学】

21 世纪初中国在 8000 余名普通人群中超声心动图筛查 HCM 患病率约为 80/100000。但早期筛查手段的限制导致 HCM 患病率很可能被低估。随着临床和分子遗传学研究的不断深入，尤其是家族谱系筛查的推广以及更敏感的心脏影像学诊断的实施，HCM 的患病率据估计至少为 1/200。

【病因和发病机制】

HCM 的主要病因是编码肌小节蛋白或肌小节相关结构蛋白的基因变异，主要为常染色体显性遗传，约 60% 的 HCM 存在致病性或可能致病性基因变异，仍有大约 40% 的 HCM 未找到明确致病基因。

【临床表现】

HCM 临床症状变异性大，有些患者可长期无症状，而有些患者首发症状就是猝死。儿童或青少年时期确诊的 HCM 患者症状更多，预后可能更差。

（1）呼吸困难：是最常见的症状，多为劳力性呼吸困难。主要是由左心室舒张期充盈压升高，以及升高的左心室压力传回肺循环所致。

（2）胸痛：大约 40% 的 HCM 患者有胸痛不适的症状，在不合并冠状动脉粥样硬化的 HCM 患者中也很常见。这是由于心肌肥厚，心室舒张受损和心肌耗氧量显著增加，导致心肌缺血所致。

（3）头晕：常劳累时加重，可能因劳力后 LVOTG 增大，或活动后汗液蒸发，血容量下降导致。头晕也可能是由于快速站立或排便时的 Valsalva 动作引起。某些药物，如利尿剂、硝酸甘油和血管扩张性药物会增加 LVOTG，加重左心室流出道梗阻。头晕也可能继发于非持续性心律失常相关的低血压和脑灌注减少。

（4）心悸：多与心功能减退或心律失常有关。HCM 患者常合并心律失常，例如房性和室性期前收缩、窦性停搏、心房颤动、心房扑动、室上性心动过速和室性心动过速等。

（5）晕厥：15%～25% 的 HCM 患者至少发生过一次晕厥，另有 20% 的患者有先兆晕厥，一般见于活动时。非持续性房性或室性快速性心律失常是 HCM 患者常见的晕厥原因，而部分 HCM 患者存在窦房结和房室结功能异常，会导致严重的心动过缓，也是引起晕厥的重要原因。

（6）心源性猝死（sudden cardiac death，SCD）HCM 是青少年和运动员发生 SCD 最常见的病因，尤其与过度劳累有关。在超过 80% 的病例中，导致猝死的心律失常是心室颤动（室颤）。

【体格检查】

HCM 体格检查所见与患者疾病状态有关。典型体征与左心室流出道梗阻有关，无或梗阻较轻的患者可无明显的阳性体征。查体心前区心尖冲动常常横向移位，心尖冲动通常范围大、异常有力。听诊：第一心音正常。第二心音通常是正常分裂的，但在流出道压力阶差大的患者中，可闻及矛盾分裂的第二心音。S3 奔马律在儿童中很常见，但在成年人听到 S3 奔马律时，提示失代偿性心力衰竭。梗阻性 HCM 患者胸骨左缘第三至四肋间可闻及较粗糙的喷射性收缩期杂音，杂音通常是收缩期渐强—渐弱杂音，不向颈部传导，增加心肌收缩力（如运动、室性期前收缩后）或减轻心脏前负荷的措施（如站立位、Valsalva 动作、含服硝酸甘油等）可使杂音增强；相反，减弱心肌收缩力或增加心脏前负荷措施（如 β 受体阻滞剂或蹲位、抬腿等）可使杂音减弱。收缩期二尖瓣前叶前向运动征和存在明显 LVOTG 增高的患者可闻及二尖瓣关闭不全的心尖部全收缩期杂音，向腋窝传导。

【辅助检查】

1. 生物学标志物

（1）NT-proBNP：可以协助诊断 HCM 是否合并心衰以及对疾病进展与预后进行评估。

（2）心肌肌钙蛋白：超半数 HCM 患者可存在血清心肌肌钙蛋白不同水平升高，且与心功能相关。

（3）血常规和血生化检查：血常规、血生化指标、铁代谢指标等应作为 HCM 患者初诊常规检查项目，用于评估患者基础状况及是否合并其他疾病。

2. 心电信息检查

（1）常规心电图：心电图是 HCM 患者不可或缺的初步评估手段，可提供各种心律失常、心房/心室肥大以及心肌缺血等信息。HCM 心电图异常通常有以下表现：心房异常、病理性 Q 波、左心室高电压、复极异常、QT 间期延长。

（2）动态心电图监测：动态心电图能够连续记录受检者是否存在快速或者缓慢型心律失常、传导阻滞、窦性停搏及其持续时间、严重程度等。由于 HCM 易合并心律失常，推荐所有 HCM 患者行 24～48 h 动态心电图监测，以评估心律失常、SCD 的风险。

3. 负荷试验

负荷试验可用于评估左心室流出道是否存在隐匿性梗阻，或评估运动或心肺贮备功能，用以指导疾病的远期管理和治疗。

4．超声心动图

超声心动图是 HCM 诊断的首选方法，所有 HCM 患者均应行经胸超声心动图检查。

（1）评估左心室壁厚度：HCM 心室壁肥厚可发生在任何部位。

（2）评估左心室流出道梗阻：对静息状态无左心室流出道梗阻的患者，需要在激发状态下进行评估。

（3）评估 SAM 征和二尖瓣反流：SAM 征导致瓣叶对合不良、继发收缩中晚期为主及偏后外侧的二尖瓣反流；测量反流速度和时间可帮助与左心室流出道湍流鉴别。

（4）评估左心室舒张功能：HCM 患者多伴有明显的左心室舒张功能障碍，评估其左心室充盈压有助于评估症状、判断疾病分期。

5．心脏磁共振成像

对比超声心动图，心脏磁共振成像除了能够准确显示心脏结构与功能变化外，还可以结合钆对比剂延迟强化（LGE）在体识别心肌纤维化。LGE 是目前临床在体评估心肌纤维化最有效的方法，约有 65% 的 HCM 患者会出现 LGE，LGE 在疾病预后判断和危险分层中发挥重要作用。

6．其他

放射性核素显像在可用于 HCM 与其他疾病的鉴别诊断，如心肌缺血和冠状动脉微循环功能障碍、心肌淀粉样变性等。冠脉 CTA 或冠脉造影可用于排除是否存在缺血性心脏疾病。

7．左心室造影

左心室造影检查不仅可通过造影显示心脏和血管的形态结构，还可测量心腔内的压力。存在左心室流出道梗阻时，左心室造影可见心室腔与流出道之间存在收缩期压力阶差。

8．病理检查

心内膜心肌活检有助于诊断或鉴别诊断疑似的代谢性或系统性疾病心肌受累。

9．基因检测

基因变异是绝大多数 HCM 患者的根本病因，约 60% 的 HCM 患者可以找到明确的致病基因变异，因此基因检测对指导 HCM 诊治有重要临床意义。应在系统收集分析 HCM 患者家系（绘制包含三代亲属的家系图）基因型和临床表型信息后，进行规范的遗传咨询。

【诊断标准及流程】

临床诊断 HCM 应基于以下因素：HCM 家族史、不明原因的症状（如呼吸困难、胸痛、乏力、心悸、晕厥或先兆晕厥）、收缩期喷射性杂音和心电图异常。有上述一个或多个临床发现时，应进一步行超声心动图和（或）CMR 检查等以确定诊断，需排除其他明确的心源性、系统性或代谢性疾病导致的心肌肥厚（图 2-46）。

成人 HCM 的临床诊断标准为二维超声心动图或 CMR 测量的左心室舒张末任意节段室壁厚度≥15 mm，且无其他已知的可引起心肌肥厚的病因。当患者室壁厚度为 13～14 mm，同时伴有 HCM 家族史或有基因检测阳性结果时，也可诊断 HCM。左心室壁的任一节段都可能出现心肌肥厚，以前间隔基底段和前壁游离壁最易受累，部分人群肥厚部位非常局限，仅累及左心室 1～2 个节段，也有患者出现右心室壁肥厚。

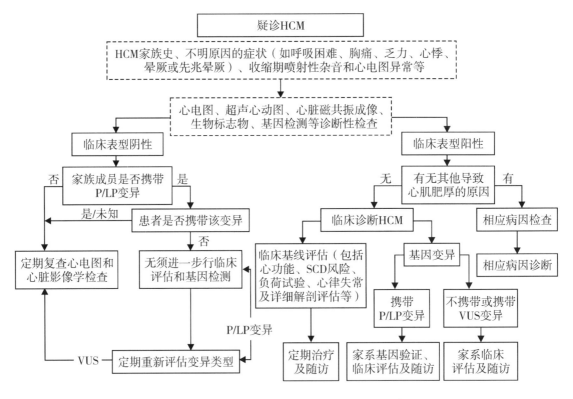

注：HCM：肥厚型心肌病；SCD：心脏性猝死；P/LP：致病/可能致病；VUS：意义未明。

图 2-46　肥厚型心肌病的诊断流程

【鉴别诊断】

临床上引起心肌肥厚的原因多样，对于出现心肌肥厚的代谢性或者系统性疾病的患者，在治疗上与 HCM 存在本质区别。因此，需予以系统的鉴别诊断。

1. 高血压

高血压导致的心肌肥厚，患者多有长期的高血压病史，心肌肥厚通常呈对称性，超声显示肥厚心肌为均匀的低回声，一般室壁厚度≤15 mm，室间隔与左心室游离壁的厚度比<1.3。

2. 主动脉瓣狭窄

主动脉瓣狭窄中 20%～30% 合并不对称性心肌肥厚。心肌肥厚的程度通常相对较轻（室壁厚度≤15 mm），主动脉瓣狭窄程度常为中度以上，而 HCM 患者一般无明显的主动脉瓣病变。超声心动图可明确病变。

3. 内分泌异常

肢端肥大症时由于生长激素和胰岛素样生长因子-1 分泌过多，会刺激肌小节蛋白合成从而导致心肌肥厚。过度分泌肾上腺髓质激素的疾病（如嗜铬细胞瘤），由于激素对心肌细胞的刺激及继发血压升高，也常导致均匀性心肌肥厚伴心腔扩大和室壁运动异常。在部分甲状腺功能减退相关的心肌病患者中，可表现有室间隔的不对称性肥厚。

4. 药物因素

长期使用一些药物，包括羟氯喹、他克莫司和促蛋白合成类固醇等，可以导致左心室壁肥厚，但室壁厚度很少会超过 15 mm，大部分患者左心室壁肥厚可在停药后逆转。

5. 淀粉样变

淀粉样变是由遗传、变性和感染等因素引起蛋白前体形成不可溶性淀粉样纤维并沉积于器官或组织细胞外，导致其结构和功能障碍的一组疾病，其中心脏是淀粉样变常累及的器官，表现为心肌肥厚和舒张功能受损。与 HCM 不同，淀粉样变导致的左心室壁肥厚通常为对称性，大多数不伴有左心室流出道梗阻，心电图表现为低电压或者正常电压。

6. 法布雷病

法布雷病是一种 X 连锁遗传的溶酶体贮积病，编码 α - 半乳糖苷酶 A 的 *GLA* 基因变异引起该酶活性降低或缺失，以致其降解底物——神经鞘脂类化合物及衍生物在心脏等全身多个器官组织细胞中贮积，引起相应多脏器病变，如外周神经疼痛、少汗、皮肤血管角化瘤、蛋白尿、肾功能不全、眼部及心脏病变等。心脏受累多表现为向心性心肌肥厚。

7. 糖原贮积病

糖原贮积病是一组因基因变异导致一种或多种参与糖原合成/降解的酶活性降低或缺乏的遗传病，其特征是组织中糖原沉积或糖原结构异常。该病的鉴别要点主要是多系统受累的临床表现，严重的左心室壁肥厚，早期进展为扩张相，常伴心室预激和传导异常等心电图表现。

【心脏性猝死危险分层与防治】

对于所有诊断明确的肥厚型心肌病患者均应进行心脏性猝死的危险分层以指导下一步治疗。

1. 危险分层方法与防治

SCD 危险分层和预防是 HCM 患者临床管理重要的组成部分。猝死常由于室性心律失常引起，目前安装 ICD 是公认的预防 HCM 患者 SCD 最有效和可靠的方法。既往明确发生过 SCD 事件，包括心脏骤停、室颤、持续性室速导致意识丧失或血流动力学紊乱的 HCM 患者推荐植入 ICD 进行 SCD 二级预防。而对于 HCM 患者 SCD 一级预防，国内外尚未形成普遍共识。目前国际上存在多种 HCM 患者 SCD 危险分层方法，我国更推荐 2020 年美国心脏协会（American Heart Association，AHA）/美国心脏病学会（American College of Cardiology，ACC）HCM 指南推荐使用的方法，根据患者有无下列危险因素评估 SCD 风险，并决定是否安装 ICD：①SCD 家族史；②严重的左心室壁肥厚（≥30 mm）；③不明原因的晕厥；④左心室心尖室壁瘤；⑤LVEF＜50%；⑥非持续性室性心动过速（NSVT）；⑦CMR 提示广泛 LGE，危险因素越多提示患者出现 SCD 等风险越高。

2. 风险评估指标

HCM 患者应该在最初诊断以及每 1～2 年进行系统的、全面的非侵入性的 SCD 风险评估，内容包括：①心脏骤停或者持续性室性心律失常的个人史；②怀疑心律失常晕厥史；③HCM 相关猝死、心脏骤停、持续性室性心律失常的家族史；④超声心动图评估最大左心室壁厚度、LVEF、左心房内径、左心室心尖室壁瘤等；⑤动态心电图监测发现 NSVT。经过临床评估后，未定义为高风险患者或者不确定是否安装 ICD 的 HCM 患者，可以通过 CMR 来评估患者最大左心室壁厚度、LVEF、左心室心尖室壁瘤和 LGE 心肌纤维化范围。

【治疗】

HCM 治疗的总体原则是减轻症状、改善心功能、延缓疾病进展。对非梗阻性 HCM 患者的治疗主要集中于控制心肌肥厚进展、降低左心室充盈压力、减轻临床症状，及治疗管理心律失常、心衰等合并症；对于梗阻性 HCM 患者，可以通过药物、介入治疗、外科手术等来改善症状，降低风险。

1. 非梗阻性 HCM 治疗

无症状的非梗阻性 HCM 患者，大多数是查体或无意中被发现。该类患者需临床观察和随访，同时进行不良预后（如猝死）危险分层、合并症评估。非梗阻性 HCM 患者常见症状如呼吸困难和胸痛等。合并心衰、心律失常等的非梗阻性 HCM 患者的治疗方案与无 HCM 的心衰患者相似，应根据 LVEF 进行分层，进行个体化治疗。合并房颤的非梗阻性 HCM 患者脑卒中风险增加，建议给予口服抗凝药物治疗，无须 CHA_2DS_2-VASc 评分。

2. 梗阻性 HCM 治疗

（1）药物治疗。

1）常规药物治疗。

梗阻性 HCM 药物治疗的主要目标是缓解症状。在无禁忌证情况下，根据心率、血压情况，从小剂量开始使用 β 受体阻滞剂，逐步滴定至最大耐受剂量。β 受体阻滞剂无效或不耐受的患者，可选用非二氢吡啶钙拮抗剂（如维拉帕米、地尔硫䓬）。梗阻性 HCM 合并持续性呼吸困难的患者，临床证据显示容量过载或左心室充盈压高时，可考虑使用小剂量口服利尿剂，但过量利尿会降低前负荷而加重左心室流出道梗阻。梗阻性 HCM 患者，使用具有血管扩张作用的药物如 ACEI/ARB、二氢吡啶钙拮抗剂等。地高辛或大剂量利尿剂可能有害，原因与这些药物加重流出道梗阻有关。

2）靶向药物治疗

多中心临床研究显示 Mavacamten 可降低 LVOTG，改善心功能和症状。因此，FDA 批准该药可用于 NYHA 心功能分级 Ⅱ—Ⅲ 级且有症状的成人梗阻性 HCM 患者。但因该药目前缺乏中国人的数据，在国内并未投入临床使用。

（2）介入治疗。

临床上主要包括经皮腔内室间隔心肌消融术（PTSMA）、经皮心肌内室间隔射频消融术（PIMSRA）和经皮心内膜室间隔射频消融术（PESA）。

（3）外科手术治疗。

包括经典的室间隔肥厚心肌切除术（Morrow 手术）、改良扩大 Morrow 手术、经二尖瓣口左心室腔中部梗阻疏通术、经心尖心肌切除术。

（4）合并心律失常的治疗。

肥厚型心肌病患者中心律失常患病率较高，因此 HCM 合并心律失常的治疗是非常重要的一部分。

HCM 房颤的发生率为 20%～25%，在梗阻性和老年 HCM 中发生率更高。对于 HCM 合并临床房颤的患者，无论 CHA_2DS_2-VASc 评分情况如何，在无禁忌证时均建议抗凝治疗。建议使用直接口服抗凝剂（DOAC）作为一线选择，VKA 作为二线选择。

HCM 患者对房颤的耐受性较差，节律控制优于室率控制。对采用节律控制策略的患者，如果 LVEF<50%，胺碘酮是首选。对于采用心室率控制策略的患者，推荐使用 β 受体阻滞剂、维拉帕米或地尔硫䓬，并根据患偏好和共病情况选择药物。对于 HCM 发作房颤时出现急性血流动力学不稳定者，体外直流电复律是首选。复律后再口服胺碘酮维持窦性心律是合理的。对于血流动力学稳定患者，首次发作房颤时可静脉使用胺碘酮复律。经导管消融（射频或冷冻）治疗是房颤节律控制的一线治疗，优于单纯的药物治疗。

HCM 患者常合并室性期前收缩、NSVT，也易发生多形性室速及室颤。药物治疗的主要目的是减少室性心律失常，改善症状，并提高患者的生活质量。抗心律失常药物预防 SCD 的疗效有限。如无禁忌证，无血管扩张作用的 β 受体阻滞剂应作为首选治疗药物，并逐渐加量至最大耐受剂量。对于尽管服用了足量的 β 受体阻滞剂或非二氢吡啶类钙拮抗剂，但仍出现有症状的室性心律失常，或植入 ICD 后反复发生电击治疗的患者，建议使用胺碘酮、美西律或索他洛尔治疗。

（5）器械治疗。

器械治疗手段包含两类：ICD 和导管消融治疗。目前认为预防 HCM 患者 SCD 的可靠方法只有植入 ICD。

（6）终末期治疗。

心脏移植是 HCM 终末期治疗最有效的手段。

三、缺血性心肌病

缺血性心肌病（ICM）是心力衰竭最常见的病因。WHO/ISFC 对缺血性心肌病的定义为：由于长期心肌缺血引起的扩张型心肌病，同时伴有伴收缩功能损害，故其发病与冠心病有着密切联系。缺血性心肌病属于冠心病的一种特殊类型或晚期阶段，是指由冠状动脉粥样硬化引起长期心肌缺血，导致心肌弥漫性纤维化，产生与原发性扩张型心肌病类似的临床综合征。

【临床表现】

（1）心绞痛是缺血性心肌病患者常见的临床症状之一。多有明确的冠心病病史，并且绝大多数有多次心肌梗死的病史。但心绞痛并不是心肌缺血患者必备的症状，有些患者也可以仅表现为无症状性心肌缺血。

（2）心力衰竭往往是缺血性心肌病发展到一定阶段必然出现的表现，一旦发生心力衰竭进展迅速。多数患者在胸痛发作或心肌梗死早期即有心力衰竭表现。常表现为劳力性呼吸困难，严重时可发展为端坐呼吸和夜间阵发性呼吸困难等左心室功能不全表现，伴有疲乏、虚弱症状。

（3）在充血型缺血性心肌病的病程中可以出现各种类型的心律失常，尤以室性期前收缩、心房颤动和束支传导阻滞多见。

【诊断标准和辅助检查】

目前国内外对 ICM 的概念是统一的，但并没有一致认可的准确的诊断方法。2002 年，Felker 提出一个相对量化的标准：

（1）病人存在左室扩大和收缩功能下降，且有心肌梗死或血运重建史。

（2）左主干或前降支近段存在 >75% 狭窄。

（3）2 支或 2 支以上心表冠状动脉存在 >75% 狭窄。

心脏彩超、核素及负荷的心脏影像学检查在诊断 ICM 均有不足，难以与 DCM 相鉴别。PET/CT、磁共振在鉴别 ICM 和 DCM 方面有独特优势，所以 ICM 的诊断需要结合临床，通过分析各种辅助检查结果进行综合判断。

【治疗】

ICM 患者的治疗旨在优化心血管功能，防止心肌重塑，减轻心力衰竭症状，提高生存率。对于心力衰竭的治疗，应按照心力衰竭的指南进行标准化治疗，包括新四联药物的使用和相关器械的应用（ICD、CRRT、心脏辅助装备、心脏移植）。对于改善心肌缺血的治疗包括药物治疗和非药物治疗。明确冠心病的患者应进行正规冠心病二级预防，包括抗血小板、降脂等；如果患者合并心绞痛，可使用缓解心绞痛药物，包括硝酸酯类药物、β受体阻滞剂、CCB类药物等。缺血性心肌病患者是否需要开通血管是临床上常见的问题，然而目前血运重建在ICM患者治疗中的作用仍然是一个临床难题，特别是在那些没有心绞痛或急性冠状动脉综合征症状的患者中。从理论上讲，血运重建可改善ICM预后。其机制可能包括以下3个方面：①改善冬眠心肌的功能；②减少恶性心律失常的发生；③改善心肌缺血，预防心肌梗死。但现阶段国内外对于此类患者开通血运重建的研究结论不一。对于此类患者是否开通血管、选择CABG还是PCI，各国标准不统一。ESC指南推荐，MVD且手术风险可接受的患者，可首选CABG。ACC/AHA指南则推荐，LVEF≤35%且无明显左主干CAD的患者，考虑使用CABG进行血运重建。ACC/AHA指南则认为，没有充足的证据可给出ICM患者进行PCI的相关推荐。

四、酒精性心肌病

酒精性心肌病（ACM）是由长期饮酒引起的心肌损害，ACM的发生与单日饮酒量及饮酒年限有关，但并非所有长期大量饮酒者都会发展为ACM。2016年全球疾病负担研究报告指出，与滴酒不沾者相比，每日摄入10 g酒精者出现健康问题的风险上升0.5%，且随着单日饮酒量的增加，这一风险亦增加。

【流行病学】

既往报道显示，酒精成瘾患者中有21%～31%被诊断为ACM。据估计，2015年全球有25997人因ACM死亡，病死率约为6.3%，其中男性病死率高于女性（男性9.0%，女性3.1%），由于存在较高的漏诊率，故ACM实际病死率更高。

【病理生理学】

长期大量饮酒与心血管疾病风险增加有关，如高血压、动脉粥样硬化及酒精性心肌病等，并且酒精的心脏毒性存在剂量依赖性。酒精导致的心肌损害可分为急性和慢性损害。急性大量饮酒可导致心肌炎性反应，临床表现为肌钙蛋白水平升高、心房颤动等快速室上性心动过速，甚至极少患者可出现心室颤动，通常于24 h内可自行转为窦性心律；也可频发室性和房性期前收缩以及阵发性心动过速。长期饮酒会导致包括心肌功能障碍在内的多器官损伤。

【自然病程和临床特点】

ACM主要临床特点为左心室或全心扩大以及收缩功能障碍，临床上，大部分ACM患者就诊时已出现显著的心脏扩大和左室收缩功能异常，但从正常到心腔扩大与心功能障碍病情进展过程之间的关系尚不明确。部分研究表明，舒张功能障碍（左心室舒张充盈功能受损）是ACM的早期表现。由于缺乏纵向研究，目前仍无法了解ACM发展的早期自然进程。

由于大多数ACM患者就诊时已为终末期，故临床常见的ACM表现多与心排血量减少有关，患者可出现充血性心力衰竭的症状和体征，如不同程度的呼吸困难、疲劳、外周水肿、少尿等。此外，一部分患者以急性左心衰或栓塞为首次就诊的症状，体循环栓塞多因左室或左房附壁血栓脱落引起，常发生于大量饮酒后。年轻的ACM患者猝死可能由心室颤动引起，查体可发现心界扩大、心动过速（心房颤动最常见）、颈静脉怒张、脉压差减小，可闻及第三或第四心音，乳头肌功能失调时心尖区可闻及收缩期吹风样杂音。此外，ACM 患者还可出现酒精性肝病、营养不良、周围神经病变及神经紊乱（如韦尼克－科萨科夫综合征）等多器官损害的表现。

【诊断标准及辅助检查】

由于 ACM 无特异性的临床表现或组织学特点，故目前国内外的诊断标准均强调诊断 ACM 前需排除引起扩张性心脏病的其他原因。全国高等学校教材《内科学》第 9 版中，ACM 的诊断依据为：①符合扩张型心肌病的诊断标准；②长期过量饮酒（WHO 标准：女性 >40 g/d，男性 >80 g/d，饮酒 5 年以上）；③既往无其他心脏病病史或通过辅助检查能排除其他引起扩张型心肌病的病因，如结缔组织病、内分泌性疾病等。ACM 患者饮酒是导致其心功能损害的独立因素，早期发现者戒酒 6 ～ 12 个月，扩张型心肌病临床状态可得到缓解，这也是此类患者重要的临床诊断依据。

一些实验室检查及影像学检查可以协助诊断 ACM。X 线胸片常见表现为心影增加，合并心力衰竭者可有肺水肿表现。心电图常无特异性改变，多为非特异性改变，中晚期出现左心室肥厚、心前区导联 R 波逐渐降低和复极异常，可出现任何继发于心脏扩大引起的心律失常。超声心动图是协助诊断 ACM 的主要方法，其主要超声心动图表现为左心室质量增加、心腔扩大、室壁活动减低、收缩功能及舒张功能障碍等。

【治疗】

ACM 的治疗关键在于应立即戒酒，对于酒精成瘾患者，突然戒酒可能会出现戒断综合征，此类患者应由相关专家进行药物和心理综合治疗并长期随访。对于早期 ACM 患者，在戒酒数日或数周后症状即可明显缓解，数月后，心脏结构和功能也可得到改善。即使是中晚期 ACM 患者，如果彻底戒酒，其心脏结构和功能也会得到改善，预后多数好于其他扩张型心肌病患者。

除立即戒酒外，对于心力衰竭患者还应给予最佳的抗心力衰竭药物治疗，如利尿剂、肾素－血管紧张素系统抑制剂（ACEI/ARB/ARNI）、β 受体阻滞剂等。由于乙醇及其代谢产物会影响心肌细胞能量代谢，故有研究显示使用如辅酶 Q_{10} 等改善心肌能量代谢的药物可以改善患者症状和心脏功能。

【预后】

一般来说，ACM 较特发性扩张型心肌病的预后更好。但如不完全戒酒，ACM 患者 10 年死亡率可达 40% ～ 80%。

五、限制型心肌病

限制型心肌病（RCM）被认为是最不常见的心肌病，其临床定义及分类目前并不明确。导致限制型心肌病的病因众多，并且最终需要心内膜心肌活检（EMB）才能确诊。

【定义】

由于诊断限制型心肌病的临界值并不明确，现国内外并没有对 RCM 十分准确的定义。临床上较为广泛接受的为欧洲心脏病学会（ESC）立场声明（2008）提出的心肌病定义，2022 年 ESC 对其的定义进行了稍微修改。RCM 的特征是：同时存在持续的限制性病理生理学特征，通常伴有心房扩张和非扩张的心室，与心室壁厚度和收缩功能无关。由此可见，

RCM 的定义较为模糊，也增加了其诊断难度。

【病因】

导致 RCM 的原因众多，主要包括浸润性疾病、贮藏紊乱、间质纤维化/内源性肌细胞功能异常及心内膜心肌病病变（图 2-47）。

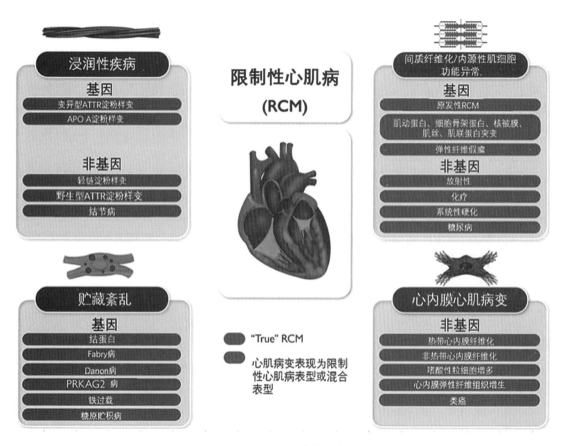

图 2-47　限制型心肌病的分类及病因

【临床表现】

RCM 的临床表现可能变化很大。心力衰竭和心房颤动（AF）仍然是最常见的发现。心力衰竭最常见于右心室或双心室，伴有肝脏肿大、下肢水肿和腹水。

【诊断】

RCM 诊断检查的起点是持续的限制性血流动力学特征（超过 6 个月）。超声心动图表型的特征和特定方法明确可能导致疾病的病因学诊断（图 2-48）。

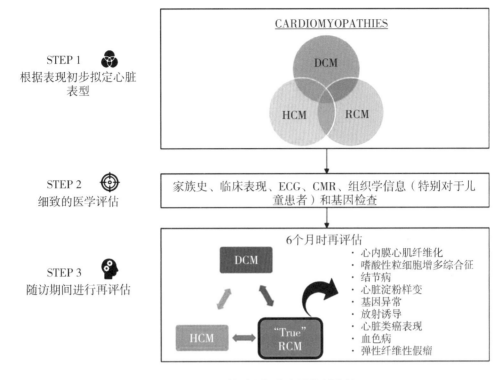

图 2 -48　限制型心肌病病因诊断流程

　　心电图（ECG）为 RCM 的基本检查，心电图往往表现异常，但特异性较低，浸润性心肌病的特征是由于间质空间扩张导致 QRS 复合电压降低，而储存性心肌病的 QRS 复合电压正常或升高。心室壁厚度的程度与体表 ECG 上的 QRS 复合电压之间的差异可能有助于区分 HCM 或其他贮积病与 CA。

　　经胸超声心动图是限制性心肌病的一线检查，可能针对特定诊断。接下来的步骤是搜索特定条件的危险信号（图 2 -49），以进一步为诊断工作提供信息，必要时进行 EMB 和基因检测。CMR 也可用于疑似 RCM 患者。心血管磁共振代表金标准——非侵入性技术来量化双心室体积、质量和射血分数。有些疾病与特定的突变有关，可以通过基因分析检测到。当根据临床、影像学和遗传学发现无法做出明确诊断时，需要进行 EMB。

警示表现		可能的疾病
年龄	儿童、年轻成年或老年	原发性 RCM、心内膜纤维组织增生、Danon 病、遗传性血色病、肌动蛋白、细胞核、细胞骨架、肌间蛋白、肌联蛋白突变、铁过载、结蛋白病、AL 淀粉样变性、ATTRv 淀粉样变性、ATTRwt 淀粉样变性
家族性/遗传	常染色体显性	ATTRv 淀粉样变性、原发性 RCM、肌间蛋白病变
	常染色体隐性	弹性假瘤、遗传性血色素沉着症、肌间蛋白病变
	X 连锁	Anderson-Fabry 病、Danon 病
	母系	线粒体病
体格检查	肱二头肌破裂、腕管综合征、椎管狭窄	ATTR-CA
	皮肤色素沉着、性腺机能减退、关节病、肝硬化、皮肤损伤（血管角膜瘤）、外周肌肉无力、智力缺陷	血色素沉着症 Anderson-Fabry 病、Danon 病、肌间蛋白病变
		Danon 病
心电图	短 PR 间期	Anderson-Fabry 病
	预激	Danon 病、PRKAG2
	房室传导阻滞	晚期 Anderson-Fabry 病
	极高的 QRS 电压	Danon 病
	短 PR 间期和 RBBB	Anderson-Fabry 病
	低 QRS 电压	心脏淀粉样变性、终末期 HCM
	QRS 电压与 LV 壁厚之间不匹配	心脏淀粉样变性
	假性梗死 QRS 形态	心脏淀粉样变性
常规实验室检查	↑肌酸激酶	肌间蛋白、核纤层蛋白、肌原纤维肌病
	↑转铁蛋白饱和度/高铁蛋白血症蛋白尿、eGFR 降低嗜酸性粒细胞增多	血色病
		AL 淀粉样变性
		心内膜心肌病和嗜酸性粒细胞增多综合征

AL：淀粉样蛋白轻链；ATTR：淀粉样转甲状腺素蛋白（v：变异体；wt：野生型）；AV：房室；CA：心脏淀粉样变性；eGFR：估计的肾小球滤过率；HCM：肥厚性心肌病；LV：左心室；RCM：限制性心肌病。

图 2-49 限制型心肌病不同病因临床特点及检查

【治疗原则】

缓解心室充血是首要目标，袢利尿剂减少肺和外周水肿和腹水，但应避免过强利尿，因为即使轻度低血容量也可能导致每搏输出量和心排血量下降。在生理机能明显受限的情况下，心排血量对心率的严格依赖性意味着 β 受体阻滞剂可能会恶化血流动力学功能并诱发低血压。患者通常对心动过缓耐受性差，而心动过缓可能需要植入房室顺序起搏器。作用于肾素 - 血管紧张素 - 醛固酮系统的药物未显示预后获益，并且可能因低血压而耐受性差。心房颤动是常见的，节律控制应优先于心率控制，但实现和维持窦性心律可能很困难。

【常见限制性心肌病的诊疗】

1. 浸润性疾病

心肌淀粉样变性是浸润性疾病的最常见病因。超过 95% 的心脏受累病例是由于 AL-CA（淀粉样蛋白轻链淀粉样变性）或 ATTR-CA（转甲状腺素蛋白淀粉样变性）。心室壁浸润产生典型的假性肥大，心室未扩张或较小。心房受累表现为心房功能障碍和 AF 风险增加。

临床可能表现为不同程度的心脏传导阻滞和束支传导阻滞。房室瓣常增厚、心包受累可导致少量心包积液。心室僵硬度的逐渐增加导致相同 LV 容积的 LV 压力增加，并伴随每搏输出量、心排血量和血压的下降。

CA 的治疗必须缓解 HF 症状并针对潜在疾病。袢利尿剂是 HF 管理的支柱。盐皮质激素受体拮抗剂通常耐受性良好。β 受体阻滞剂没有被证实的益处，并且当心排血量低、固定的每搏输出量而依赖于心率时可能耐受性差。血管紧张素转换酶抑制剂或血管紧张素受体阻滞剂可能诱发低血压，尤其是对于多发性神经病（PN）患者。

AL-CA 淀粉样变应进行针对病因的治疗。作用于 ATTR-CA 淀粉样蛋白生成级联的几个步骤的治疗是可用的。Tafamidis 可延长 ATTR-CA 患者的生存期，是唯一获批用于 ATTRwt-CA 或 ATTRv-CA 无 PN 患者的治疗方法。Tafamidis 治疗已获得 I 类、B 级证据推荐，适用于患有 ATTR-CA 和纽约心脏协会 I 级和 II 级的患者。

2. 心内膜疾病

心内膜心肌纤维化（EMF）和嗜酸性粒细胞增多综合征（HES）的特征是 LV 心内膜弥漫性增厚、继发于嗜酸性粒细胞产生的蛋白毒性损伤以及随后的纤维和弹性组织增生。

EMF 在赤道国家很常见，约占心衰病例的 20%、心脏病死亡的 15%。

饮食、环境和感染因素的结合可能引发炎症过程，导致进行性心内膜损伤和瘢痕形成。EMF 的自然病程包括炎症和嗜酸性粒细胞增多的活跃期，并发展为 RCM。影响心脏的 HES，以前称为 Loeffler 心内膜炎，是一种非常罕见的病症，由高活性生物物质释放引起，破坏内皮和心肌，大多数患者 20 ～ 50 岁被诊断。嗜酸性粒细胞增多的机制包括蠕虫和寄生虫感染、恶性肿瘤、嗜酸性白血病、药物过敏反应、超敏反应和嗜酸性肉芽肿伴多血管炎。HES 纤维化阶段由于广泛的心内膜心肌纤维化导致 RCM，类似于 EMF。

心内膜弹力纤维增生症（EFE）的特征是继发于纤维和弹性组织增生的 LV 心内膜弥漫性增厚。目前已描述了两种形式：扩张型（DCM 表型），其中 LV 增大，以及"收缩"型（RCM 表型），其中 LV 腔较小。通常在婴儿期出现。纤维化阶段的医疗管理可能包括利尿剂和阿司匹林或抗凝剂以防止心内血栓形成。即使在疾病的非急性期，抗凝治疗也可以促进血栓的再吸收。纤维化阶段可能偶尔需要手术治疗，其中可能包括切除心内膜瘢痕以及索下修复和/或瓣膜修复或置换。

心内膜下纤维化的手术切除很少能治愈，即使在专业中心也是如此。心脏移植是晚期病例的一种选择。

3. 储存障碍

该组由不同的遗传病症组成，其特征是不同物质在细胞内积累。存储障碍影响广泛的年龄段，包括儿童或年轻人。

安德森－法布里病是最常见的存储障碍，同样是 RCM 的病因之一。这是一种 X 连锁隐性疾病，由于 *GLA* 基因突变导致 α－半乳糖苷酶 A（α-Gal A）活性降低或缺失，导致组织内渐进性地积累三己糖酰基鞘脂醇（GL-3）。此病有两种主要的疾病亚型：经典的多系统疾病和晚发型疾病，通常与孤立的心脏受累有关。男性早期心脏受累通常包括心衰、心律失常（心动过缓、变时功能不全、不同程度房室传导阻滞、房颤和室性心律失常）、二尖瓣反流，以及左室体积增加和心肌纤维化。晚发表型显示类似的心脏表现发展在老年，可能首先诊断患者左室质量增加或 HCM。男性的诊断是通过证明酶缺乏症和确定特定的 *GLA* 基因突变来确认的。可用的治疗方法包括酶替代疗法（ERTs）（agalsidasealfa 和 agalsidasebeta）和 migalastat，它在有耐受突变的患者中结合 α-Gal A 的催化结构域，促进其正确折叠和运输到溶酶体。

Danon 病是一种罕见的疾病，具有 X 连锁显性遗传模式，由于 *LAMP2* 基因突变，影响溶酶体对糖原的降解。男性的主要特征是心肌病、骨骼肌病和智力障碍；死亡发生在生命的第二到第三个十年。女性也会受到影响，尽管通常比较轻微，发病时间往往推迟到成年。诊断建议通过临床病史和骨骼肌活检发现糖原沉积。非诊断性肌肉活检不排除诊断。*LAMP2* 基因检测是诊断的金标准。在 I 期试验中，单次静脉注射 RP-A501 基因治疗通常耐受性良好，并导致心脏 *LAMP2B* 基因表达，初步证据表明心脏和心脏外益处。

六、典型病例

【临床表现】

53 岁，男，因"胸闷气促 3 年余"就诊。患者 3 年前开始出现胸闷气促，冠脉造影排除未见异常。患者活动耐量逐渐下降，近半年出现黄色水样便腹泻及排便增多，伴口干。患者近 1 年体重下降约 5 kg。

既往史、家族史：自诉几年前间断测血压高，未服药现血压正常；母亲因"心脏病"去世，具体不详；个人史：有吸烟史 10 余年，已戒烟 2 年，偶尔饮酒。

【体格检查】

T 36.6 ℃，P 81 次/分，R 20 次/分，BP 131/82 mmHg，体重 55.1 kg，身高165 cm；无明显阳性体征。

【辅助检查】

N 端 – B 型钠尿肽前体：1100.0 pg/mL↑；肌钙蛋白 T：36.2 pg/mL ↑。

（1）检验：

1）血清轻链 kap/lam 1.56。

2）血清/尿免疫固定电泳：未见单克隆条带。

（2）骨髓检查：

1）骨髓涂片：骨髓增生尚活跃，粒系增生为主，浆细胞占 3.0%（其中不典型浆细胞 2.0%）。

2）骨髓活检特殊染色：刚果红（＋），氧化刚果红（＋）。可见淀粉样变性，未见浆细胞克隆性增生。

（3）动态心电图示：偶发房早室早，短阵房速，异常 Q 波。

（4）心脏超声，如图 2 – 50 所示。

心腔及大血管:(mm)	主动脉 28	左房 40	RVOT前后径 24	左室舒张末 43	左室收缩末 28
升主动脉 29	右房上下径 51	右室上下径 55	主肺动脉 23	室间隔 17	左室后壁 17
	右房中部横径	右室基底段横径	右室中段横径	左房最大面积(cm²)	左房最大容积(ml)
瓣口血流速度:(m/s)	二尖瓣 E 1.08	主动脉瓣 1.09	肺动脉瓣 0.82	三尖瓣 E 0.68	
	A 0.53	峰值压差	峰值压差	A	左室射血分数LVEF 62%
	PHT	平均压差	平均压差		
组织多普勒	S' (cm/s) 5	E' (cm/s) 4	A' (cm/s) 5	E/E'	27

超声描述

各瓣叶稍增厚;

双房大,左室壁明显增厚,内部回声不均匀,见强光点,呈"毛玻璃样",室壁收缩幅度尚可,舒张稍受限;

房室间隔未见中断,未见PDA征;房间隔呈哑铃状增厚;右室壁厚度 6mm;

心包腔可见液性暗区,左室后壁后 4.8mm,右室前壁前 4.2mm,右室游离壁旁 4mm,右房侧壁 5mm;

CDFI:二尖瓣反流,彩束面积 5.5cm2;
三尖瓣反流,彩束面积 2.3cm2,估测肺动脉收缩压 32mmHg。

超声提示

符合限制型心肌病超声改变,考虑心肌淀粉样变,左室舒张功能减退,建议进一步检查
中度二尖瓣反流
轻度三尖瓣反流
少量心包积液

图 2－50 超声图

（5）心脏核磁共振,如图 2－51 所示。

CMR 2023-10-11:

LVED volume index: 86 mL/m²   RVED volume index: 73 mL/m²

LVES volume index: 41 mL/m²   RVES volume index: 32 mL/m²

LV SV   72   mL   RV SV   65   mL

LV EF   52   %   RV EF   56   %

LV CO   6.4   L/min   RV CO   5.8   L/min

LV mass   163   g   LVMi   102   g/m²

LA anteroposterior dimension: 27 mm;Aortic root dimension: 29 mm;

HCT:0.426   ECV 值:60%   native T1:1519ms

左心房、右心房轻度增大;室间隔增厚,最厚约23mm。

延迟扫描左、右心室心肌心内膜下弥漫延迟强化信号,右心房、左心房、房间隔可见弥漫延迟强化

图 2－51 核磁共振结果

【诊断】

限制型心肌病，心肌淀粉样变性、ATTR 可能性大。

【治疗过程】

TTR 稳定剂（氯苯唑酸软胶囊 61 mg qd）＋达格列净 10 mg qd 治疗。

【随访】

1 月后，患者活动耐量较前稍好转，可上 3 层楼，无头晕症状，体格检查：BP 109/76 mmHg，HR 82 次/分，R 20 次/分，心肺腹查体未见明显异常。心脏超声较前相比左房明显减小，如图 2 - 52 所示。

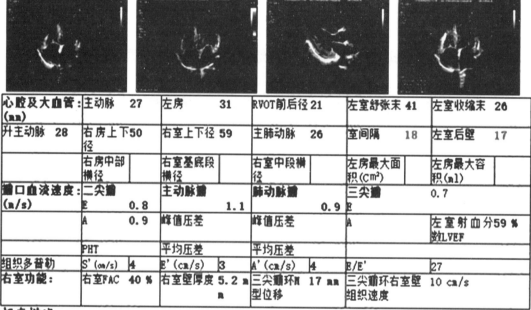

心腔及大血管 (mm)	主动脉 27	左房 31	RVOT前后径 21	左室舒张末 41	左室收缩末 26
升主动脉 28	右房上下50径	右室上下径 59	主肺动脉 26	室间隔 18	左室后壁 17
	右房中部横径	右室基底段横径	右室中段横径	左房最大面积 (cm²)	左房最大容积 (ml)
瓣口血流速度 (m/s)	二尖瓣 E 0.8	主动脉瓣 1.1	肺动脉瓣 0.9	三尖瓣 E 0.7	
	A 0.9	峰值压差	峰值压差	A	左室射血分数LVEF 59 %
	PHT	平均压差	平均压差		
组织多普勒	S' (cm/s) 4	E' (cm/s) 3	A' (cm/s) 4	E/E'	27
右室功能：	右室FAC 40 %	右室壁厚度 5.2 mm	三尖瓣环M型位移 17 mm	三尖瓣环右室壁组织速度	10 cm/s

超声描述

各瓣叶稍增厚；

双房稍大，左室壁明显增厚，内部回声不均匀，见强光点，呈"毛玻璃样"，室壁收缩幅度尚可，舒张稍受限；

房室间隔未见中断，未见PDA征；房间隔呈哑铃状增厚；右室壁厚度 5.2mm；

心包腔可见液性暗区：左室后壁后 3mm，左室侧壁旁 2mm，右室前壁前 4mm，右室游离壁旁 7mm；

CDFI：二尖瓣反流，彩束面积 2.2cm²；

三尖瓣反流，彩束面积 1.2cm²，估测肺动脉收缩压 25mmHg。

图 2 - 52 治疗后超声图

【分析与总结】

该病例为典型心肌淀粉样变性。患者中年男性，反复胸闷及气促，合并消化系统症状，近期出现血压下降，心脏超声及心脏磁共振均提示心肌淀粉样变性。该患者完善了心肌淀粉样变性病因检测，除 AL-CA 外，结合患者表现及辅助检查，考虑 ATTR-CA 可能性大并进行了针对性治疗。心肌淀粉样变性为 RCM 的常见病因，但其为罕见病。随着对 CA 认识的增加，CA 的患病率及诊断率较前增高。对于 ATTR-CA，早期诊断及针对性治疗可明显改善患者预后。作为心血管专科或全科医生，需掌握心肌淀粉样变性和限制型心肌病的相关知识。

（何旭瑜 彭晓宇）

 第九节 血脂代谢管理

一、典型病例

【临床表现】

主诉：女性，34 岁，反复胸闷 1 月余。

现病史：患者 1 月前无明显诱因出现胸闷，发作与活动无关，部位在心前区，无向他处放射。发作时不伴胸痛、心悸、大汗淋漓等，持续 5～10 min，可自行缓解，考虑冠状动脉粥样硬化性心脏病，拟收入院进一步检查。

既往史：13 岁即发现血脂明显升高（具体不详），未规律治疗；否认高血压、糖尿病病史。

家族史：有家族高脂血症病史以及冠心病病史（父、母均有冠心病＋冠脉支架植入术史）。胞弟因"心肌梗死后心力衰竭"猝死。

体格检查：R 13 次/分，BP 126/80 mmHg，P 80 次/分，律齐。心、肺、腹查体无明显异常。

【专科查体】

右侧上睑可见一长约 0.7 cm 淡黄色长形隆起，巩膜正常，巩膜上缘可见一白色弧状角膜弓；膝、肘外侧可见多发黄色直径为 0.5～0.8 cm 皮肤隆起；双侧跟腱增生隆起。如图 2-53 所示。

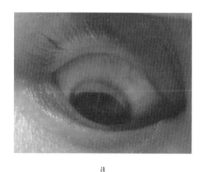
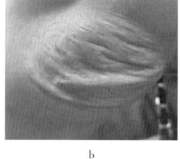
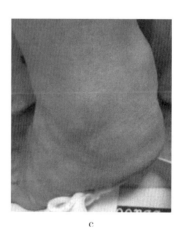

a   b   c

图 2-53 专科检查

1. 初步诊断

冠状动脉粥样硬化性心脏病；不稳定性心绞痛；心功能 I 级；怀疑高脂血症——家族性。

2．鉴别诊断

血管炎－多发性大动脉炎；川崎病。

【辅助检查】

1．实验室检查

①全血常规：WBC $6.35 \times 10^9/L$、RBC $4.33 \times 10^{12}/L$、HGB 113 g/L；②血脂、总胆固醇：24.52 mmol/L、甘油三酯1.93 mmol/L、高密度脂蛋白胆固醇2.89 mmol/L、低密度脂蛋白胆固醇16.51 mmol/L；③肝肾功能：谷丙转氨酶12 U/L、谷草转氨酶21 U/L、血肌酐64.7 μmol/L、总胆红素14 μmol/L；④空腹血糖：4.57 mmol/L 和糖化血红蛋白5.4%，结果正常；⑤脑利钠肽前体133.2 pg/mL、高敏肌钙蛋白T 10.5 pg/mL，红细胞沉降率12 mm/h，C反应蛋白2.3 mg/dL；⑥抗核抗体谱、双链DNA、体液免疫指标、补体、血管炎指标、易栓症指标、风湿、类风湿指标：阴性。

2．其他检查

（1）心脏彩超。

升主动脉管壁增厚，回声增强，多发混合回声斑块，最厚处约5.3 mm；主动脉瓣瓣叶回声增强，余瓣膜形态正常；各房室不大，室间隔基底段厚12 mm，左室壁运动正常；房室间隔未见中断，未见动脉导管未闭征；心包腔未见液性暗区；彩色多普勒血流显像：主动脉瓣反流，彩束面积0.8 cm²。如图2－54所示。

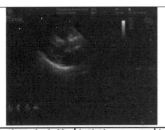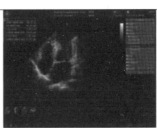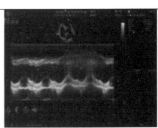

心腔及大血管(mm)	主动脉 19	左房 33	RVOT前后径25	左室舒张末39	左室收缩末 24
升主动脉 20	右房上下径39	右室上下径50	主肺动脉 21	室间隔 10	左室后壁 10
	右房中部横径	右室基底段横径	右室中段横径	左房最大面积(cm²)	左房最大容积(mL)
瓣口血流速度(m/s)	二尖瓣 E 1.1	主动脉瓣 1.7	肺动脉瓣 0.7	三尖瓣 E 0.4	
	A 1.0	峰值压差	峰值压差	A	左室射血分数LVEF 68 %
	PHT	平均压差	平均压差		
组织多普勒	S' (cm/s) 10	E' (cm/s) 12	A' (cm/s) 7	E/E'	9.17
右室功能：	右室FAC 41 %	右室壁厚度 3.0 mm	三尖瓣环M型位移 21 mm	三尖瓣环右室壁组织速度 13 cm/s	

超声描述

升主动脉管壁增厚，回声增强，多发混合回声斑块，最厚处约5.3mm；

主动脉瓣瓣叶回声增强，余瓣膜形态正常；

各房室不大，室间隔基底段厚12mm，左室壁运动正常；

房室间隔未见中断，未见PDA征；

心包腔未见液性暗区；

CDFI：主动脉瓣反流，彩束面积 0.8cm²；

图2－54　心脏彩超

（2）冠脉造影，如图 2 - 55 所示。

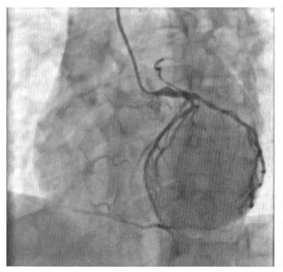
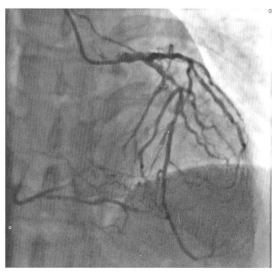

a　　　　　　　　　　　　　　b

图 2 - 55　冠脉造影

　　冠脉呈右优型，左冠脉开口正常，左主干散在斑块，前向血流 TIMI 3 级；前降支全程弥漫性狭窄，最重达 85%，血流 TIMI 3 级；左回旋支全程弥漫性狭窄，最重达 85%，血流 TIMI 3 级；右冠开口闭塞，可见左冠向右冠逆向供血，主动脉根部钙化明显。术中诊断：冠心病、三支血管病变。

　　（3）主动脉 CT，如图 2 - 56 所示。

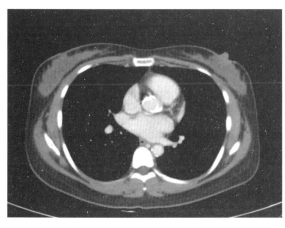
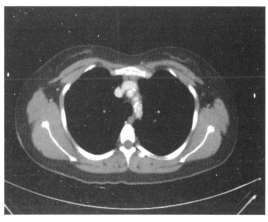

a　　　　　　　　　　　　　　b

注：动脉粥样硬化性心血管疾病的筛查：主动脉全程 CTA——多发动脉粥样硬化狭窄。

图 2 - 56　主动脉 CT 影像

　　主动脉及胸主动脉、腹主动脉：管壁增厚、毛糙，可见多发钙化斑块及混合斑块，以腹主动脉明显，且管腔狭窄。

腹腔干、肠系膜上动脉：腹腔干起始部见混合斑块，管腔重度狭窄，远端可见显影。肠系膜上动脉起始部见非钙化斑块，管腔轻度狭窄，狭窄远端扩张。

肾动脉：左肾动脉提前分支。右肾见三支动脉供血，右侧中、下肾动脉期开口重度狭窄、闭塞；左肾动脉起始部混合斑块，轻度狭窄。双侧髂总、髂内及髂外动脉管壁见多发钙化斑块/非钙化斑块。

【最终诊断】

诊断结果为：①杂合子家族性高胆固醇血症（HeFH）；②冠状动脉粥样硬化性心脏病；③心功能Ⅰ级；④多发动脉粥样硬化；⑤腹腔干及右肾动脉重度狭窄。

二、讨论

病例特点：患者为女性，13岁即发现血脂异常升高（以低密度脂蛋白胆固醇和总胆固醇为主），有家族高脂血症病史以及早发心血管事件，父、母均有冠心病 + PCI术史，胞弟因"心肌梗死后心力衰竭"猝死。查体可见有特征性表现：角膜弓、跟腱增厚、黄色素瘤；影像学检查提示：冠心病合并多发血管粥样硬化。患者缺乏其他风湿免疫色彩症状及体征，风湿免疫指标、红细胞沉降率、C反应蛋白阴性，故不考虑风湿免疫疾病。患者肘关节、膝关节多发黄色瘤对家族性高胆固醇血症的诊断具有重要临床价值，同时患者角膜周边部基质内类脂质沉积形成脂性角膜弓，是提示家族性高胆固醇血症的重要临床指标。患者血清低密度脂蛋白胆固醇水平明显增高，低密度脂蛋白胆固醇 16.51 mmol/L。家族性高胆固醇血症临床诊断标准为成人符合以下3条中2条，即①未经治疗的血清低密度脂蛋白胆固醇≥4.7 mmol/L；②皮肤/肌腱黄色瘤或脂性角膜弓；③一级亲属中有家族性高胆固醇血症或早发动脉粥样硬化型心血管疾病。患者符合以上3条，结合患者体征、既往史、家族史及辅助检查考虑诊断为杂合子家族性高胆固醇血症（HeFH）。

家族性高胆固醇血症患者早发动脉硬化性心血管疾病风险明显增高，建议符合下列任意1项者要进入家族性高胆固醇血症的筛查流程：

（1）早发动脉粥样硬化性心血管疾病（男性<55岁或女性<65岁即发生动脉粥样硬化性心血管疾病）。

（2）成人血清低密度脂蛋白胆固醇≥3.8 mmol/L（146.7 mg/dL），儿童血清低密度脂蛋白胆固醇≥2.9 mmol/L（112.7 mg/dL），且能除外继发性高脂血症者。

（3）有皮肤/肌腱黄色瘤或脂性角膜弓（<45岁）。

（4）一级亲属中有上述3种情况。基因检测是诊断家族性高胆固醇血症的金标准。

检测到 *LDLR*、*ApoB*、前蛋白转化酶枯草杆菌蛋白酶 Kexin-9（*PCSK9*）和 *LDLRAP*1 等基因的致病性突变是诊断家族性高胆固醇血症的金标准，但未发现上述基因突变并不能排除家族性高胆固醇血症。与临床诊断之间可能存在不一致的情况，专家建议更准确的家族性高胆固醇血症诊断需要结合临床指标和基因检测。

流程如图 2 – 57 所示。

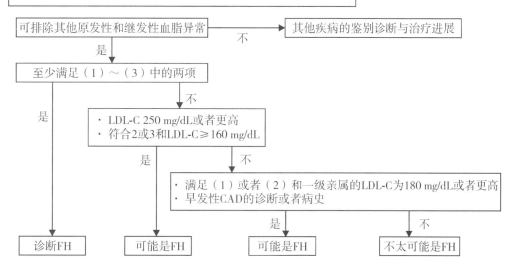

（1）高LDL-C（未经治疗的LDL-C≥180 mg/dL）
（2）肌腱黄色瘤（手臂、肘、膝或跟腱增厚）或皮肤结节性黄瘤
（3）FH或早发CAD家族史（一级亲属）

可排除其他原发性和继发性血脂异常 —不→ 其他疾病的鉴别诊断与治疗进展

是

至少满足（1）～（3）中的两项

是　　　　　不

· LDL-C 250 mg/dL或者更高
· 符合2或3和LDL-C≥160 mg/dL

是　　　　　不

· 满足（1）或者（2）和一级亲属的LDL-C为180 mg/dL或者更高
· 早发性CAD的诊断或者病史

是　　　　　不

诊断FH　　可能是FH　　可能是FH　　不太可能是FH

· 如果诊断为FH，请参阅治疗流程图。
· 如果强烈怀疑FH，强烈建议根据FH进行治疗。
· 可能患有FH的患者应遵循生活方式指导，高危病例应考虑积极的药物治疗。
注：FH：家族性高胆固醇血症。

图2-57　成人（15岁及以上）FH诊断流程

三、定义及分类

1. 血脂的定义

血脂是血浆中所含脂类的总称，包括胆固醇、甘油三酯和类脂（如磷脂）等，与临床密切相关的血脂成分主要包括胆固醇和甘油三酯。血脂必须与特殊的蛋白质即载脂蛋白结合形成脂蛋白才能溶于血液，被运送至组织进行代谢。血脂异常通常指血清中胆固醇和/或甘油三酯水平升高，俗称高脂血症。实际上血脂异常也泛指包括高密度脂蛋白胆固醇血症在内的各种血脂异常。血脂异常可导致冠心病等动脉粥样硬化性心血管疾病（ASCVD），血脂异常的防治对降低心血管病患病率、提高生活质量具有重要意义。

2. 流行病学

2018年全国调查结果显示，18岁及以上成人血脂异常总患病率达到了35.6%；与2015年相比，2018年高胆固醇血症年龄标化患病率从4.9%增至8.2%；成人低密度脂蛋白胆固醇≥4.1 mmol/L者从7.2%增至8.0%。我国儿童青少年脂质异常血症发生率呈上升趋势，检出率高达20.3%～28.5%[1,2]。

3. 高脂血症分类

脂质来源、脂蛋白合成、代谢过程关键酶异常或降解过程受体通路障碍等，均可导致血脂异常。

（1）病因分类。

1）原发性（遗传性）血脂异常：原发性血脂异常是指无明确可引起血脂异常的继发因

素，如疾病、药物等所致的血脂异常。原发性血脂异常原因不明，普遍认为是环境与遗传因素相互作用的结果。其中，家族性高胆固醇血症（FH）患病率相对最高。以下情况建议到上级医院筛查：①早发（发病年龄比一般情况早）冠状动脉粥样硬化性心脏病的患者；②有早发冠心病家族史的人群；③成人血清低密度脂蛋白胆固醇≥3.8 mmol/L，儿童血清低密度脂蛋白胆固醇≥2.9 mmol/L；④有黄色瘤或角膜弓。

2）继发性（获得性）血脂异常：继发性血脂异常通常是指由导致血清脂质和脂蛋白代谢改变的潜在的系统性疾病、代谢状态改变、不健康饮食以及某些药物引起的血脂异常。①饮食习惯：摄入脂肪过多，是常见的引起高脂血症的非病理因素；②疾病状态：引起血脂谱异常的疾病很多，糖尿病、甲状腺功能减退症、库欣综合征、肝肾疾病、系统性红斑狼疮、糖原累积症、骨髓瘤、脂肪萎缩症、急性卟啉病、多囊卵巢综合征、过量饮酒等可引起继发性血脂异常；③药物因素：某些药物长期应用可引起继发性血脂异常，如噻嗪类利尿剂、非选择性 β 受体阻断剂、糖皮质激素、雌激素、维 A 酸、环孢素、抗抑郁药物等均可引起继发性血脂异常。

（2）临床分类。

临床上将血脂异常分为以下 4 类（表 2 - 28）

表 2 - 28　血脂异常的临床分类

类型	TC	TG	HDL-C
高 CH 血症	增高	—	—
高 TG 血症	—	增高	—
混合型高脂血症	增高	增高	—
低 HDL-C 血症	—	—	降低

注：TC：总胆固醇；TG：甘油三酯；HDL-C：高密度脂蛋白胆固醇。—：无

四、诊断

血脂异常的诊断采用《中国血脂管理指南（2023 年）》关于我国 ASCVD 一级预防低危人群主要血脂指标的参考标准。

（1）高胆固醇血症：血清总胆固醇 >5.7 mmol/L，而甘油三酯含量正常，即甘油三酯 <1.7 mmol/L。

（2）高甘油三酯血症：血清甘油三酯 >1.7 mmol/L，而总胆固醇 <5.7 mmol/L。

（3）混合型高脂血症：血清总胆固醇和甘油三酯含量均增高，即总胆固醇 >5.7 mmol/L，甘油三酯 >1.7 mmol/L。

（4）低高密度脂蛋白血症：血清高密度脂蛋白胆固醇含量降低，即 <1.0 mmol/L。

（5）谷固醇血症：根据典型的临床表现（如黄色瘤、早发心血管疾病）、血清谷固醇及豆固醇浓度升高、*ABCG* 或 *ABCG*8 等位基因突变确诊。

五、临床表现

血脂异常可见于不同年龄、性别的人群，明显血脂异常病人常有家族史。血脂水平随年龄增长而升高，至 50～60 岁达到高峰，其后趋于稳定或有所下降。中青年女性血脂水平低

于男性，但绝经期后显著升高，常高于同龄男性。

（1）体征。高脂血症的典型表现包括黄色瘤、早发性角膜环及眼底改变，但发生率并不高，多见于 FH 患者，如图 2 - 58 所示。

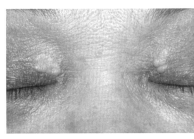
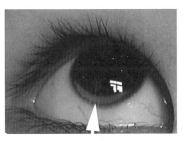

a. 黄色瘤   b. 角膜环

图 2 - 58 高脂血症体征

（2）动脉粥样硬化。通常来说，高血脂本身不会造成明显症状。脂质在血管内皮下沉积引起动脉粥样硬化，容易导致动脉粥样硬化斑块的形成及管腔狭窄，进而导致心脑血管和周围血管病变，严重者会危及生命。甘油三酯严重升高（> 10 mmol/L）可引起急性胰腺炎。

六、临床检查方法

血脂异常通过实验室检查进行诊断及分型。血脂检查一般是在空腹（禁食 12 ~ 14 h），最后一餐忌食高脂食物和禁酒。

血脂检查的重点对象为：

（1）有 ASCVD 病史者。

（2）存在多项 ASCVD 危险因素（如高血压、糖尿病、肥胖、吸烟）的人群。

（3）有早发 ASCVD 家族史者（指男性一级直系亲属在 55 岁前或女性一级直系亲属在 65 岁前患 ASCVD），或有家族性高脂血症患者。

（4）皮肤或肌腱黄色瘤及跟腱增厚者。

七、治疗

【治疗原则】

1. 根据 ASCVD 危险程度决定干预策略

全面评价 ASCVD 总体风险是制订血脂异常个体化干预策略的基础。以下为危险分层从高到低的降脂目标：

（1）超高危人群：已诊断 ASCVD 疾病的人群中，将发生过 ≥2 次严重 ASCVD 事件或发生过 1 次严重 ASCVD 事件，且合并 ≥ 2 个高危险因素者列为超高危人群。

严重 ASCVD 疾病事件：①近期急性冠脉综合征病史（<1 年）；②既往心肌梗死病史（除上述急性冠脉综合征以外）；③缺血性脑卒中史；④有症状的周围血管病变，既往接受过血运重建或截肢。

（2）极高危人群：诊断 ASCVD 的人群。

（3）高危人群：符合以下条件之一者①低密度脂蛋白胆固醇≥4.9 mmol/L 或 总胆固醇≥7.2 mmol/L；②年龄≥40 岁的糖尿病患者；③慢性肾脏病 3～4 期。

不具有以上 3 种情况的个体，在考虑是否需要降脂治疗时，应进行未来 10 年间 ASCVD 总体发病风险的评估：按照低密度脂蛋白胆固醇、有无高血压及其他 ASCVD 危险因素个数分成 21 种组合，10 年发病平均风险 <5%、5%～9% 和≥10% 分别定义为低危、中危和高危。（图 2 -59）

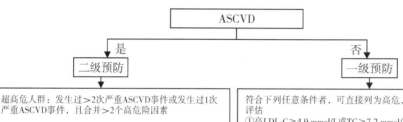

注：ASCVD：动脉粥样硬化性心血管疾病；ACS：急性冠脉综合征；LDL-C：低密度脂蛋白胆固醇；CABG：冠状动脉旁路移植术；PCL：经皮冠状动脉介入治疗；TC：总胆固醇；CKD：慢性肾脏病；HDL-C：高密度脂蛋白胆固醇；BMI：体重指数。1 mmHg = 0.133 kPa。危险因素的水平均为干预前水平。危险因素包括吸烟、低 HDL-C、年龄 45～55 岁（男性/女性）；<40 岁的糖尿病患者危险分层参见特殊人群糖尿病部分。

图 2 -59　中国成人动脉粥样硬化性心血管疾病（ASCVD）总体发病风险评估流程

此外，对于动脉粥样硬化性心血管疾病 10 年发病危险为中危且年龄 <55 岁的人群，建议进行动脉粥样硬化性心血管疾病余生危险的评估，以便对高危个体早期干预。上述人群中，如存在以下危险因素≥2 项，其动脉粥样硬化性心血管疾病余生危险为高危：①收缩压≥160 mmHg 或舒张压 ≥100 mmHg；②非高密度脂蛋白胆固醇≥5.2 mmol/L；③高密度脂蛋白胆固醇 <1.0 mmol/L；④体重指数（BMI）≥28 kg/m²；⑤吸烟。

2. 降低低密度脂蛋白胆固醇作为首要干预靶点

降低低密度脂蛋白胆固醇（LDL-C）水平是防控动脉粥样硬化性心血管疾病的首要干预靶点，如表 2 -29 所示。

表 2 -29　降脂靶点的目标值

风险等级	LDL-C 推荐目标值
低危	<3.4 mmol/L
中、高危	<2.6 mmol/L
极高危	<1.8 mmol/L，且较基线降低幅度 >50%
超高危	<1.4 mmol/L，且较基线降低幅度 >50%

注：LDL-C：低密度脂蛋白胆固醇；HDL-C：高密度脂蛋白胆固醇；ASCVD：动脉粥样硬化性心血管疾病。非 HDL-C 目标水平 = LDL-C + 0.8 mmol/L。

3. 调脂首选他汀类药物

当生活方式干预不能达到降脂目标时，应考虑加用降脂药物。他汀类药物是降胆固醇（CH）治疗的基础，能显著降低心血管事件风险，应首选他汀类药物用于调脂达标。但其剂量增倍，LDL-C 降低效果只增加 6%，而且有潜在的副作用，如肝功能损害、肌病及新发糖尿病等。目前建议根据病人血脂基线水平使用中等强度他汀作为起始剂量，当他汀类药物不能使低密度脂蛋白胆固醇达标时，可联合使用非他汀类降脂药物，如胆固醇吸收抑制剂或 PCSK9 抑制剂，可获得安全、有效的调脂效果。对于超高危 ASCVD 患者，当基线 LDL-C 较高（未使用他汀类药物患者，LDL-C≥4.9 mmol/L；或服用他汀类药物患者，LDL-C≥2.6 mmol/L），预计他汀类药物联合胆固醇吸收抑制剂不能使低密度脂蛋白胆固醇达标时，可考虑直接采用他汀类药物联合 PCSK9 抑制剂，以保证患者 LDL-C 早期快速达标。

除积极干预 CH 外，对其他血脂异常也应采取适当的干预措施。经他汀治疗后，如低密度脂蛋白胆固醇仍不达标，可考虑与贝特类药物或高纯度鱼油制剂联合使用。当血清总胆固醇（TC）≥1.7 mmol/L 时，首先应用非药物干预措施，包括治疗性饮食、减轻体重、减少饮酒、戒烈性酒等。对于严重高甘油三酯血症［空腹中间密度脂蛋白胆固醇（IC）≥5.7 mmol/L］病人，应首先考虑使用降甘油三酯（TG）和极低密度脂蛋白胆固醇的药物 VLDL-C（如贝特类、高纯度鱼油或烟酸）。对于高密度脂蛋白胆固醇（HDL-C）<1.0 mmol/L 的病人，主张控制饮食和改善生活方式。

【治疗性生活方式干预】

降脂治疗中首先推荐健康生活方式，包括合理膳食、适度增加身体活动、控制体重、戒烟和限制饮酒等，其中合理膳食对血脂影响较大。无论是否选择药物治疗，都必须坚持生活方式干预。

【药物治疗】

临床上可供选用的降脂药物有许多种类，降脂药通常既能降低 CH，又能改变其他血脂组分。

1. 他汀类药物

目前国内临床常用的他汀有洛伐他汀、辛伐他汀、普伐他汀、氟伐他汀、阿托伐他汀、瑞舒伐他汀。不同种类与剂量的他汀降高胆固醇幅度存在较大差别。他汀类药物建议每日服用 1 次，可在任何时间段，但晚上服用时 LDL-C 降幅稍有增加。大多数病人对他汀类耐受性良好。目前报道的主要包括肝功能异常、他汀类药物相关肌肉并发症，新发糖尿病以及其他不良反应等。少数接受大剂量治疗的病人可出现转氨酶升高、肌痛、肌炎、血清肌酸激酶

（CK）升高，失代偿性肝硬化及急性肝功能衰竭是他汀类药物应用禁忌证。极少数可发生横纹肌溶解而致急性肾衰竭，需立即停用他汀类药物并给予水化治疗，连续监测 CK 至正常水平。对于这类患者建议联合用药或换用非他汀类药物。

2. 肠道胆固醇吸收抑制剂

胆固醇吸收抑制剂在肠道刷状缘水平通过与尼曼匹克 C1 相互作用从而抑制饮食和胆汁胆固醇在肠道的吸收，而不影响脂溶性营养素的吸收，此种抑制剂包括依折麦布和海博麦布。

3. 前蛋白转化酶枯草溶菌素 9（PCSK9）抑制剂

已上市的 PCSK9 抑制剂主要有 PCSK9 单抗，而 PCSK9siRNA，即英克司兰（Inclisiran）在我国已上市。根据患者的临床要求 PCSK9 单抗可与他汀或肠道胆固醇吸收抑制剂联合使用。

4. 贝特类

临床常用主要制剂：非诺贝特（fenofibrate，0.1 g，每天 3 次或微粒型 0.2 g，每天 1 次）；苯扎贝特（bezafibrate，0.2 g，每天 3 次或缓释型 0.4 g，每天 1 次）；吉非贝齐（gemfibnozil）每次 0.6 g，每天 2 次。常见不良反应与他汀类药物类似，包括肝脏、肌肉和肾毒性等，血清 CK 和丙氨酸氨基转移酶水平升高的发生率均 <1%。贝特类能增强抗凝药物作用，联合使用时需调整抗凝药物剂量。

5. 高纯度鱼油制剂

鱼油主要成分为 ω-3 长链多不饱和脂肪酸，包括二十碳五烯酸（EPA）和二十二碳六烯酸（DHA）等，其调脂机制尚不清楚，适用于高 TG 血症和以 TG 升高为主的混合型高脂血症。常用剂量为 0.5～1 g，每天 3 次口服。不良反应少见。有出血倾向者禁用。

6. 胆酸螯合剂、烟酸类、普罗布考

此类药剂在临床上较少使用，一般需通过专科评估后使用。

7. 脂药物的联合应用

降脂药物联合应用是血脂异常干预策略的基本趋势，主要目的是提高血脂达标率。联合方案须依据病人血脂异常的分型、药物调脂作用机制以及药物的其他作用特点等制订，多由他汀类与另一种作用机制不同的调脂药物组成。

（1）他汀类与依折麦布：高胆固醇血症病人如对中等强度他汀治疗血脂不达标或不耐受，可考虑联合应用依折麦布，在他汀治疗基础上可使 LDC-C 进一步下降 18%，且不增加他汀的不良反应。

（2）他汀类与贝特类：他汀类与贝特类联用能更有效地降低 LDL-C 和 TG 水平，同时升高 HDL-C，尤其适用于高危心血管病病人他汀治疗后仍存在 TG 或 HDL-C 的控制不佳者。他汀与非诺贝特联用可使 TG 伴低 HDL-C 血症病人心血管获益。由于他汀类和贝特类药物代谢途径相似，联用时发生不良反应概率增加。应从小剂量开始，采用晨服贝特类药物，晚服他汀类药物的方式，并严密监测肌酶和肝酶。

（3）他汀类药物与 PCSK9 抑制剂联合应用：PCSK9 抑制剂通过减少低密度脂蛋白受体降解、增加低密度脂蛋白受体数量而增加血浆低密度脂蛋白清除，在降脂机制上与他汀类药物、胆固醇吸收抑制剂互补协同。研究结果显示，在他汀类药物（+/－依折麦布）基础上联用依洛尤单抗可进一步降低 LDC-C 达 59%、联用阿利西尤单抗可进一步降低 LDC-C 达 55%，均可显著降低主要心血管不良事件（MACE）相对风险 15%。该联合策略可实现 LDL-C 快速达标、总体安全及耐受性良好，且心血管获益证据充分。

（4）他汀类药物与高纯度二十碳五烯酸乙酯（IPE）联合应用。研究结果显示，对于已接受他汀类药物治疗 LDL-C 基本达标但 TG 轻中度升高的动脉粥样硬化性心血管疾病患者或合并至少 1 项动脉粥样硬化性心血管疾病危险因素的糖尿病患者，联合高纯度 IPE 4 g/d 可进一步降低 MACE 相对风险达 25%。因此，该联合可用于他汀类药物治疗后 LDL-C < 2.6 mmol/L 但存在 TG 轻中度升高的患者以进一步降低动脉粥样硬化性心血管疾病风险，其方案总体上不增加各自的不良反应。然而，IPE 4 g/d 存在一定程度的出血和新发心房颤动风险，也增加糖尿病和肥胖患者的热卡摄入，选择该方案时应予以个体化权衡考虑。

（5）严重高甘油三酯血症的降脂药物联合应用：TG 严重升高（≥5.6 mmol/L），生活方式及单一降脂药物不能良好控制 TG 水平时，可采用贝特类药物、大剂量（2 ～ 4 g/d）高纯度 ω-3 脂肪酸、烟酸类药物之间的两两或以上联合。联合高纯度 ω-3 脂肪酸和烟酸类药物基本不进一步增加贝特类药物单用的肝肾安全性风险，常见不良反应有胃肠道反应、出血、心房颤动（与 ω-3 脂肪酸应用剂量正相关）以及颜面潮红（与烟酸类药物相关）等。

八、长期管理

血脂异常的检出主要依靠常规医疗服务和健康体检。

1．长期血脂控制的目标

（1）提高血脂异常的检出率和知晓率。

（2）提高大众对血脂定期检测重要性的认识。

（3）增加常规医疗服务中为就诊者提供的血脂检测机会。

（4）鼓励健康体检服务将血脂检测作为常规检查项目。

（5）将儿童和青少年血脂检测列入小学、初中和高中入学体检的常规项目。

2．血脂筛查的频率和检测指标建议

（1）<40 岁成年人每 2 ～ 5 年进行 1 次血脂检测（包括 TC、LDL-C、HDL-C 和 TG），≥40 岁成年人每年至少应进行 1 次。

（2）ASCVD 高危人群应根据个体化防治的需求进行血脂检测。

（3）在上述人群接受的血脂检测中，应至少包括 1 次脂蛋白（a）的检测。

（4）血脂检测应列入小学、初中和高中体检的常规项目。

（5）FH 先证者的一级和二级亲属均应进行血脂筛查，增加家族性高胆固醇血症的早期检出率。

3．血脂检查的重点对象为

（1）有 ASCVD 病史者。

（2）存在多项 ASCVD 危险因素（如高血压、糖尿病、肥胖、吸烟）的人群。

（3）有早发心血管疾病家族史者（指男性一级直系亲属在 55 岁前或女性一级直系亲属在 65 岁前患 ASCVD），或有家族性高脂血症患者。

（4）皮肤或肌腱黄色瘤及跟腱增厚者。

4．治疗过程的监测

降脂治疗中监测的目的：

（1）观察是否达到降脂目标值。

（2）了解药物的潜在不良反应。对采取饮食控制等非药物治疗者，开始的 3 ～ 6 个月应复查血脂水平，如血脂控制达到建议目标值，则继续非药物治疗，但仍需每 6 个月至 1 年复查 1 次，长期达标者可每年复查 1 次。首次服用降脂药物者，应在用药 4 ～ 6 周内复查血脂、肝酶和肌酸激酶。如血脂参数能达到目标值，且无药物不良反应，逐步改为每 3 ～ 6 个月复查 1 次。如治疗 1 ～ 3 个月后，血脂仍未达到目标值，需及时调整降脂药物剂量或种类或联合应用不同作用机制的降脂药物。每当调整降脂药物种类或剂量时，都应在治疗 4 ～ 6 周内复查。治疗性生活方式改变和降脂药物治疗必须长期坚持，才能有更佳的临床获益。

参考文献

[1] ZHANG M, DENG Q, WANG L, et al. Prevalence of dyslipidemia and achievement of low-density lipoprotein cholesterol targets in Chinese adults: A nationally representative survey of 163, 641 adults [J]. Int J Cardiol, 2018, 260: 196 – 203.

[2] 国家卫生健康委员会疾病预防控制局. 中国居民营养与慢性病状况报告 2020 [M]. 北京：人民卫生出版社，2020.

[3] NORDESTGAARD B G, CHAPMAN M J, HUMPHRIES S E, et al. Familial hypercholesterolaemia is underdiagnosed and undertreated in the general population: guidance for clinicians to prevent coronary heart disease: consensus statement of the European Atherosclerosis Society [J]. Eur Heart J, 2013, 34 (45): 3478 – 3490a. DOI: 10.1093/ eurheartj/eht273.

[4] SHARIFI M, RAKHIT R D, HUMPHRIES S E, et al. Cardiovascular risk stratification in familial hypercholesterolaemia [J]. Heart, 2016, 102 (13): 1003 – 1008.

[5] 中国血脂管理指南修订联合专家委员会. 中国血脂管理指南（2023 年）[J]. 中华心血管病杂志，2023，51 (3).

[6] FRAMÇOIS MACH, COLIN BAIGENT, ALBERICO L CATAPANO, et al. ESC Scientific Document Group. 2019 ESC/EAS Guidelines for the management of dyslipidaemias: lipid modification to reduce cardiovascular risk [J]. Eur Heart J, 2020 Jan 1; 41 (1): 111 – 188.

[7] ALBERICO L CATAPANO, IAN GRAHAM, GUY DE BACKER, et al. ESC Scientific Document Group. 2016 ESC/EAS Guidelines for the Management of dyslipidaemias [J]. Eur Heart J, 2016, 37 (39): 2999 – 3058.

[8] SCOTT M GRUNDY, NEIL J STONE, ALISON L BAILEY, et al. 2018 AHA/ACC/ AACVPR/ AAPA/ABC/ACPM/ADA/AGS/APhA/ASPC/NLA/PCNA Guideline on the management of blood cholesterol: executive summary: A report of the american college of cardiology/american heart association task force on clinical practice guidelines [J]. J Am Coll Cardiol, 2019, 73 (24): 3168 – 3209.

[9] SCOTT M GRUNDY, NEIL J STONE, ALISON L BAILEY, et al. 2018AHA/ACC/ AACVPR/ AAPA/ABC/ACPM/ADA/AGS/APhA/ASPC/NLA/PCNA Guideline on the management of blood cholesterol: executive summary: A report of the american college of cardiology/american heart association task force on clinical practice guidelines [J]. Circulation, 2019, 139 (25): e1046 – e1081.

[10] MARIKO HARADA-SHIBA, HIDENORI ARAI, YASUSHI ISHIGAKI, et al. Guidelines for diagnosis and treatment of familial hypercholesterolemia 2017 [J]. J Atheroscler Thromb, 2018, 25: 751 – 770.

（何旭瑜）

第十节 周围血管病

一、典型病例

【临床表现】

患者女性，70岁，因为"发现血压升高10年余，右下肢疼痛1年"于2023年10月31日入院。

现病史：源于10年前无明显诱因发现血压高，无头晕、头痛，无心悸、胸闷，无恶心、呕吐等不适，历史血压最高达200/100 mmHg，平素服用药物：硝苯地平控释片30 mg qd、氯沙坦钾氢氯噻嗪62.5 mg qd、硫酸氢氯吡格雷片75 mg qd、阿托伐他汀钙片20 mg qd，血压控制不详。1年前，出现右下肢活动后疼痛，大约平步500 m出现，休息后好转，下肢麻木感。1月前患者自行监测血压发现血压波动大，一般170～140/100～80 mmHg之间。患者自发现血压控制不佳以来，精神正常，睡眠、食欲、二便正常，体重无明显下降。

体格检查：T 36.5℃；P 75次/分；R 16次/分；BP 170/60 mmHg，BMI 22 kg/m²。营养良好，双肺呼吸音清，未及明显干湿性啰音，心尖部动位于第五肋间左锁骨中线内0.5 cm，心律齐、心音清，P2＜A2，各瓣膜听诊区未闻及杂音及心包摩擦音。右下肢皮温低，右股动脉、股动脉、腘动脉波动未触及，左股动脉搏动减弱，左侧腘动脉、足背动脉微弱。无双下肢水肿。

既往病史：2023年8月24日，外院行冠脉＋肾动脉＋腹主动脉＋股动脉＋髂动脉造影：左主干斑块，左前降支中段次全闭塞、病变为长病变，右冠状动脉中段狭窄80%，病变为长病变（血管迂曲），腹主动脉斑块，右肾动脉近段狭窄90%，双侧髂动脉狭窄70%～85%，双侧股动脉完全闭塞。于左前降支行支架植入术。

【辅助检查】

（1）血常规：白细胞6.74×10⁹/L；中性粒细胞百分比76.20%；血小板95×10⁹/L；血红蛋白110 g/L。

（2）肾功能：尿素16.3 mmol/L；肌酐208 μmol/L；尿酸509 μmol/L。

（3）血脂：低密度脂蛋白3.86 mmol/L；脂蛋白（a）481 mg/L；同型半胱氨酸21.4 μmol/L。

（4）肝功能、电解质、凝血功能、甲功三项、糖化血红蛋白、大小便常规、输血前九项、C反应蛋白未见明显异常。

（5）超声心动图：左房增大；轻度主动脉瓣反流；轻度二尖瓣反流；LVEF 62%。

（6）心电图：Ⅱ、Ⅲ、AVF导联ST段压低。

（7）踝肱指数（ABI）：右下肢0.32；左下肢0.68。

（8）下肢动脉CTA：①右侧髂总动脉、右髂外动脉、左股动脉近段、右股动脉中段、左腘动脉、左胫前动脉近段、右胫前动脉近段完全闭塞；②左髂外动脉、左股动脉中段、左股动脉远段、右股深动脉远段、左腓动脉中段重度狭窄；③左髂内动脉、右髂内动脉、右股动脉远段、右胫后动脉近段中度狭窄；④腹主动脉、左髂总动脉、右股动脉近段、左股深动

脉近段、左股深动脉中段、右股深动脉近段、右腘动脉轻度狭窄。如图 2 - 60 所示

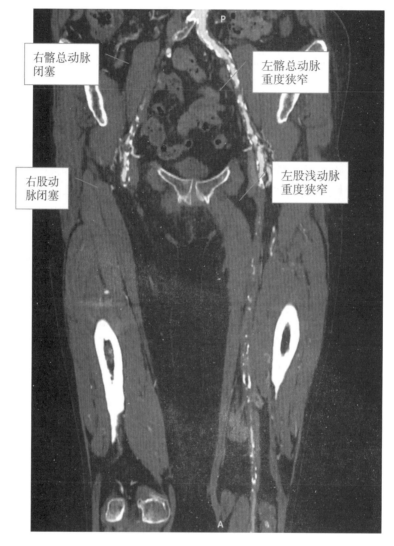

右髂总动脉
闭塞

左髂总动脉
重度狭窄

右股动
脉闭塞

左股浅动脉
重度狭窄

图 2 - 60　下肢动脉 CTA 检查

【诊断】

（1）肾动脉狭窄：肾血管性高血压。

（2）冠状动脉粥样硬化性心脏病、三支血管病变、前降支支架植入术后、心功能 II 级。

（4）双下肢动脉闭塞。

（5）慢性肾功能不全。

（6）高脂血症。

（7）高同型半胱氨酸血症。

【治疗过程】

患者入院后予以抗血小板（拜阿司匹林片 100 mg qd + 硫酸氢氯吡格雷片 75 mg qd）、降压（硝苯地平缓释片 30 mg bid + 吲达帕胺缓释片 1.5 mg qd）、降脂（阿托伐他汀片 20

mg qd＋依折麦布片 10 mg bid）及改善心肌及肌肉能量代谢（盐酸曲美他嗪片 20 mg tid）治疗。

11 月 6 日入导管室造影显示：左侧肾动脉狭窄 95%（图 2 - 61a），右侧肾动脉开口狭窄 90%（图 2 - 61b）；右髂总动脉狭窄 90% ~ 100%，右髂外动脉 - 股总动脉完全闭塞，右股浅动脉完全闭塞，左髂外动脉狭窄 70% ~ 90%，左股浅动脉完全闭塞（图 2 - 61c）。

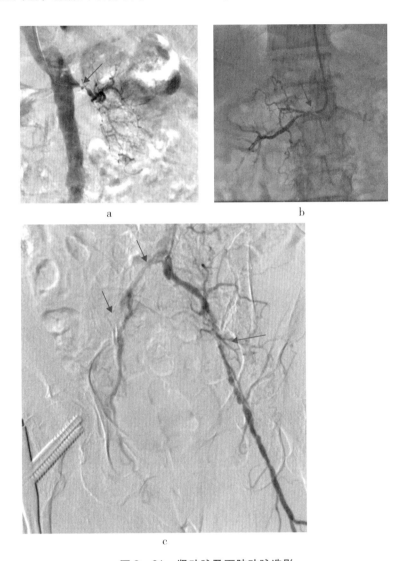

图 2 - 61　肾动脉及下肢动脉造影

于双侧肾动脉行支架植入术（图 2 - 62a、图 2 - 62b），右侧髂动脉行球囊扩张及药物球囊治疗（图 2 - 62c）。

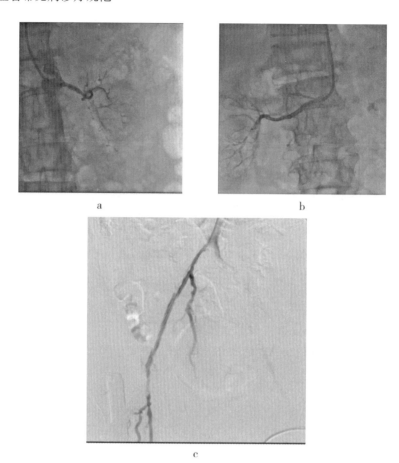

图2-62 肾动脉支架植入及下肢球囊扩张成形术后造影

【随访】

患者术后右下肢麻木、冰冷感明显好转，运动耐量恢复。血压改善，硝苯地平缓释片30 mg qd 单药治疗下血压（115～145）／（70～90）mmHg。

【分析与总结】

患者为老年女性，既往存在高血压、高脂血症、肥胖等动脉粥样硬化危险因素，存在多血管床的严重 ASCVD（冠心病、主动脉钙化、双侧肾动脉重度狭窄、髂动脉狭窄闭塞、股动脉狭窄闭塞、膝下动脉狭窄闭塞）。

患者治疗上应该加强 ASCVD 的二级预防管理，予以抗血小板、降压、降脂的治疗。特别在降脂治疗上，遵循目前指南的推荐，目标 LDL-C ＜1.4 mmol/L。

患者本次就诊的主诉是血压控制不佳及右下肢间歇性跛行的情况。患者双侧肾动脉狭窄和慢性肾功能不全（CKD4 期），有指征行肾动脉血运重建。改善血管狭窄后患者的血压得到了显著的改善。

患者双下肢血管多处严重闭塞狭窄，本次就诊以右下肢症状为主，为了减少造影剂使用及控制手术风险，先行右侧髂动脉的闭塞血管介入开通，术后患者症状明显改善。

这例患者突出了体现动脉粥样硬化是一种系统性血管疾病，符合我们一直倡导的"立足心脏、关注全身"的血管疾病综合管理理念。强调了除了关注冠心病，我们临床上需要注意其他血管动脉粥样硬化血管疾病的筛查和治疗。在治疗上，应该积极进行 ASCVD 的二级预防治疗。血管内介入技术的发展，使得很多患者可以通过微创的方式处理多血管床病变。

二、理论与拓展

【定义】

周围动脉疾病包括除冠状动脉和主动脉之外所有的动脉疾病。事实上，周围动脉疾病经常累及颈动脉、椎动脉、上肢动脉、肠系膜动脉和肾动脉，主要病因是动脉粥样硬化。不论发生在哪个脏器的动脉硬化，都有共同的病理生理基础，只是其临床症状因部位不同而异。周围血管疾病的症状和体征表现往往与相应脏器的缺血相关。

【重要概念】

1. 颈动脉狭窄

颈动脉狭窄是指颅外颈动脉狭窄≥50%。目前指南一般推荐使用北美症状性颈动脉内膜切除术试验（NASCET）方法评估狭窄程度。在诊治的 6 个月内曾经发生过短暂性缺血性脑卒中（TIA）或者脑卒中患者称为症状性颈动脉狭窄；未发生 TIA 或者脑卒中患者称为"无症状"性颈动脉狭窄（图 2-63）。

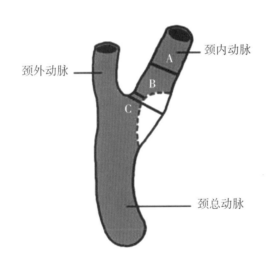

注：MASCET 法狭窄度 = （1 - B/A）×100%。

图 2-63　颈动脉狭窄度测量方法

2. 肾动脉狭窄

当肾动脉狭窄 ≥ 50% 时，通常会考虑肾动脉疾病，但建议根据血流动力学标准进行额外的功能评估。肾动脉狭窄是引起高血压和（或）肾功能不全的重要原因之一，如果未予适当治疗，病情往往进行性加重，部分肾动脉从狭窄变为闭塞，肾功能逐渐恶化，部分患者因此进入终末期肾病。

临床症状包括顽固性高血压、不明原因的肾功能衰竭以及罕见的突发性肺水肿。

肾动脉狭窄的病因一般分为两类：动脉粥样硬化性和非动脉粥样硬化性。大多数肾动脉狭窄由动脉粥样硬化所致。非动脉粥样硬化性肾动脉狭窄包括：大动脉炎、纤维肌性发育不良、血栓、栓塞、主动脉夹层累及、外伤、先天性肾动脉发育异常、结节性多动脉炎、白塞氏病、放射治疗后瘢痕、周围组织肿瘤以及束带压迫等，以大动脉炎和 FMD 最为常见。

3. 下肢动脉狭窄

髂动脉、股动脉、腘动脉或膝下动脉超过 50% 狭窄。临床表现一般为下肢的冰冷、麻木感或者疼痛，常出现间歇性跛行。ABI 是下肢动脉病变的敏感检查方式。超声、CTA 及 MRA 是进一步明确诊断检查手段。

【重点相关检查】

1. 检验项目

对于动脉粥样硬化性的周围血管疾病的检查项目类似于冠心病患者的检查项目，一般包括血尿便常规、肝肾功能、空腹血糖、餐后 2 小时血糖、糖化血红蛋白、血脂、心功酶等。

如果患者发病年纪轻、缺乏动脉硬化危险因素、多次发生血栓性事件、有周围动脉疾病家族史、血管闭塞部位异常或治疗后复发时，需要进行周围动脉疾病实验室检查。这些患者需要考虑非动脉硬化疾病的可能性，通常病因是炎症、高凝状态或代谢缺陷，如心磷脂抗体综合征、自身免疫指标等。

2. 检查项目

（1）ABI。

ABI 是一种无创性诊断和检测下肢动脉疾病的方法，具有价格低廉、无创、简便易行的优点，广泛用于动脉粥样硬化和心血管疾病危险评估。ABI 的正常值为 1.0～1.4。静息 ABI≤0.9 诊断周围动脉疾病敏感性为 90%，特异性为 95%。

（2）影像学检查。

多普勒超声广泛用于检测和诊断血管损害，并可定位血管损害、量化损害范围和严重程度。多层螺旋 CTA 血管造影可缩短检查时间和减少运动以及呼吸伪像的干扰，使血管和脏器良好显像；因高剂量射线和潜在造影剂肾损害，故不推荐用于筛查。但在疾病诊断、病情评估以及手术治疗决策中具有重要作用。磁共振血管造影用于心血管形态和功能学研究，有很高的信噪比，可快速获取资料，尤其在评价颈动脉狭窄程度中最为常用。在一些肾功能不全或者碘造影剂过敏的患者中，也可以使用 MRA 评估周围血管情况。

【治疗】

周围动脉疾病是系统性动脉粥样硬化的常见表现，治疗目标不仅要维持患肢功能，减少或消除症状，防止疾病进展，更要降低心、脑血管事件风险。

针对动脉粥样硬化的治疗，包括以下几点。

1. 戒烟

大量研究证明，戒烟可降低心血管事件和死亡，特别是合并脑血管疾病和下肢动脉疾病患者戒烟的益处更大。指南推荐周围动脉疾病患者应戒烟。

2. 有氧运动

合适的步行锻炼在周围动脉疾病患者中的疗效已经得到广泛认可，不仅可增加无痛行走距离，还能减少心脑血管疾病相关死亡。推荐所有周围动脉疾病患者应接受健康饮食和体育锻炼，每周步行锻炼≥2 次能提高间歇性跛行患者的行走距离。

3. 降脂药物治疗

血脂紊乱是周围动脉疾病发生、发展的重要危险因素。他汀类药物能调节血脂、抗动脉粥样硬化，指南建议周围动脉疾病患者长期坚持服用他汀类药物。周围动脉疾病患者均建议常规服用他汀类药物治疗。调脂目标是 LDL-C < 1.8 mmol/L 或如果治疗前 LDL-C 在 1.8 ~ 3.5 mmol/L，需要将 LDL-C 降低≥50%。

对于曾出现过严重 ASCVD 事件的患者（例如：急性冠脉综合征、既往心肌梗死病史、缺血性脑卒中史、有症状的周围血管疾病、既往接受过血运重建），LDL-C 的目标是 < 1.4 mmol/L。

4．控制高血糖

鉴于高血糖在动脉粥样硬化中的重要作用，周围动脉疾病患者应进行严格的血糖控制（证据等级：ⅠC）。目前指南以糖化血红蛋白 <7% 作为血糖控制目标。合并有糖尿病神经病变的周围动脉疾病患者需特别注意维持糖化血红蛋白在正常范围。

5．控制血压

建议将血压控制在 < 140/90 mmHg，以降低心脑血管事件风险，在可以耐受的患者逐渐将血压控制到 <130/80 mmHg，进一步降低心血管疾病风险。推荐血管紧张素转换酶抑制剂或血管紧张素受体拮抗剂作为周围动脉疾病合并高血压的一线降压药物。老年、虚弱患者需要考虑到对降压治疗的耐受性，防止体位性低血压。

6．抗血小板治疗

抗血小板治疗能减少周围动脉疾病患者心脑血管疾病死亡风险。有症状的周围动脉疾病患者应接受抗血小板治疗。

有症状的颈动脉狭窄患者，推荐长期单一抗血小板治疗。颈动脉支架置入术后应予以双联抗血小板治疗至少 1 个月。

有症状的下肢动脉疾病患者或已经进行再血管化的下肢动脉疾病患者应予以单一抗血小板治疗。在腹股沟以下动脉行支架置入术患者，术后应接受双联抗血小板治疗≥1 个月。

7．不同血管床受累的周围血管疾病治疗

（1）颈动脉狭窄。

颈动脉狭窄的血运重建根据有无症状而有所不同。血运重建的方法包括外科的颈动脉内膜剥脱（CEA）和支架植入术（CAS）。

1）手术指征。

绝对指征：有症状性颈动脉狭窄，且无创检查颈动脉狭窄度≥70% 或血管造影发现狭窄超过 50%。

相对指征：①无症状性颈动脉狭窄，且无创检查狭窄≥70% 或血管造影发现狭窄≥60%；②无症状性颈动脉狭窄，且无创检查狭窄度 <70%，但血管造影或其他检查提示狭窄病变处于不稳定状态；③有症状性颈动脉狭窄，无创检查颈动脉狭窄度处于 50% ~ 69%。同时要求该治疗中心有症状患者预期围术期卒中发生率和病死率 <6%，无症状患者预期围术期卒中发生率和病死率 <3%，及患者预期寿命 >5 年。

2）禁忌证：①12 个月内颅内自发出血；②30 d 内曾发生大面积脑卒中或心肌梗死；③3 个月内有进展性脑卒中；④伴有较大的颅内动脉瘤，不能提前处理或同时处理者；⑤慢性完全闭塞无明显脑缺血症状者；⑥凝血功能障碍，对肝素以及抗血小板类药物有禁忌证者；⑦无法耐受麻醉者；⑧重要脏器如心、肺、肝和肾等严重功能不全者；⑨严重痴呆。

（2）肾动脉狭窄。

血管重建的主要目标：改善高血压，预防高血压所致并发症，改善肾功能及治疗肾动脉狭窄严重的病理生理效应，包括慢性心力衰竭、反复发作的急性肺水肿和心绞痛，甚至有可

能免于透析。次要目标：减少降压药，慢性心力衰竭或心肌病患者可更安全地使用血管紧张素转换酶抑制剂。

目前尚无一致意见肾动脉狭窄到何种程度必须进行血管重建，推荐血管重建最小阈值为直径狭窄 50%。但对于肾动脉直径狭窄 50%～70% 的患者，要有明确的血流动力学依据，一般以跨病变收缩压差 > 20 mmHg 或平均压差 > 10 mmHg 为准。直径狭窄 > 70% 是比较有力的解剖学指征。

目前一般推荐经皮介入治疗作为肾动脉血管重建的首选方法。介入治疗方法包括经皮球囊成形术和支架置入术。指南建议粥样硬化性肾动脉狭窄要获得满意的血管重建和减少再狭窄率应常规使用支架置入。

（3）下肢动脉狭窄。

当间歇性跛行影响生活质量，运动或药物治疗效果不佳的患者可以选择腔内治疗作为首选的血运重建方法。治疗下肢血管腔内技术较多，例如经皮球囊扩张成形术、支架植入、斑块切除术、激光成形术、切割球囊、药物球囊、冷冻球囊，以及用药物溶栓治疗或血栓切除等。

（高智平　罗淞元）

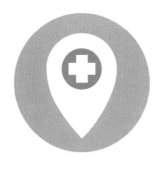

第三章 | 常见心血管疾病 "红旗征"

第一节　急性心力衰竭

一、典型病例

【一般信息】

男性，69 岁，因"突发呼吸困难半天"于 2019 年 8 月 21 日入院。

既往史：3 月前因胸闷行冠状动脉造影，诊断为冠心病，规律服用冠心病二级预防药物；高血压史 10 余年，近 1 年血压控制欠佳。

个人史：抽烟 40 年，20 支/天；

【临床表现】

今晨排便时突发气促，伴胸闷、大汗淋漓、头晕、端坐呼吸，家庭测 BP 189/100 mmHg，急救"120"测量最高 BP 200/108 mmHg，SO₂ 90%，给予硝普钠 1.6 μg/（kg·min）恒速泵泵入降压、利尿、吸氧（流量 5 L/min）治疗。

【体格检查】

生命体征：T 36.7 ℃，P 80 次/分，R 24 次/分，BP 177/78 mmHg，SO₂ 96%。呼吸急促，半坐卧位，双侧中下肺可闻及湿啰音，散在哮鸣音，HR 80 次/分，心律齐，未闻及病理性杂音，腹膨隆，肠鸣音 2 次/分，双下肢无水肿。

【辅助检查】

1. 第一部分：3 个月前住院相关检查

（1）检验：血常规、尿常规、粪常规、肾功能、电解质、肝功能、胆红素、尿蛋白/肌酐、hs-TNT、NT-proBNP 无异常、LDL-C 2.24 mmol/L，见图 3–1、图 3–2。

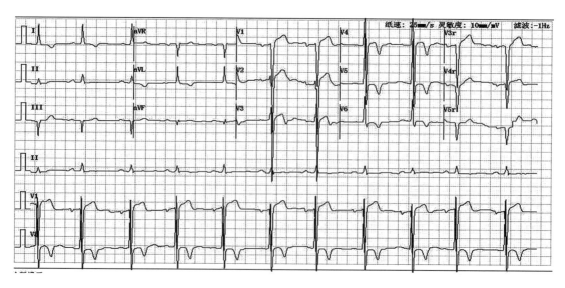

图 3–1　心电图 ST-T 改变

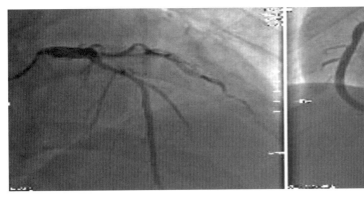
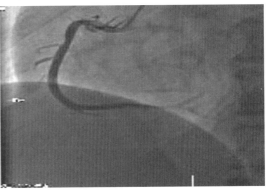

图 3 - 2　冠脉造影结果

左主干未见狭窄病变，左前降支近段狭窄 60% ～ 70% ，血流 TIMI 3 级；左回旋支、右冠脉管壁不整，未见狭窄，前向血流 TIMI 3 级。

（2）近期服药：拜阿司匹林肠溶片 100 mg 口服 qd、阿托伐他汀钙片 20 mg 口服 qd、美托洛尔缓释片 23.75 mg 口服 qd、缬沙坦氨氯地平 1 片口服 qd。

2．第二部分：本次住院检查

检验：NT-proBNP 3796 pg/mL；HS-TNT 56.8 pg/mL；CRP 20.3 mg/L；LDL-C 2.1 mmol/L；

动脉血气：pH 7.475，PCO_2 25.5 mmHg，PO_2 72 mmHg，SO_2 94% ，氧合指数 198；

心功酶、PCT、ESR、凝血指标、血常规、尿常规、粪常规、肝功能、肾功能、淀粉酶、电解质、甲状腺功能、糖化血红蛋白、尿微量白蛋白/肌酐正常，见图 3 - 3、图 3 - 4。

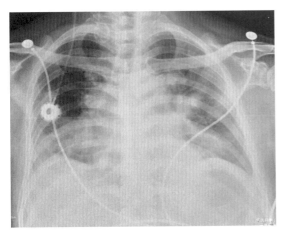

图 3 - 3　床旁胸片：急性肺水肿

图 3 - 4　超声心动图

【入院诊断】

（1）急性心力衰竭、HFpEF。

（2）冠心病：单支病变。

（3）高血压急症。

【治疗过程】

1. 第一步，按照急性心力衰竭评估与诊疗流程，进行诊断及紧急处理

本例患者属于湿暖（血管型）。

（1）初始治疗方案：一般支持治疗吸氧、端坐位、心电监护、出入量监测。

（2）药物治疗：静脉注射呋塞米 20 mg，按出入量情况重复给予；控制血压：硝普钠（静脉微量泵入）。血压目标：首先控制 SBP≤140 mmHg，随后控制 BP 120 ～ 130/80 mmHg。

2. 第二步，纠正心力衰竭，同时寻找病因

入院第二天：无呼吸困难症状，可平卧位；BP 136/68 mmHg，HR 64 bpm SO$_2$ 99%；双肺呼吸音粗糙，未闻及湿啰音及哮鸣音；复查 NT-proBNP：532 pg/mL。

入院第 3 天：停用静脉硝普钠、吸氧，调整口服降压药物。

复查胸片对比如图 3 −5。

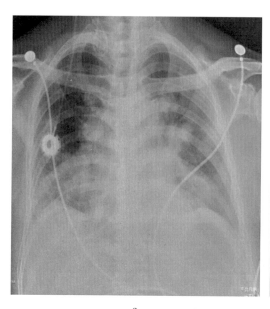 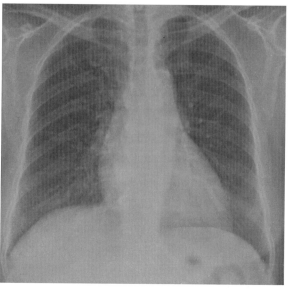

a   b

（a. 入院第一天床旁胸片，b. 入院第三天胸片）

图 3 −5　胸片

分析急性心力衰竭原因：高血压急症（表 3 −1）。

表 3 −1　急性心力衰竭病因分类

病因分类	疾病
心肌病变	缺血性心肌病、心脏毒性损伤、免疫及炎症损伤、心肌浸润性病变、内分泌代谢疾病、遗传学异常
心肌负荷异常	高血压、瓣膜和心脏结构异常、心包及心内膜疾病、高心输出量状态、容量负荷过重、肺部疾病
心律失常	心动过速、心动过缓

3. 第三步，寻找其他病因

患者高血压明确，高血压急症是导致急性心力衰竭的病因，但血压控制不佳急剧升高有无其他原因？

对于老年、冠心病史、长期高血压病史、抽烟史的患者，需要警惕肾动脉狭窄这种继发性高血压的病因。

表现见图3-6。

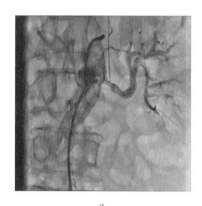
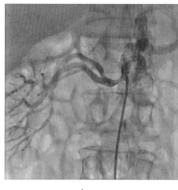
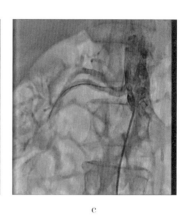

a   b   c

该图像显示：左肾动脉近端狭窄20%~30%；右肾动脉近端狭窄80%。

图3-6 肾动脉造影

4. 第四步，急性心力衰竭+肾动脉狭窄，需考虑特殊心力衰竭情景"闪烁肺水肿"

闪烁肺水肿（Pickering综合征）：1988年Lancet Pickering首次命名［3.5%（为单侧RAS）~14.3%（双侧RAS）］-心肾综合征Ⅲ型（急性肾心综合征）；病理生理机制：压力性利尿障碍、血流动力学负荷增加和心脏舒张功能急性障碍、肺毛细血管血-气屏障衰竭。

5. 第五步，"闪烁肺水肿"诱发因素是什么

补充病史患者长期便秘，近1年余反复于排便时出现胸闷气促症状。用力排便类似Valsalva动作，可以导致颅内压增加，可能引发动脉瘤破裂或增加由右至左的肺分流，导致心血管不良事件的发生；在急性心肌梗死、脑血管意外等疾病中，过度用力排便可能导致病情加重甚至死亡。

6. 第六步，治疗病因，祛除诱因

（1）病因治疗：

1）介入治疗：右侧肾动脉近端支架。

2）降脂：阿托伐他汀钙片20 mg 口服 qd + 依折麦布片10 mg 口服 qd。

3）抗血小板：拜阿司匹林肠溶片0.1 g 口服 qd + 氯吡格雷75 mg 口服 qd 双联抗血小板。

4）控制血压：多靶点联合治疗。

（2）诱因治疗：生活方式干预：戒烟、通便。

（3）出院诊断：①急性心力衰竭、HFpEF；②肾动脉狭窄（双侧）；③高血压急症；

④高血压 3 级，很高危；⑤冠心病单支病变。

（4）出院带药：氨氯地平 5 mg 口服 qd；厄贝沙坦氢氯噻嗪片 1 片口服 qd；琥珀酸美托洛尔缓释片 23.75 mg 口服 qd；阿托伐他汀钙片 20 mg 口服 qd；依折麦布片 10 mg 口服 qd；拜阿司匹林肠溶片 1 片口服 qd；氯吡格雷 75 mg 口服 qd；乳果糖 15 mg 口服 qd。

【随访】

（1）3 个月电话随访：日常活动正常，血压波动在（120 ~ 136）/（64 ~ 75）mmHg。

（2）1 年内门诊随访：生命体征稳定，无心力衰竭再入院及心血管事件。

据《心肾综合征诊治的临床实践指南 2022》，ARNI 减少心力衰竭住院风险，降低蛋白尿，改善肾功能，可用于伴有 HFmrEF 或 HFpEF 的心肾综合征治疗；β 受体阻滞剂降低心血管死亡率，推荐用于伴有 HFmrEF 或 HFpEF 的心肾综合征治疗以及心力衰竭治疗。该患者目前存在 HFpEF，停用厄贝沙坦，改为沙库巴去缬沙坦 200 mg 口服 qd，加用 SGLT2i 类达格列净 10 mg 口服 qd。

【分析与总结】

（1）结合心力衰竭诊断流程，尽早识别出心力衰竭。

（2）积极寻找心力衰竭的病因及诱因。

（3）根据指南实施规范化诊疗。

（4）根据指南的更新，与时俱进调整治疗方案。

二、理论与拓展

急性心力衰竭：由多种病因引起的急性临床综合征，心力衰竭症状和体征迅速发生或急性加重，伴有血浆利钠肽水平升高，常危及生命，需立即进行医疗干预，通常需要紧急入院。患者 15% ~ 20% 为新发心力衰竭，大部分为原有慢性心力衰竭的急性加重，即急性失代偿性心力衰竭。预后差，住院病死率为 3%，6 个月的再住院率约 50%，5 年病死率高达 60%。

【重要概念】

1. 急性肺水肿

突发严重呼吸困难、端坐呼吸、烦躁不安、濒死恐惧感，呼吸频率可达 30 ~ 50 次/分，咳嗽并咯粉红色泡沫痰，心率快，心尖部常可闻及奔马律，两肺满布湿啰音和哮鸣音。

2. 心源性休克

在血容量充足的情况下存在低血压（收缩压 < 90 mmHg），伴有组织低灌注的表现[尿量 < 0.5 mL/（kg·h）、四肢湿冷、意识状态改变、血乳酸 > 2 mmol/L、代谢性酸中毒（pH < 7.35）]。

【临床分型及分期】

心力衰竭的分型根据主要累及的部位分为急性左心衰竭和急性右心衰竭，前者最常见。

急性心力衰竭的分型：分为干暖、干冷、湿暖和湿冷 4 型。

急性心肌梗死患者并发急性心力衰竭时推荐应用 Killip 分级，因其与患者的近期病死率相关。

【病因和诱因】

新发急性心力衰竭的常见病因为：急性心肌坏死和/或损伤（如急性冠状动脉综合征、

重症心肌炎等）和急性血流动力学障碍（如急性瓣膜关闭不全、高血压危象、心包压塞）。

慢性心力衰竭急性失代偿常存在诱因，如血压显著升高、急性冠状动脉综合征、心律失常、感染、治疗依从性差、急性肺栓塞、贫血、COPD 急性加重、围手术期、肾功能恶化、甲状腺功能异常、药物（如非甾体类抗炎剂、皮质激素、负性肌力药物）因素等。

【早期评估】

1. 院前急救阶段

尽早进行无创监测：经皮动脉血氧饱和度（SpO_2）、血压、呼吸及连续心电监测。若 $SpO_2 < 90\%$，给予常规氧疗。呼吸窘迫者可给予无创通气（如具备）。根据血压和/或淤血程度决定应用血管扩张药和（或）利尿剂。尽快转运至最近的大中型医院（具备心脏专科/心脏监护室/重症监护室）。

2. 急诊室阶段

评估循环呼吸是否稳定，必要时进行循环和（或）呼吸支持。迅速识别：急性冠状动脉综合征、高血压急症、严重心律失常、心脏急性机械并发症、急性肺栓塞等需紧急处理的临床情况。

【重点相关检查】

（1）急查：心电图、胸片、肌钙蛋白、尿素氮（或尿素）、肌酐、电解质、血糖、全血细胞计数、肝功能、促甲状腺激素、D－二聚体。

（2）利钠肽：有助于急性心力衰竭诊断和鉴别诊断。

（3）超声心动图：对血流动力学不稳定的急性心力衰竭患者，推荐立即进行。

（4）动脉血气分析：心源性休克患者。

【重点监测项目】

（1）生命体征：血压、心率、心律、呼吸频率、SpO_2。

（2）出入量、每日体重。

（3）每日评估心力衰竭症状和体征变化。

必要时有创性血流动力学监测。

【诊断与依据】

根据基础心血管疾病、诱因、临床表现（病史、症状和体征）以及各种检查（心电图、胸片、超声心动图、利钠肽）做出急性心力衰竭的诊断，并评估严重程度、分型和预后。

（1）临床表现：肺淤血、体循环淤血以及组织器官低灌注为特征的各种症状及体征。

（2）最早期征兆：原心功能正常患者出现原因不明的疲乏或运动耐力明显减低以及心率增加 15 ～ 20 次/分。

（3）最主要的表现：呼吸困难、劳力性呼吸困难、夜间阵发性呼吸困难、端坐呼吸等。

（4）查体：心脏扩大、舒张早期或中期奔马律、P2 亢进、肺部干湿性啰音、体循环淤血体征（颈静脉充盈、肝颈静脉回流征阳性、下肢和骶部水肿、肝大、腹腔积液）等。具体见图 3 –7。

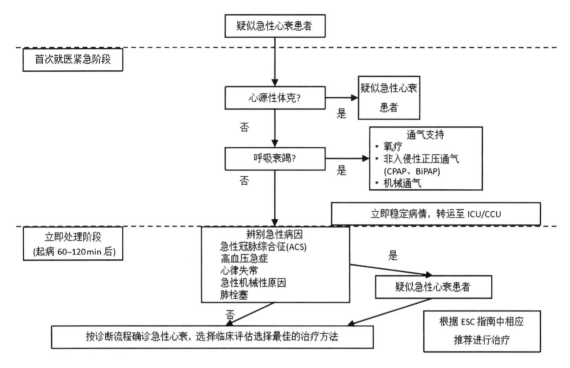

图 3-7　疑似急性心力衰竭患者的初始评估

【治疗目标和原则】

（1）目标：稳定血流动力学状态，改善急性心力衰竭症状；安全转运至有条件的中心。

（2）原则：减轻心脏前后负荷、改善心脏收缩和舒张功能、积极治疗诱因和病因。

【治疗措施】

（1）调整体位：静息时呼吸困难明显者，应半卧位或端坐位，双腿下垂以减少回心血量，降低心脏前负荷。

（2）吸氧：当 SpO_2 <90% 或动脉血氧分压（PaO_2）<60 mmHg 时应给予氧疗，使患者 SpO_2≥95%（伴 COPD 者 SpO_2 >90%）。

（3）镇静：阿片类药物如吗啡可缓解焦虑和呼吸困难，急性肺水肿患者可谨慎使用。苯二氮䓬类药物是较为安全的抗焦虑和镇静剂。

（4）容量管理：

1）无明显低血容量因素（如大出血、严重脱水、大汗淋漓等）者，每天摄入液体量一般宜在 1500 mL 以内，不要超过 2000 mL。

2）保持每天出入量负平衡约 500 mL，严重肺水肿者，负平衡为 1000 ～ 2000 mL/d，甚至可达 3000 ～ 5000 mL/d，以减少水钠潴留，缓解症状。3 ～ 5 d 后，如肺淤血、水肿明显消退，应减少负平衡量，逐渐过渡到出入量大体平衡。限制钠摄入 <2 g/d。

（5）急性心力衰竭治疗流程如图 3-8 所示。

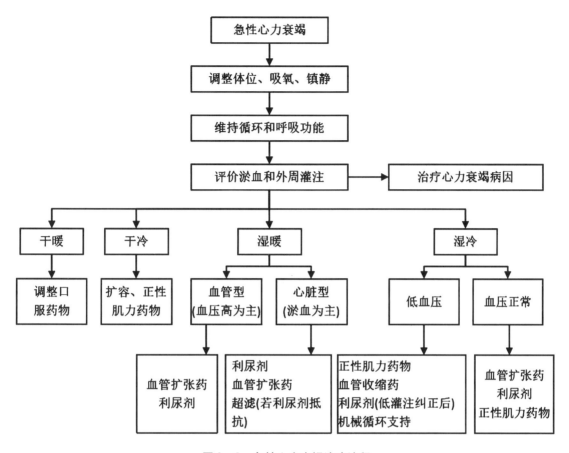

图 3-8 急性心力衰竭治疗流程

（6）药物治疗。

1）利尿剂：有液体潴留证据的急性心力衰竭患者均应使用利尿剂。

首选静脉袢利尿剂，如呋塞米、托拉塞米、布美他尼；既往未使用利尿剂治疗的患者，宜先静脉注射呋塞米 20 ～ 40 mg（或等剂量其他袢利尿剂）。如果平时使用袢利尿剂治疗，最初静脉剂量应等于或超过长期每日所用剂量，见表 3-2。

表 3-2　袢利尿剂药理药代比较 [《心力衰竭合理用药指南（第 2 版）2019》]

项目	布美他尼	呋塞米	托拉塞米
作用部位	髓袢升支粗段，近曲小管	髓袢升支粗段袢，近曲、远曲	髓袢升支粗段，远曲小管
起始剂量	1 mg	40 mg	10 mg
长期推荐	1 ～ 5 mg	40 ～ 240 mg	10 ～ 20 mg
最大推荐日总剂量	静脉 10 mg，口服 20 mg	400 ～ 600 mg	200 ～ 300 mg
口服起效时间	30 min	30 min	30 ～ 60 min
静脉起效时间	5 min	5 min	10 min
血浆蛋白结合率	95%	95%	99%
蛋白结合	白蛋白、球蛋白	白蛋白	白蛋白
半衰期	1 ～ 1.5 h	0.5 ～ 1 h	3.8 h
生物利用度（口服）	80% ～ 100%	10% ～ 100%	80% ～ 100%
代谢途径	77 ～ 85% 经肾脏排泄，15 ～ 23% 经胆汁和粪便排泄	88% 以原形经肾脏排泄，12% 经肝脏代谢	80% 经肝脏代谢，20% 以原形经肾脏排泄
对排钾作用的影响	排钾作用小于呋塞米	一般	排钾作用小于呋塞米
肝脏毒性	极少	极少	—
耳毒性	极少	一般	少见
肾毒性	极少	一般	少见

　　2）血管扩张药：收缩压 >90 mmHg 的患者可使用，尤其适用于伴有高血压的急性心力衰竭患者；有明显二尖瓣或主动脉瓣狭窄、HFpEF 患者应慎用。（见表 3-3）

表 3-3　急性心力衰竭常用血管扩张药及其剂量

药物	剂量	剂量调整与疗程
硝酸甘油	初始剂量 5 ～ 10 μg/min，最大剂量 200 μg/min	每 5 ～ 10 min 增加 5 ～ 10 μg/min
硝酸异山梨酯	初始剂量 1 mg/h，最大剂量 5 ～ 10 mg/h	逐渐增加剂量
硝普钠	初始剂量 0.2 ～ 0.3 μg/（kg·min），最大剂量 5 μg/kg/min	每 5 ～ 10 min 增 5 μg/min，疗程 < 72 h
重组人利钠肽	负荷量 1.5 ～ 2 μg/kg 静脉缓推或不用负荷量，继 0.0075 ～ 0.01 μg/（kg·min）维护	根据血压调整剂量
乌拉地尔	100 ～ 400 μg/min，严重高血压者可缓慢静脉注射 12.5 ～ 25 mg	根据血压调整剂量

　　3）正性肌力药物：适用于低血压（收缩压 < 90 mmHg）和/或组织器官低灌注的患者。（见表 3-4）

表3-4 急性心力衰竭常用正性肌力药物、血管收缩药及其剂量

药物	剂量	剂量调整与疗程
β肾上腺素能激动剂		
多巴胺	<3 μg/kg/min 激动多巴胺受体，扩张肾动脉 3～5 μg/（kg·min）激动心脏β受体，正性肌力作用 >5 μg/（kg·min）激动心脏β受体、外周血管α受体	小剂量起始，根据病情逐渐调节，最大剂量为20 μg/（kg·min），大于10 μg/（kg·min）外周血管收缩明显，增加脏器缺血风险
多巴酚丁胺	2.5～10 μg/（kg·min）维持	一般持续用药时间不超过3～7 d
磷酸二酯酶抑制剂		
米力农	负荷量25～75 μg/kg 静脉注射（>10 min），以0.375～0.75 μg/（kg·min）静脉点滴维持	一般用药时间为3～5 d
钙离子增敏剂		
左西孟旦	负荷量6～12 μg/kg 静脉注射（>10 min），以0.05～0.2 μg/（kg·min）静脉点滴维持24 h	—
血管收缩药		
去甲肾上腺素	0.2～1.0 μg/（kg·min）静脉点滴维护	—
肾上腺素	复苏时首先1 mg静脉注射，效果不佳时可每3～5 min重复静脉注射用药，每次1～2 mg，总剂量通常不超过10 mg	—

4）血管收缩药：对外周动脉有显著缩血管作用的药物，如去甲肾上腺素、肾上腺素等，适用于应用正性肌力药物后仍出现心源性休克或合并明显低血压状态的患者，作用升高血压，维持重要脏器的灌注。

5）洋地黄类药物：适用于房颤伴快速心室率（>110次/分）的急性心力衰竭患者，急性心肌梗死后24 h内应尽量避免使用；用法：西地兰0.2～0.4 mg缓慢静脉注射，2～4 h后可再用0.2 mg；或地高辛注射液0.25～0.5 mg用5%葡萄糖注射液稀释后缓慢注射，后可隔4～6 h按需注射0.25 mg。

6）改善预后的药物：

慢性HFrEF患者出现失代偿和心力衰竭恶化，如无血流动力学不稳定或禁忌证，可继续原有的优化药物治疗方案；β受体阻滞剂在急性心力衰竭患者中可继续使用，心源性休克时除外；新发心力衰竭患者，在血流动力学稳定后应给予改善心力衰竭预后的药物；ESC 2023心力衰竭指南更新：心力衰竭患者出院前及出院后6周内密切随访，建议启动遵循指南的药物治疗（GDWT）和快速上调剂量，以减少再入院和死亡率。

（7）非药物治疗。

主动脉内球囊反搏（intra-aortic ballon pump，IABP）、肾脏替代治疗、机械循环辅助装

置［经皮心室辅助装置、体外生命支持装（extracorporeal life support，ECLS）和体外膜肺氧合装置（extracorporeal membrane oxygenation，ECMO）］。

（8）心源性休克的监测与治疗。

1）监测。所有疑似心源性休克的患者立即行心电图、超声心动图检查。

应迅速将患者转移至有条件（有心脏监护室/重症监护室、可进行心导管治疗、机械循环辅助装置治疗）的医疗机构。

2）治疗。主要包括容量复苏与管理、使用正性肌力药物和血管收缩药。

（夏爽）

第二节　急性冠脉综合征

急性冠脉综合征（ACS）是冠心病的一种严重类型。ACS 以冠状动脉粥样硬化斑块破裂或侵袭，继发完全或不完全闭塞性血栓形成为病理基础，包括：急性 ST 段抬高型心肌梗死（STEMI）、急性非 ST 段抬高型心肌梗死（NSTEMI）和不稳定型心绞痛（UA）。

我国急性心肌梗死（AMI）死亡率自 2002 年总体呈持续上升趋势，农村地区的 AMI 死亡率于 2013 年开始持续高于城市地区；2019 年农村和城市地区 AMI 死亡率分别为 78.24/10万、60.20/10 万。

一、不稳定型心绞痛与急性非 ST 段抬高型心肌梗死

非 ST 段抬高型急性冠脉综合征（NSTE-ACS）包括 UA 和 NSTEMI；两者发病机制和临床表现相似，主要区别在于严重性不同。

【病因】

NSTE-ACS 主要是在冠脉严重狭窄和/或易损斑块，是由于冠脉粥样硬化斑块破裂或糜烂导致的血栓形成的伴或不伴血管收缩、微血管栓塞，所导致的一组临床综合征。

其发病机制主要包括以下方面：

1. 冠脉粥样硬化病变

最常见的 NSTE-ACS 病因是冠脉粥样硬化病变，即冠状动脉内膜发生斑块形成，导致血流受阻或血栓形成，最终引起心肌缺血和心肌梗死。

2. 血栓形成

血栓形成是 NSTE-ACS 的主要机制之一。当动脉粥样硬化斑块破裂或糜烂时，可激活血小板和凝血级联反应，导致血栓形成，进一步阻塞冠状动脉。

3. 冠脉痉挛

冠脉痉挛可能是 NSTE-ACS 的机制之一。冠脉痉挛是冠脉病变的一种形式，可导致冠脉血流受限，引发心肌缺血和心肌梗死。

4. 血液黏稠度增高

血液黏稠度增高可能会导致血液流动性降低，增加血栓形成的风险，从而引起NSTE-ACS。

5. 冠脉炎症

冠脉炎症可能导致冠脉内膜炎、痉挛和血栓形成，进而引发 NSTE-ACS。

【临床表现】

1. 症状

UA 患者心绞痛与稳定型冠心病的心绞痛相似，通常程度更严重。UA 心绞痛有以下特点：①诱发心绞痛的体力活动阈值降低；②心绞痛的频率、严重程度和持续时间增加；③静息型或夜间型心绞痛；④心绞痛放射至新部位；⑤发作时伴有新症状，如出汗、心悸或呼吸困难。常用的静息方法和舌下含服硝酸甘油，只能起暂时或不完全性的缓解作用。

2. 体征

UA 通常无特异性体征。NSTEMI 患者需评价肺部啰音情况，便于 Killip 心功能分级。

【实验室与辅助检查】

1. 心电图

心电图不仅有助于 ACS 的诊断，而且有助于 ACS 的危险分层。胸痛发作时，心电图可出现一过性 ST 抬高/压低和 T 波倒置/双向改变；其中，ST 段的动态改变，临床意义更大。

2. 心肌标志物

传统的心肌标志物包括 CK、CK-MB，目前肌钙蛋白（T 或 I）应用更为广泛，肌钙蛋白较心功酶更为敏感。UA 患者心肌标志物正常，而 NSTEMI 患者心肌标志物则升高。

3. 冠脉造影及腔内影像

冠脉造影是冠心病诊断的金标准，能够提供冠状动脉的详细信息，为诊疗提供指导。若患者冠脉造影正常，需考虑冠脉痉挛、冠脉内血栓自发溶解等。

冠脉腔内影像学检查，如血流储备分数（FFR）、血管内超声（IVUS）、光学相干断层扫描（OCT）等可进一步提供冠脉病变信息。

4. 其他

超声心动图、胸部 X 线等检查，有助于全面评价患者心功能和整体情况，指导治疗。

【诊断】

根据患者心绞痛症状、心电图改变、心肌标志物等检查，可诊断 UA 和 NSTEMI。

其中不稳定型心绞痛包括以下类型：静息型心绞痛、初发劳力型心绞痛、恶化劳力型心绞痛、心肌梗死后心绞痛、变异型心绞痛。

（1）初发劳力型心绞痛：2 个月内新发生的心绞痛。

（2）恶化劳力型心绞痛：心绞痛加重，病程在 2 个月之内。

（3）静息型心绞痛：心绞痛发生在休息或安静状态，发作时间长，硝酸甘油效果欠佳，病程在 1 个月内。

（4）心肌梗死后心绞痛：急性心肌梗死发病 24 h 至 1 个月内发生的心绞痛。

（5）变异型心绞痛：静息或一般活动时发生的心绞痛，发作时心电图显示 ST 段暂时性抬高。

【特殊类型】

1. Wellen 综合征

Wellen 综合征又称为前降支 T 波综合征，是指前降支近 - 中段狭窄或闭塞造成的急性冠脉综合征。大部分患者心肌标志物正常，部分轻度升高，可诊断为 NSTEMI。其诊断标准：①V2 ～ V3 导联 T 波双向（A 型）或倒置（B 型），偶可见于 V1 ～ V6；②ST 段无明显抬高或轻微抬高（<1 mm）；③无胸腔导联 Q 波形成；④无 R 波递增不良；⑤近期发作心

绞痛；⑥心肌标志物正常或轻微升高，见图 3 - 9。Wellen 综合征的处理等同于 STEMI，需尽早行血运重建。

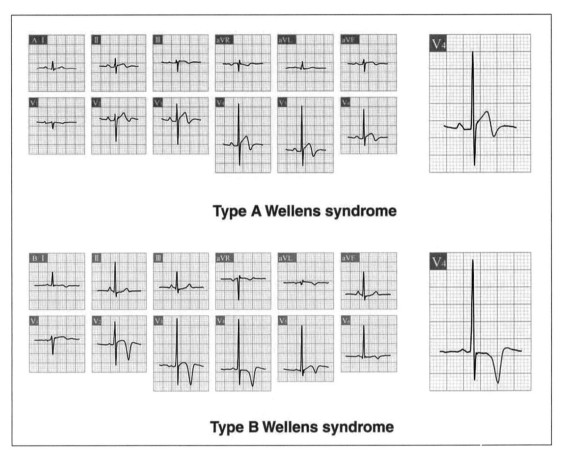

摘自 JAAPA. 2023, 36（2）：25 - 29.

图 3 - 9　Wellen 综合征

2. De Winter 综合征

De Winter 综合征的心电图主要表现为胸导 V1 ～ V6 导联 ST 段呈上斜形压低，T 波则为对称高尖；提示前降支近段闭塞。其心电图特征为：①V1 ～ V6 导联 ST 段在 J 点后呈压低 1 ～ 3 mm，呈上斜型；②延续为直立、高尖、对称的 T 波，见图 3 - 10。此外，心电图可合并以下表现：QRS 波群不增宽，或轻度增宽；少数胸导 R 波递增不良；多数患者 aVR 导联 ST 段轻度抬高。De Winter 综合征的紧急、危险程度更甚于 Wellen 综合征，处理等同于 STEMI，应尽早行血运重建。

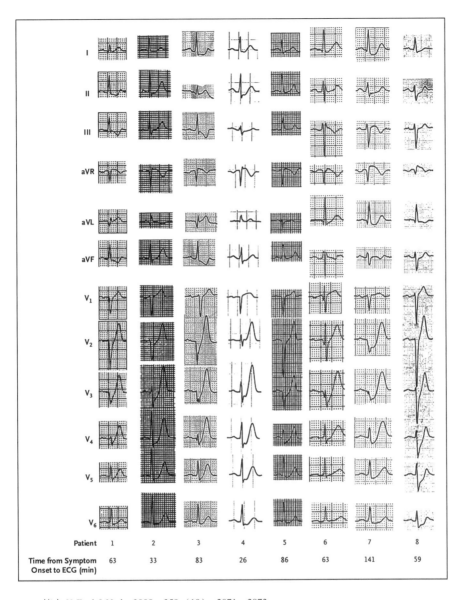

摘自 N Engl J Med. 2008，359（19）：2071 - 2073.

图 3 - 10　De Winter 综合征

【危险分层】

NSTE-ACS 临床表现变异大，严重程度不尽相同；因此，NSTE-ACS 患者应进行危险评估，可提供个体化的治疗方案。GRACE 是评估 ACS 的经典评分，运用广泛，GRACE 评分将患者分为：①低危组 ≤108 分，院内死亡率 <1%；②中危组 109 ~ 140 分，院内死亡率 1% ~ 3%；③高危组 >140 分，院内死亡率 >3%。

结合临床情况和 GRACE 评分，将 NSTE-ACS 患者分层为：

1．极高危患者（符合任一条件）

（1）血流动力学不稳定或心源性休克。

（2）药物治疗后反复或顽固性胸痛发作。

（3）心肌缺血导致的急性心力衰竭。

（4）致命性心律失常或心脏骤停。

（5）机械并发症。

（6）aVR 或者 V1 导联 ST 段抬高合并至少 6 个导联 ST 段压低 >1 mm。

2. 高危患者（符合任一条件）

（1）NSTEMI 诊断成立。

（2）ST-T 连续或动态改变。

（3）无 ST 段抬高或心源性休克的心脏骤停复苏成功患者。

（4）GRACE 评分 >140 分。

无极高危或高危临床特征的患者，为低危患者。

【治疗】

NSTE-ACS 治疗有两个目的：缓解心肌缺血、预防严重不良事件。其治疗包括抗缺血治疗、抗血栓治疗和有创治疗。总体管理策略见图 3 - 11。

1. 一般治疗

（1）卧床休息，消除紧张、焦虑情绪。

（2）吸氧：若氧饱和度（SaO_2）<90%，给予吸氧，维持 SaO_2 >90%。

（3）治疗合并症，如心力衰竭、心律失常、感染（如肺部感染）等。

2. 抗心肌缺血治疗

主要目的为减少心肌耗氧量（包括减慢心率、减弱左心室收缩力）或扩张冠状动脉，缓解心绞痛症状。

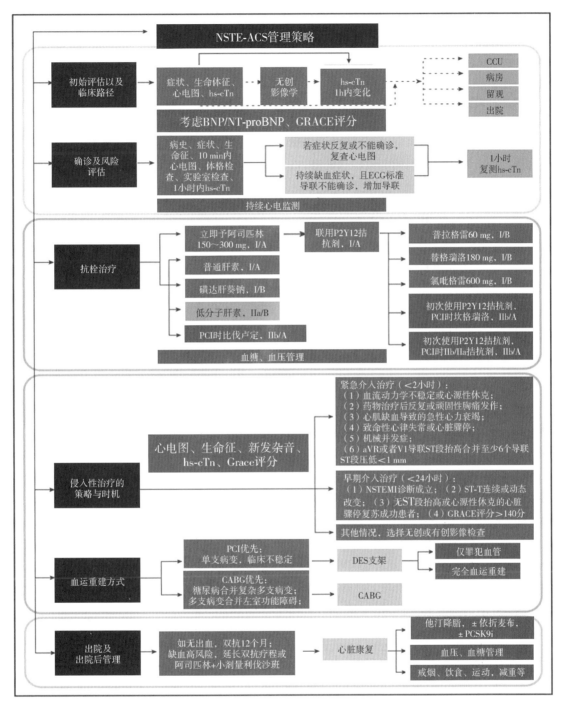

注：BNP：脑钠肽；CABG：冠状动脉旁路移植术；CCU：冠心病监护室；DES：药物洗脱支架；ECG：心电图；hs-cTn：高敏肌钙蛋白；NSTE-ACS：非ST段抬高型急性冠脉综合征；NSTEMI：非ST段抬高型急性心肌梗死；NT-proBNP：N端脑利钠肽前体；PCI：经皮冠状动脉介入治疗；PCSK9i：前蛋白转化酶枯草溶菌素9抑制剂。

图3-11　NSTE-ACS管理策略
（译自2020 ESC NSTE-ACS管理指南）

（1）硝酸酯类。

硝酸酯类药物可扩张静脉，降低心脏前负荷、左心室舒张末压，减少心肌耗氧量；可扩张冠状动脉，缓解心肌缺血。如果心绞痛反复发作，难以控制的高血压和心力衰竭，推荐使用静脉硝酸酯类。合并以下状况，不建议使用硝酸酯类的情况：低血压、显著的心动过缓或心动过速、重度主动脉瓣狭窄、24～48 h 内使用磷酸二酯酶 5 抑制剂。

（2）β 受体阻滞剂。

β 受体阻滞剂主要作用于心脏的 β1 受体，降低心肌耗氧量，减少心肌缺血发作；可改善临床预后。对于无禁忌的 NSTE-ACS 患者，推荐早期（24 h 内）使用 β 受体阻滞剂；目标心率 55～60 次/分。避免早期使用的状况为心力衰竭、低心排综合征、心源性休克。

（3）钙离子拮抗剂（CCB）。

非二氢吡啶类包括维拉帕米、地尔硫草等药物，主要作用为扩张冠状动脉、外周动脉，负性肌力作用，并减慢窦房结和房室结的传导。二氢吡啶类包括氨氯地平、硝苯地平、非洛地平等药物，主要舒张外周动脉。

对于持续或反复缺血发作，并有 β 受体阻滞剂禁忌证的患者，非二氢吡啶类应作为初始治疗选择，需排除禁忌证，如严重左心室功能障碍、心源性休克、PR 间期 > 0.24 s、Ⅱ度或Ⅲ度房室传导阻滞。

对于冠脉痉挛的患者，应该使用 CCB 类药物（如地尔硫草）和硝酸酯类，避免使用 β 受体阻滞剂。

对于使用硝酸酯类和 β 受体阻滞剂患者，仍有心绞痛症状和/或难以控制的高血压，可加用长效二氢吡啶类药物。

（4）ACEIs 或 ARB 药物。

ACEI 或 ARB 药物通过阻断肾素－血管紧张素－醛固酮系统，发挥心血管保护作用。对于 AMI 患者，如无禁忌，推荐尽早（24 h 内）使用 ACEIs/ARB 类药物，优选 ACEIs 药物。

对于正在接受治疗剂量 β 受体阻滞剂和 ACEI 药物治疗的患者，若 LVEF < 40%，合并糖尿病、心力衰竭，如无明显肾功能不全或高钾血症，建议加用醛固酮受体拮抗剂（如螺内酯）。

ACEI/ARB 禁忌证包括：STEMI 急性期动脉收缩压 < 90 mmHg、血肌酐水平 > 265 μmol/L、双侧肾动脉狭窄、移植肾、孤立肾伴肾功能不全、对 ACEI/ARB 过敏、血管神经性水肿、导致严重咳嗽者以及妊娠期或哺乳期女性等。

3. 抗血小板治疗

抗血小板药物包括阿司匹林、P2Y12 受体拮抗剂（氯吡格雷、替格瑞洛、普拉格雷）。对于诊断 NSTE-ACS 患者，应尽快给予双联抗血小板药物治疗。

阿司匹林是抗血小板治疗的基石，首剂以 300 mg 负荷，长期以 75～100 mg qd 维持。

通常而言，对于 NSTE-ACS 患者，以阿司匹林为基础，联用 1 种 P2Y12 受体拮抗剂，至少维持 12 个月。

根据患者缺血高风险或者出血高风险，可酌情延长或缩短双联抗血小板治疗的时程。

对于 PCI 术后出现无复流或者血栓相关事件，可考虑使用 GP Ⅱb/Ⅲa 受体拮抗剂，如替罗非班。

4. 抗凝治疗

抗凝治疗可抑制血栓的形成和活化，减少血栓相关的事件。抗凝药物包括普通肝素、低分子肝素、磺达肝癸钠、比伐卢定等。

对于 NSTE-ACS 患者，推荐肠外抗凝治疗。如果患者需要行立即（＜120 min）或者早期（＜24 h）冠脉介入治疗，推荐普通肝素抗凝，低分子肝素可作为替代。对于不考虑行立即或早期冠脉介入治疗的患者，推荐磺达肝癸钠，低分子肝素可作为替代。比伐卢定可以考虑作为普通肝素的替代。

PCI 手术中，单独使用普通肝素，剂量为 70 ～ 100 IU/g，维持 ACT 250 ～ 350 s。若与 GPⅡb/Ⅲa 受体拮抗剂联用，剂量为 50 ～ 70 IU/kg，维持 ACT 200 ～ 250 s。

5. 他汀类药物治疗

对于 NSTE-ACS 患者，应尽早使用他汀类药物，LDL-C 目标值为 1.4 mmol/L。若 LDL-C 不能达标，可考虑联用依折麦布或 PCSK9i。

6. 血运重建治疗

根据危险分层，选择个体化的血运重建治疗策略：①符合极高危标准，推荐行紧急血运重建（＜2 h）；②符合高危标准，推荐行早期血运重建（＜24 h）；③不符合极高危或者高危标准，推荐行择期血运重建治疗。处理流程见图 3 - 12。

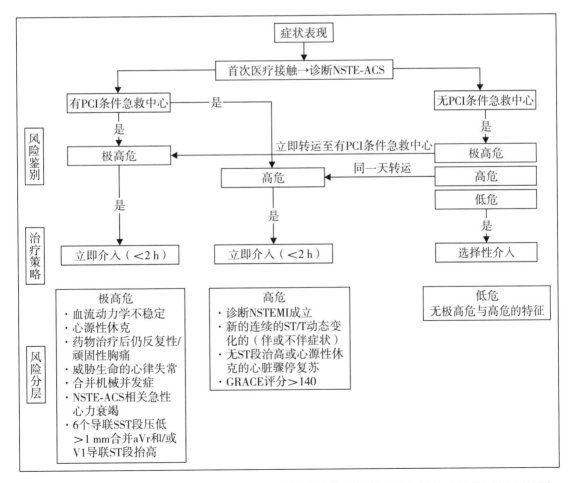

注：GRACE：global registry of acute coronary events，急性冠脉事件全球登记；NSTE-ACS：非 ST 段抬高型急性冠脉综合征；NSTEMI：非 ST 段抬高急性心肌梗死；PCI：经皮冠状动脉介入治疗。

图 3 - 12　基于危险分层的 NSTE-ACS 治疗策略及时机的选择
（译自 2020 ESC NSTE-ACS 管理指南）

经皮冠状动脉介入治疗（PCI）或者冠状动脉旁路移植术（CABG）均可作为血运重建的选择；根据实际状况，选择合适的血运重建策略。对于冠脉病变严重的患者，如左主干或三支病变合并 LVEF <50% 的患者，或者左主干或三支病变合并糖尿病的患者，CABG 可能是更好的选择。对于接受 PCI 治疗的 NSTE-ACS 患者，建议选择新一代药物洗脱支架。

【长期管理】

上述 NSTE-ACS 的患者，在长期管理中，应该考虑冠心病二级预防治疗。

（1）抗栓治疗（抗血小板或抗凝治疗）。

（2）降脂治疗。

（3）戒烟。

（4）心脏康复。

（5）冠心病危险因素的控制。

（6）心理的调整。

二、急性 ST 段抬高型心肌梗死

急性 ST 段抬高型心肌梗死（STEMI）是威胁我国国民健康的主要疾病之一，是重要的公共卫生问题。我国 STEMI 的发病率仍呈快速增长趋势。2001—2011 年，我国 STEMI 患者住院率显著增加，男性患者从 4.6/10 万增长至 18/10 万，女性患者从 1.9/10 万增长至 8/10 万。

【病因】

STEMI 的主要病因是在冠脉粥样硬化的基础上，斑块发生破裂，继而出血，引起冠脉管腔内血栓形成，最终导致冠脉急性闭塞，持续的心肌缺血，最终发生急性心肌梗死。

【临床表现】

STEMI 患者的临床症状与梗死面积大小、部位、冠脉侧支循环形成情况密切相关。

1. 症状

部分患者可出现先兆症状，如乏力、胸部不适、心悸、心绞痛等；以新发心绞痛、恶化型心绞痛最为突出。

（1）疼痛：疼痛的部位、性质与心绞痛相似，但程度更严重；诱因不明显，常发生于安静时，持续时间可达数小时，休息或硝酸甘油不能缓解；可伴有烦躁、恐惧、濒死感。部分患者疼痛部位可位于上腹部；疼痛也可放射至下颌、颈部、背部。

（2）全身症状：发热、心动过速等。

（3）胃肠道症状：恶心、呕吐、腹胀，甚至呃逆等。

（4）心律失常：室性心律失常最多见，如频发室性早搏、短阵室性心动过速。室颤常可发生，可威胁生命。

（5）低血压与休克：疼痛发作时，可出现低血压，未必已进展至休克。心源性休克主要的原因是大面积心肌梗死、机械并发症等，以血压下降（收缩压 <80 mmHg）、尿量减少、面色苍白、皮肤湿冷、烦躁不安、神志迟钝甚至晕厥等为表现。右室心肌梗死患者则可能为容量不足引起。

（6）心力衰竭：起初为左心衰竭，主要是由于心脏收缩功能减退引起，可出现咳嗽、呼吸困难、肺水肿等。随后可出现右心衰竭表现。

根据有无心力衰竭表现，以及血流动力学改变严重程度，Killip 分级为 AMI 的心功能分级，如下：Killip Ⅰ级：尚无明显心力衰竭；Killip Ⅱ级：有左心衰竭，肺部啰音＜1/2肺野；Killip Ⅲ级：有急性肺水肿，且啰音的范围＞1/2肺野；Killip Ⅳ级：心源性休克。

2. 体征

（1）血压：发病早期因疼痛刺激，血压可升高；但大多患者血压较基线值降低，甚至出现休克。

（2）心脏体征：心率增快，少数可减慢。S1减弱，可闻及S3、S4。可闻及心包摩擦音，为心包炎所致。二尖瓣断裂或功能失调，可出现心尖区收缩期杂音或收缩中晚期喀喇音。胸骨左缘第三至四肋间，可闻及收缩期粗糙杂音，可伴有震颤，为室间隔穿孔所致。

（3）其他：若出现心律失常、心力衰竭、心源性休克，可有相应的体征。

【实验室与辅助检查】

1. 心电图

心电图是诊断STEMI的重要手段，对疑似STEMI的胸痛患者，应在首次医疗接触（FMC）10 min内记录心电图（图3-13）。

（1）特征性心电图改变。

1）ST段呈弓背向上型抬高。

2）病理性Q波（宽而深的Q波）。

3）T波倒置。

在背对心梗区域的导联，可出现镜像性改变。对于新发左束支、右束支传导阻滞患者，也应考虑STEMI可能。

（2）STEMI心电图的动态改变。

1）超急性期：起病数小时，T波直立、高尖，为超急性期改变。

2）急性期：数小时后，ST段呈弓背向上型抬高，并与T波相连；在数小时至2 d内，出现病理性Q波、R波减低。

3）ST段在数日至2周左右，逐渐回归至基线水平，T波则平坦或倒置。

4）数日至数周，T波呈对称性倒置。

（3）心肌梗死部位定位。

根据心电图可判定心肌梗死部位，帮助判断罪犯血管。如广泛前壁（V1～V5）、前间壁（V1～V3）、下壁（Ⅱ、Ⅲ、avF）、高侧壁（Ⅰ、avL）、后壁（V7～V9）、右心室（V3R～V5R）。

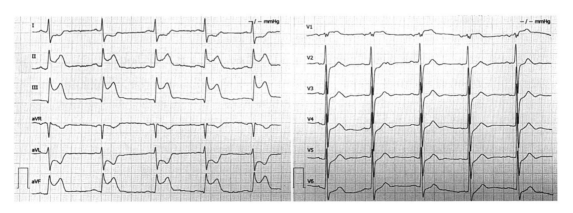

图3-13　急性下壁心肌梗死图形（Ⅱ、Ⅲ、avF导联ST段抬高）

2. 实验室检查

（1）炎症指标。

起病后炎症指标均可升高。

（2）心肌标志物。

1）肌钙蛋白。

根据全球第五版急性心肌梗死定义，肌钙蛋白升高并回落提示的急性心肌损伤，是诊断急性心肌梗死必要标准。cTnI 和 cTnT 在 3 ～ 4 h 内升高，cTnI 11 ～ 24 h 到达高峰，7 ～ 10 d 降至正常，cTnT 24 ～ 48 h 到达高峰，10 ～ 14 d 降至正常。

2）心功酶。

包括 CK、CK-MB 等，CK-MB 有助于判断心肌梗死的面积；对于接受溶栓的 STEMI 患者，有助于判断溶栓是否成功。CK-MB 在发病 4 h 内升高，16 ～ 24 h 到达高峰，3 ～4 d 降至正常。

3）肌红蛋白。

肌红蛋白升高最早，有助于诊断超急性期的急性心肌梗死。肌红蛋白在起病 2 h 内升高，12 h 内到达高峰，24 ～ 48 h 内降至正常。

（3）其他实验室检查。

实验室其他检查，如血脂分析、糖化血红蛋白、空腹血糖、餐后 2 h 血糖、BNP/NT-proBNP、肾功能、血常规等。

3. 超声心动图

超声心动图可评价心脏的室壁运动情况、LVEF，可评价是否合并机械并发症，也可评价是否合并心包积液等。

【诊断与鉴别诊断】

1. 诊断

根据患者胸痛等临床症状、特征性心电图、心肌标志物等信息，诊断 STEMI 并不困难。对于以心源性休克、心力衰竭、恶性心律失常或者心脏骤停起病的患者，也应考虑到本病的可能。

2. 鉴别诊断

STEMI 需要与多种疾病相鉴别，如心绞痛、NSTE-ACS、急性心包炎、主动脉夹层、肺动脉栓塞、急腹症等鉴别。

（1）心绞痛：心绞痛患者症状更频繁，但 STEMI 起病后症状更严重，如疼痛程度更剧烈、硝酸甘油不能缓解，心电图、心肌标志物表现更具特征。

（2）NSTE-ACS：不稳定型心绞痛也属于 ACS 范畴，但患者可能表现为胸痛，心电图、心肌标志物改变不如 STEMI 更具特征。NSTEMI 在心电图上没有持续性的 ST 段抬高。

（3）主动脉夹层：主动脉夹层的急性胸痛可累及胸、背、腹部等，程度更剧烈；通过主动脉全程 CTA 可确诊。

（4）急性肺动脉栓塞：典型症状可表现为胸痛、呼吸困难、咯血，严重者可出现休克，通过肺动脉 CTA 和/或核素肺通气 – 灌注扫描等可确诊。

（5）急性心包炎：其主要临床表现为剧烈且持续的胸痛，与呼吸和咳嗽相关；早期可闻及特征性心包摩擦音，超声心动图可帮助诊断。

【治疗】

1. 一般治疗

（1）休息：急性期卧床休息。

（2）监护：心电、生命体征监护；除颤仪备用。

（3）吸氧：若动脉 SaO_2 < 90%，吸氧。

（4）建立静脉通道。

2. 院前管理

早期、快速开通罪犯血管是 STEMI 救治的关键。因此，需要尽量缩短心肌缺血时间，减少延误。

（1）减少延误。

延误包括自身延误、院前系统延误和院内救治延误。

需健康教育、媒体宣传减少自身延误。可通过建设区域协同救治网络和规范化胸痛中心等减少院前系统延误和院内救治延误改善。

（2）心脏骤停。

对于心脏骤停复苏成功的患者，应尽早完善冠脉介入检查或治疗。

（3）疼痛。

STEMI 伴有剧烈胸痛的患者，可静脉使用阿片类药物，如静脉注射吗啡，总剂量不超过 15 mg。

3. 再灌注治疗

开通闭塞的冠状动脉是 STEMI 救治的最重要措施之一。再灌注治疗可使得心肌恢复灌注，挽救濒死的心肌，缩小心肌梗死面积，减轻梗死后心肌重塑，改善临床预后。

（1）PCI 治疗。

1）直接 PCI 治疗。

直接 PCI 适应证包括：①发病 12 h 内的 STEMI 患者；②发病超过 12 h 的 STEMI 患者，但伴有持续性心肌缺血症状、伴血流动力学不稳定或伴致命性心律失常；③发病 12～48 h 的 STEMI 患者；④无 ST 段抬高，但心肌梗死并进行性缺血症状，合并以下任意一条：血流动力学不稳定或心源性休克，药物治疗后仍反复或进行性胸痛，致命性心律失常或心脏骤停、机械并发症、急性心力衰竭、ST 段或 T 波反复动态改变（尤其是间歇性 ST 段抬高患者）；⑤院外心脏骤停复苏成功的疑诊 STEMI 患者。

术前需予阿司匹林联合 P2Y12 受体拮抗剂负荷剂量给药。对于发病超过 48 小时的 STEMI 患者，无心肌缺血表现、血流动力学和心电稳定，不推荐对罪犯血管行直接 PCI。

对于基层医院，应该尽早识别 STEMI，及时送患者至可行直接 PCI 的医疗机构治疗。

2）急诊或早期冠脉造影。

心脏骤停心肺复苏成功，但未确诊 STEMI 的患者，宜行急诊冠状动脉造影；胸痛自发性或含服硝酸甘油后完全缓解，抬高的 ST 段恢复正常，尽管无再发胸痛症状或 ST 段再度抬高，建议早期行冠状动脉造影。

3）溶栓后 PCI。

补救性 PCI：溶栓失败的 STEMI 患者，需尽快行补救性 PCI；溶栓成功患者的 PCI：溶栓后 2～24 h 内常规行冠状动脉造影并对罪犯血管行血运重建治疗。

（2）溶栓治疗。

对于 STEMI 患者，溶栓治疗是直接 PCI 的重要补充，尤其是对于不具备 PCI 条件的医院，或者 FMC 至 PCI 时间明显延迟。溶栓治疗的优点在于快速、简便。门诊时间要求小于 30 min。

1）溶栓适应证：①发病 12 h 内的 STEMI 患者，预计 FMC 至导丝通过时间 > 120 min，且无溶栓禁忌；②发病 12 ～ 24 h 的 STEMI 患者，仍有进行性缺血性胸痛，或血流动力学不稳定，若无直接 PCI 条件，且无溶栓禁忌证。

2）溶栓禁忌证：心脏骤停但短时间复苏成功的患者，并不是溶栓的禁忌证；但反复心脏骤停，溶栓效果不佳，增加出血风险，不推荐溶栓治疗。溶栓治疗的禁忌证见表 3 - 5。

表 3 - 5　溶栓治疗的禁忌证

绝对禁忌证	相对禁忌证
既往任何时间发生过颅内出血或未知原因卒中	6 个月内短暂性脑缺血发作
近 6 个月发生缺血性卒中	口服抗凝药物
中枢神经系统损伤、肿瘤或动静脉畸形	妊娠或产后 1 周
严重创伤/手术/头部损伤（近 1 月内）	晚期肝脏疾病
1 月内的胃肠道出血	感染性心内膜炎
已知原因的出血性疾病（月经除外）	活动性消化性溃疡
主动脉夹层	长时间或有创性复苏
24 h 内的非可压迫性穿刺术，如肝脏活检、腰椎穿刺	严重未控制的高血压（SBP > 180 mmHg 和/或 DBP > 110 mmHg）

3）溶栓治疗的药物选择。溶栓药物包括非特异性纤溶酶原激活剂（尿激酶）、特异性纤溶酶原激活剂（阿替普酶、尿激酶原、瑞替普酶和重组人 TNK 组织型纤溶酶原激活剂）两大类，建议优选特异性纤溶酶原激活剂。

4）溶栓再通标准。根据冠脉造影直接判断：罪犯血管 TIMI 血流 2 级或 3 级提示血管再通。根据临床情况：①2 h 内抬高的 ST 段回落 ≥50%；②2 h 内胸痛症状缓解或消失；③2 h 内出现再灌注心律失常，如加速性室性自主心律、室性心动过速甚至心室颤动、房室传导阻滞、束支阻滞突然改善或消失，或下壁心肌梗死患者出现一过性窦性心动过缓、窦房传导阻滞，伴或不伴低血压；④血清 CK-MB 酶峰提前至 14 h 内。

5）溶栓后抗凝治疗。接受溶栓治疗的 STEMI 患者，推荐至少接受 48 h 抗凝治疗，或至接受血运重建治疗，或住院期间使用，最长不超过 8 d。抗凝药物可选用普通肝素、依诺肝素或磺达肝癸钠。

（3）冠状动脉旁路移植术（CABG）。

对于罪犯血管明确但解剖不适合行 PCI，且存在大面积受损心肌或心源性休克风险的 STEMI 患者，应考虑急诊 CABG。存在心肌梗死相关机械并发症的 STEMI 患者，建议外科修补术同期行 CABG。

对于出现血流动力学恶化，或再发缺血事件高危的患者应尽快手术，无须等待双联抗血

小板药物停用后血小板功能完全恢复

（4）STEMI 再灌注治疗流程图。

对于不同采用就诊方式以及就诊于不同医院的 STEMI 患者，再灌注治疗流程见图 3 - 14。

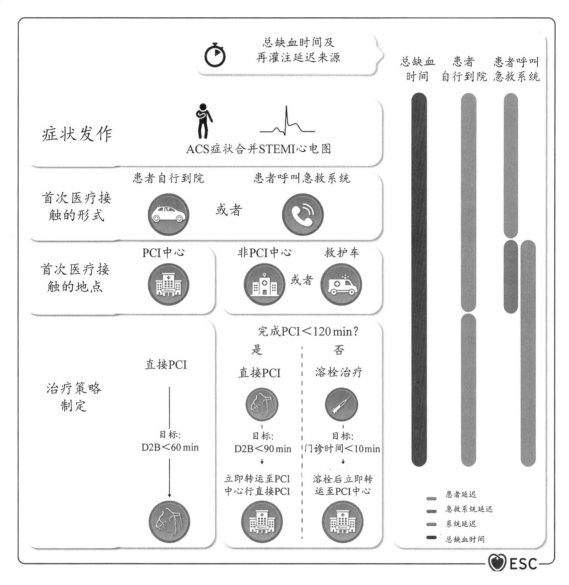

注：ACS：急性冠脉综合征；D2B：门球时间；PCI：经皮冠状动脉介入治疗；STEMI：ST 段抬高型急性心肌梗死。

图 3 - 14　STEMI 患者再灌注治疗流程
（译自 2023 ESC ACS 管理指南）

（5）减少心肌缺血的时间目标。

对于 STEMI 患者，为减少心肌缺血时间，见表 3 - 6。

表 3-6　STEMI 救治时间目标

时间	目标
FMC 至心电图/诊断	≤10 min
FMC 至直接 PCI 的期待时间（直接 PCI 优于溶栓治疗）	≤120 min
直接 PCI 中心：FMC 至直接 PCI 的时间（门球时间）	≤90 min
转运至直接 PCI 中心：FMC 至直接 PCI（导丝通过）的时间	≤120 min
溶栓治疗：门诊时间	≤30 min
评价溶栓治疗的有效性	60～90 min
溶栓成功后的 PCI 时间	2～24 h

备注：FMC，首次医疗接触；PCI，经皮冠状动脉介入治疗

4．药物治疗

（1）抗血小板治疗。

对于 STEMI 患者，需要使用双联抗血小板药物治疗，即阿司匹林联用 P2Y12 受体拮抗剂。使用负荷剂量后，长期维持治疗。至少维持使用 1 年。其用法用量与 NSTE-ACS 章节的表述相似。

静脉使用 GPⅡb/Ⅲa 受体拮抗剂，直接 PCI 治疗的 STEMI 患者，主要在术中或术后治疗。

（2）围术期抗凝治疗。

抗凝药物包括普通肝素、低分子肝素、比伐卢定等药物，具体用法用量见 NSTE-ACS 章节。

（3）β 受体阻滞剂。

β 受体阻滞剂有利于减少心肌梗死面积、再梗死、恶性心律失常，显著改善临床预后，如无禁忌证，发病后 24 h 内开始口服 β 受体阻滞剂。

禁忌证见 NSTE-ACS 章节。

对于 STEMI 合并顽固性多形性室性心动过速，同时伴交感电风暴者可选择静脉使用 β 受体阻滞剂治疗，如美托洛尔。

（4）ACEIs 或 ARB 类药物。

RAAS 系统拮抗剂包括 ACEIs 或 ARB 类药物，可通过改善心肌重塑、减轻心室过度扩张、减少心力衰竭的发生，降低死亡率，改善临床预后。如无禁忌证，发病后 24 h 内开始口服 ACEIs。如不能耐受 ACEIs，可考虑 ARB 替代。

（5）醛固酮受体拮抗剂。

STEMI 患者若已接受 ACEI 和/或 β 受体阻滞剂治疗，但仍存在左心功能不全（LVEF≤40%）、心力衰竭，或合并糖尿病，若无禁忌证，应给予醛固酮受体拮抗剂（如螺内酯等）。醛固酮受体拮抗剂禁忌证包括：肾功能不全（血肌酐：男性＞221 μmol/L，女性＞177 μmol/L），血钾升高（＞5.0 mmol/L）。

（6）硝酸酯类药物。

STEMI 急性期持续剧烈胸痛、高血压和心力衰竭的患者，可考虑静脉使用硝酸酯类药物。

（7）他汀类药物。

所有 STEMI 患者，若无禁忌证，均应该使用长期他汀类药物。若 LDL-C 不达标，可考虑加用依折麦布或 PCSK9i 等。

【并发症处理】

1. 心力衰竭

心力衰竭可发生在 STEMI 的急性期或亚急性期，为心肌顿抑或心功能永久受损，也可出现在患者合并机械并发症情况下。应结合患者的症状、体征以及辅助检查，尽早诊断并干预。

2. 心源性休克

STEMI 患者心源性休克的发生率为 6%～10%，通常是由于大面积心肌梗死或合并严重的机械并发症所致，是 STEMI 患者最主要的死亡原因之一。

为维持患者血流动力学稳定，可使用正性肌力药物、血管活性药物、血管扩张剂。血管活性药物优先推荐去甲肾上腺素，其他如多巴胺等也可考虑使用。对于因机械并发症导致血流动力学不稳定的心源性休克患者，IABP 可作为辅助治疗手段。

合并心源性休克的 STEMI 患者，急诊血运重建治疗可能改善临床预后；若行 PCI，推荐仅对罪犯血管行血运重建。

3. 心律失常

STEMI 发病早期心律失常较为常见，且与预后密切相关，院前发生的室性心动过速（VT）及室颤（VF）是心脏性猝死的主要原因。早期再灌注治疗可有效减少室性心律失常和心血管死亡风险。

药物可考虑使用 β 受体阻滞剂、胺碘酮、利多卡因等。对于发生电风暴的患者，可考虑使用静脉输入 β 受体阻滞剂。对于已经血运重建及优化药物治疗，仍反复发作 VT、VF 或电风暴的患者，可考虑植入 ICD 治疗。

4. 机械并发症

机械并发症包括游离壁破裂、室间隔穿孔、乳头肌或腱索断裂，死亡率极高，多发生于 STEMI 早期，需及时发现和紧急处理。

（1）游离壁破裂：需尽快手术做准备，可考虑行机械循环支持。

（2）室间隔穿孔：外科手术可能为 STEMI 合并室间隔穿孔伴心源性休克的患者提供生存的机会。经皮室间隔缺损封堵术也可考虑。

（3）乳头肌或腱索断裂：药物治疗包括利尿、血管扩张剂等，可使用 IABP，宜尽早外科手术治疗。

5. 心包炎

心包炎可出现在 STEMI 早期、晚期［心肌梗死综合征（Dressler 综合征）］。对心肌梗死后心包炎患者可给予抗感染治疗，优选大剂量阿司匹林，可联用秋水仙碱，不推荐糖皮质激素。

6. 栓塞

左心室可能形成血栓，血栓脱落可引起脑、肾脏、脾脏以及四肢等动脉栓塞，一般少见。若合并下肢深静脉血栓脱落，可引起肺动脉栓塞。

7. 心室壁瘤

心室壁瘤主要见于左心室，心电图表现为持续 ST 段抬高，超声心动图提示心室壁搏动减弱或矛盾运动。室壁瘤可能导致心律失常、心力衰竭、血栓形成，破裂较为罕见。其治疗主要为预防和管理心律失常、心力衰竭、血栓等并发症，包括 β 受体阻滞剂、抗凝治疗、植入型心律转复除颤器（ICD）置入、外科手术切除等。

【长期管理】

STEMI 的长期管理旨在优化患者的临床预后，改善生活质量，并预防不良心血管事件的发生。包括药物治疗、危险因素控制、生活方式调整、心脏康复以及监测随访等。具体长期管理见图 3 - 15。

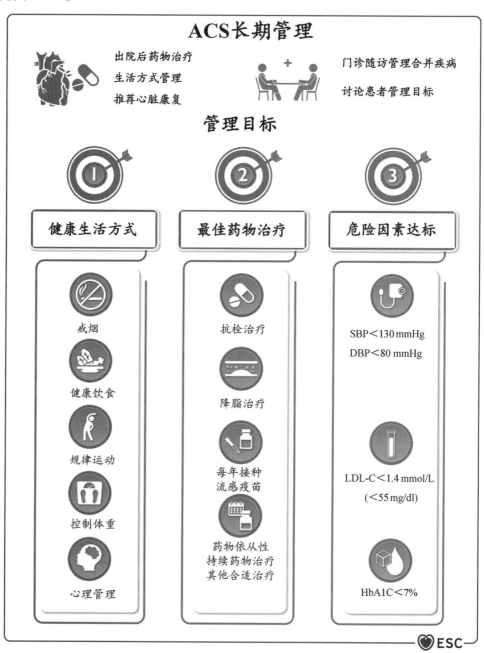

注：ACS：急性冠脉综合征；DBP：舒张压；HbA1C：糖化血红蛋白；SBP：收缩压；LDL-C：低密度脂蛋白胆固醇。

图 3 - 15 急性冠脉综合征患者长期管理

（译自 2023 ESC 急性冠脉综合征管理指南）

（1）药物治疗：包括抗血小板药物、β受体阻滞剂、ACEI/ARB以及他汀类药物，如心衰患者可考虑利尿剂及其他抗心衰药物治疗。

（2）冠心病危险因素控制：控制危险因素，促进血糖、血压以及血脂等达标。

（3）生活方式调整：戒烟、限酒、健康饮食（如地中海饮食）、运动、体重控制。

（4）心脏康复与心理支持：制订运动计划，提供心理支持，以应对患者罹患心肌梗死后出现的不良情绪（如抑郁和焦虑），促进患者重返社会。

（5）监测随访：定期随访，评价患者心功能情况，促进患者的药物依从性。

三、典型病例

【临床表现】

主诉：患者男性，60岁；胸闷痛4年，加重3 h。

现病史：患者于4年前开始出现胸闷痛不适，症状多于静息时出现，为胸骨后隐痛，发作持续数分钟，可自行缓解；3小时前，再次出现胸闷痛，位置同前，疼痛持续，难以缓解，伴冷汗，无端坐呼吸、咯粉红色泡沫痰。我院急诊行心电图检查提示：Ⅱ、Ⅲ、avF导联ST段抬高，高敏肌钙蛋白T 45 ng/L。

既往史：既往高血压病史，规律降压，具体不详，自述血压控制可；血脂升高病史，未治疗；否认糖尿病。吸烟史30年，20支/天，未戒烟。

体格检查：T 36.7 ℃，P 70次/分，R 20次/分，BP 102/68 mmHg，体重93 kg，身高175 cm。双肺呼吸音清，双下肺闻及少许湿性啰音；心脏相对浊音界无扩大，心率70次/分，心律齐，S1、S2未见明显异常，各瓣膜听诊区未闻及杂音，未闻及心包摩擦音；无双下肢浮肿。

【院前诊治】

1. 实验室检查（急诊科）

（1）心功酶：CK 235 U/L，CK-MB 19.6 U/L。

（2）D-二聚体：230 ng/ml。

（3）肾功能：Scr 101.3 μmol/L。

（4）血常规：WBC 19.88×10^9/L↑，RBC 5.55×10^{12}/L，Hgb 161 g/L，PLT 249×10^9/L，中性粒细胞比值0.805↑。

2. 技诊检查

心电图：Ⅱ、Ⅲ、avF、V6 ST段抬高，I、avL、V1～V4 ST段压低，见图3-16。

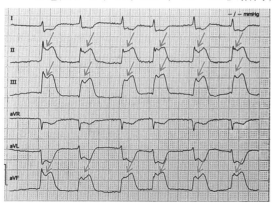 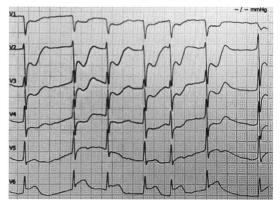

图3-16 急诊室心电图

3. 初步诊断

（1）冠心病、急性 ST 段抬高型心肌梗死 Killip Ⅱ 级。

（2）高血压 3 级（很高危组）。

（3）高脂血症。

4. 药物治疗

阿司匹林 300 mg qd；替格瑞洛 180 mg qd。

5. 直接 PCI 治疗

CAG + PCI 示：RCA 中段 100% 闭塞，可见血栓影，前向血流 TIMI 0 级；LM 未见明显狭窄，LAD 近中段狭窄 60% ~ 70%，LCX 远段狭窄 40% ~ 50%，前向血流 TIMI 3 级；诊断：冠心病三支病变。RCA 为罪犯血管。于 RCA 抽吸出少量红色血栓，于 RCA 远 - 中段串联植入 2.75 × 38 mm、3.5 × 19 mm、4.0 × 18 mm 药物洗脱支架，见图 3 - 17。

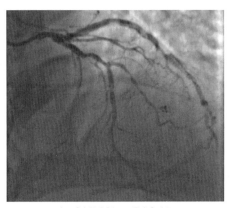

A. CAU 30°，LAO 1°

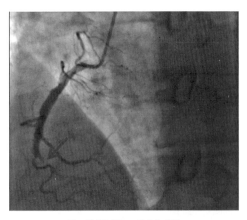

B. CAU 3°，LAO 32°

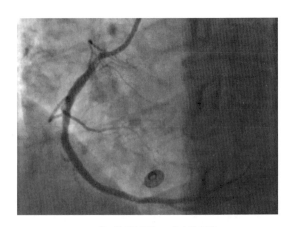

C. CAU 19°，LAO 32°

注：A. 左冠状动脉造影图；B. 红箭头提示右冠脉状动脉（RCA）中段急性闭塞；C. 于 RCA 行直接 PCI，支架植入术后。

图 3 - 17　直接 PCI 影像

6. 院前治疗小结

患者诊断 STEMI 明确，时间窗内，有急诊 PCI 指征，入院后医疗团队迅速完成靶血管血运重建，门球时间 <90 min，FMC 至心电图时间 <10 min。

【住院期间检查】

1. 实验室检查

（1）血脂分析：TC 6.42 mmol/L↑，LDL-C 4.21 mmol/L↑，HDL-C 1.24 mmol/L。

（2）HbA1c：5.9%。

（3）血尿酸：485 μmol/L。

（4）心肌二项（峰值）：高敏肌钙蛋白 T 4556 pg/mL，NT-proBNP 1194 pg/mL。

（5）心功酶（峰值）：CK 3310 U/L，CK-MB 276.6 U/L。

（6）血常规（复查）：WBC 7.86×10^9/L，RBC 4.70×10^{12}/L，血红蛋白 135 g/L，PLT 247×10^9/L，中性粒细胞比值 0.561。

2. 技诊检查

超声心动图：符合冠心病超声改变，轻度主动脉瓣反流，LVEF 48%（图 3 – 18）。

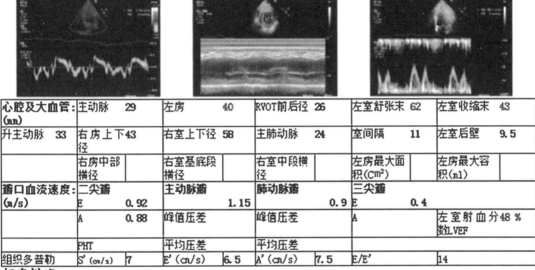

心腔及大血管(mm)	主动脉 29	左房 40	RVOT前后径 26	左室舒张末 62	左室收缩末 43
升主动脉 33	右房上下径 43	右室上下径 58	主肺动脉 24	室间隔 11	左室后壁 9.5
	右房中部横径	右室基底段横径	右室中段横径	左房最大面积(cm²)	左房最大容积(ml)
瓣口血流速度(m/s)	二尖瓣 E 0.92	主动脉瓣 1.15	肺动脉瓣 0.9	三尖瓣 E 0.4	
	A 0.88	峰值压差	峰值压差	A	左室射血分数 LVEF 48%
	PHT	平均压差	平均压差		
组织多普勒	S'(cm/s) 7	E'(cm/s) 6.5	A'(cm/s) 7.5	E/E' 14	

超声描述

    左心增大，左室下后壁及后间隔室壁运动减弱，余室壁运动正常；

    各瓣膜形态正常；

    房室间隔未见中断，未见PDA征；

    心包腔未见液性暗区；

CDFI：主动脉瓣反流，彩束面积 1.5cm²；

        三尖瓣反流，彩束面积 1.0cm²。

超声提示

    符合冠心病超声改变，左室收缩舒张功能减低

    轻度主动脉瓣反流

图 3 – 18 超声心动图

【诊断】

（1）冠心病、急性 ST 段抬高型心肌梗死（下、后壁）、三支病变 Killip Ⅱ级。

（2）高血压 3 级（很高危组）。

（3）高脂血症。

（4）高尿酸血症。

【住院治疗】

1．一般治疗

心电检测、生命体征检测、血氧监测。

2．药物治疗

（1）抗血小板药物。

阿司匹林 100 mg 口服 qd，替格瑞洛 90 mg 口服 bid。

（2）降血脂药物。

阿托伐他汀 20 mg 口服 qd，阿利西尤单抗注射液 75 mg 皮下注射 q2w。

（3）降血压药物。

蒙诺 10 mg 口服 qd。

（4）抗心绞痛药物。

倍他洛克缓释片 11.875 mg qd；单硝酸异山梨酯缓释片 30 mg 口服 qd。

利尿剂：呋塞米 20 mg 口服 qd，螺内酯 20 mg 口服 qd。

【出院治疗】

（1）低盐、低脂饮食。

（2）戒烟，心脏康复。

（3）冠心病二级预防治疗。

【分析与总结】

（1）直接 PCI 是 STEMI 最重要的治疗手段，可显著改善患者临床预后；指南要求门球时间 <90 min、FMC 至心电图时间 <10 min。本例患者为急性 ST 段抬高型心肌梗死，发病在 12 h 内，有直接 PCI 指征，入院后行直接 PCI 治疗，于 FMC 后 90 min 内完成再灌注治疗。

（2）STEMI 的救治，术后 CCU 的监护至关重要，可以监测术后恶性心律失常（如室颤）、心力衰竭、循环衰竭等并发症，早期处理，改善患者预后。

（3）双抗治疗、他汀类药物、β 受体阻滞剂、ACEI/ARB 等药物改善 STEMI 患者预后，若无禁忌，需尽早使用。

（4）出院后健康生活方式（如戒烟）、心脏康复等能够帮助患者改善预后、生活质量，重返社会。

（高智平　舟鹏）

第二节 主动脉夹层和主动脉瘤

一、典型病例

【临床表现】

患者 74 岁，女性，因"突发胸背痛 5 天"就诊。

现病史：患者于 5 天前突然出现胸背部撕裂样疼痛，向腰背部放射痛，持续性，难以忍受，伴大汗淋漓、呼吸困难，与体位改变及体力活动无关，无头晕，无恶心、呕吐，无气促，无濒死感，无晕厥，无咳嗽、咳痰，无肉眼血尿，无大小便失禁，无发热。患者至当地医院就诊，查主动脉全程 CT，提示主动脉夹层：DeBakey Ⅲ 型。血压控制稳定后转我院就诊。

查体：T 36.5 ℃，P 68 次/分，R 20 次/分，Bp 左上肢 122/53 mmHg，右上肢 145/55 mmHg，左下肢 82/51 mmHg，右下肢 72/53 mmHg。颈部未见颈静脉怒张，双肺呼吸音清，未闻及干湿啰音。律齐，各瓣膜区听诊区未闻及病理性杂音，未闻及心包摩擦音。腹软，无压痛及反跳痛，肠鸣音正常，双侧股动脉、腘动脉、足背动脉搏动无减弱，双侧对称。双下肢无水肿，生理反射存在，病理反射未引出。

既往史：高血压病病史 10 余年，不规律口服酒石酸美托洛尔片 12.5 mg qd。

【辅助检查】

主动脉 CTA：①主动脉夹层（DeBakey Ⅲ 型）；②右肾缺血和梗死，不排除患者夹层撕裂影响左侧肾脏血供。如图 3－19 所示。

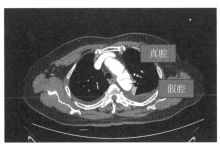

a

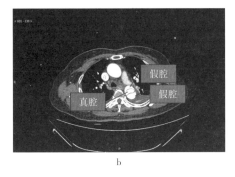

b

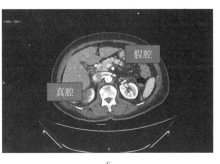

c

注：a. 主动脉弓部血管真腔、假腔；b. 降主动脉段血管真腔、假腔；c. 腹主动脉段血管真腔假腔。

图 3－19　患者主动脉全程 CTA 提示主动脉夹层

【诊断】

（1）主动脉夹层（DeBakey Ⅲ型）。

（2）高血压病3级（极高危组）。

（3）右肾缺血和梗死。

【治疗过程】

入院后予以完善血常规、生化、肝肾功能、心功酶、心电图、心脏彩超等检查。行主动脉造影＋胸主动脉腔内隔绝术。术程顺利，术后监测生命体征，患者无胸闷、胸痛，无腰背痛，血压、心率控制可，病情平稳出院。

【随访】

严格血压控制，目标血压120/80 mmHg，心率控制在70次/分以内，每年复查1次主动脉CTA。

【分析与总结】

该患者因突发胸痛就诊，为剧烈的撕裂样胸痛，在就诊时需要考虑主动脉夹层的可能。临床上可以通过查四肢血压、D－二聚体进行初步的筛查。进行主动脉全程CTA对主动脉夹层的确诊非常重要。

二、主动脉夹层

【定义】

主动脉夹层是指各种原因导致血液从主动脉内膜撕裂口进入内膜与中膜间，造成内膜、中膜撕裂，从而形成真假两腔的病理状态。主动脉内膜上的血液入口称为原发破口，在远端的破口称为继发破口。主动脉夹层是一种心血管急危重症，具有发病急、死亡率高的特点。

【分型、分期、分区】

1．分型

关于主动脉夹层的解剖分型，目前有多种分型方法，如DeBakey分型、Stanford分型。这两种分型都是临床常用的分型。

Debakey分型分为DeBakey Ⅰ型、Ⅱ型和Ⅲ型。其中，DeBakey Ⅰ型是指原发破口位于升主动脉，夹层累及升主动脉、主动脉弓、胸降主动脉甚至腹主动脉。DeBakey Ⅱ型是指原发破口位于升主动脉，夹层累及部位仅局限于升主动脉。DeBakey Ⅲ型指原发破口位于胸降主动脉左锁骨下以远，若夹层仅累及胸降主动脉则为Ⅲa型，若夹层累及腹主动脉则为Ⅲb型。

Stanford分型分为Stanford A型和Stanford B型。Stanford A型是指主动脉夹层累及升主动脉，相当于DeBakey Ⅰ型和Ⅱ型；而Stanford B型是指夹层仅累及胸降主动脉，相当于DeBakey Ⅲ型。近年来，有学者提出应对Stanford分型进行补充完善，并提出了"非A非B型"的概念，指的是Stanford B型夹层逆撕累及主动脉弓部或原发破口位于主动脉弓部的一种特殊情况。

2．分期

根据夹层发病时间对夹层进行分期，有利于选择最佳手术时机。≤14 d为急性期，15～90 d为亚急性期，超过90 d为慢性期。

【病因与危险因素】

主动脉夹层的病因目前尚未完全明确，较为公认的病因与危险因素主要包括：高血压、遗传因素［如马方综合征（Marfan syndrome）、埃勒斯－当洛斯综合征（Ehlers-Danlos syndrome）、勒斯－迪茨综合征（Loeys-Dietz syndrome）等］、先天性二叶主动脉瓣、Kommerell 憩室、主动脉缩窄、创伤等。

【临床表现】

1. 症状

（1）疼痛。

疼痛是主动脉夹层最常见的临床表现，常为突发的"撕裂样""刀割样"疼痛，多发生在主动脉走行区或映射区。Stanford A 型主动脉夹层多表现为胸痛、背痛；Stanford B 型主动脉夹层则多表现为背痛、腹痛，但两者疼痛部位存在交叉。在夹层撕裂累及髂动脉、股动脉时，可出现下肢疼痛。

（2）脏器灌注不良。

主动脉夹层累及分支血管时，可导致相应的脏器出现灌注不足、缺血甚至坏死。

（3）心脏并发症。

Stanford A 型夹层常伴有心脏并发症。夹层累及冠状动脉时，可导致急性心肌梗死、恶性心律失常等；夹层也可导致主动脉根部扩张，甚至造成主动脉瓣膜对合不良，从而发生主动脉瓣关闭不全；夹层还有可能因主动脉破裂进入心包，造成心包填塞、急性心力衰竭等。

2. 体征

夹层累积弓上分支血管或下肢血管时，可导致双上肢压差增大或上下肢压差增大。若四肢血压均较低，需考虑是否存在主动脉破裂或心包填塞。

【实验室检测】

急性主动脉夹层发生时，D－二聚体常快速升高，但 D－二聚体阴性不能除外主动脉壁间血肿、主动脉溃疡的可能。其他检测指标如 C 反应蛋白、MMP-9 对夹层的诊断仅有一定的参考价值。

【影像学检查】

主动脉夹层的诊断主要依赖于影像学，特别是全主动脉 CT 和 MR。

1. 计算机断层扫描（CT）

主动脉全程增强 CT 是主动脉疾病的首选检查手段。为了得到更加全面、准确的术前影像，建议扫描范围需从胸廓入口至耻骨联合，确保采集到弓上分支血管、双侧股动脉。建议采用心电门控技术进行采集数据。在测量经线大小时，需使用垂直中心线的平面进行测量。

2. 磁共振成像（MRI）

对于甲状腺功能亢进、妊娠、碘过敏、肾功能不全等不适合进行 CTA 检查的患者，磁共振成像可作为替代检查手段。

3. 超声心动图

经胸超声心动图具有便携性，特别适用于评估升主动脉、主动脉根部和心功能，但无法评估全主动脉，且容易受到胸廓、肺气肿、肥胖、操作者经验等影响。

【治疗】

1. 药物治疗

主动脉夹层在明确诊断后，需根据患者的病情进行镇静镇痛、控制心率和血压，从而减轻主动脉的剪切应力，降低主动脉破裂的风险。

（1）镇静镇痛。可根据疼痛程度选用哌替啶或吗啡等阿片类药物，通过镇静镇痛降低过度兴奋的交感神经，有助于控制血压和心率。

（2）控制心率。可静脉使用 β 受体阻滞剂（美托洛尔、艾司洛尔等），降低心率，延长心动周期，达到降低心室内压力变化率和剪切应力。在保证脏器的基本灌注前提下，一般可将心率降至 60 次/分。若对 β 受体阻滞剂存在禁忌的患者，可考虑使用非二氢砒啶类钙通道阻滞剂。

（3）降低血压。在控制心率的基础上，可联合使用一种或多种降压药物，使目标收缩压降至 100 ～ 120 mmHg。在心率未得到有效控制前提下，不建议单独使用硝普钠降压。因硝普钠在扩张血管降压的同时，会引起反射性的儿茶酚胺释放增加，反而加快心率和剪切应力，加重夹层的进展。

2. 手术治疗

Stanford A 型主动脉夹层在未接受手术治疗时，48 h 内死亡率约按每小时 1% 增加，1 周内死亡率高达 70%。因此，Stanford A 型主动脉夹层在明确诊断后需积极创造条件进行手术治疗。

明确 Stanford B 型主动脉夹层诊断后，还需要结合患者的临床表现及影像学对其复杂程度、危险程度进行细分。在制定策略时还需考虑到夹层的分期及病因。2022 年《Stanford B 型夹层诊断和治疗中国专家共识》提出对 Stanford B 型夹层分为非复杂型、高危型和复杂型（表 3 - 6）。

表 3 - 6　Stanford B 型主动脉夹层的细化分型

非复杂型	高危型	复杂型
无破裂征象	不可缓解的疼痛	破裂或先兆破裂
无灌注不良	无法控制的高血压	灌注不良综合征
无高危因素	血性胸腔积液	
	主动脉直径 >40 mm	
	假腔直径 >22 mm	
	单纯影像学发现的灌注不良	
	小弯侧原发破口	
	再次入院	

注：不可缓解的疼痛：予足量降压、止痛、抗焦虑治疗后，仍主诉剧烈疼痛且持续超过 12 h。无法控制的高血压：3 种不同类型的降压药按最大推荐剂量或耐受剂量治疗，仍存在高血压且持续超过 12 h。

（2）急性/亚急性复杂型 B 型夹层。对于急性/亚急性复杂型 B 型夹层，需尽快进行手术干预，以求达到封闭原发破口，促进假腔血栓化，改善分支血管的血供，防止夹层进展和破裂。手术方式上建议首选胸主动脉腔内修复术。

（3）急性/亚急性高危型 B 型夹层。对于急性非复杂型 B 型夹层，INSTEAD 研究 5 年随访结果显示，腔内治疗不仅能较单纯药物治疗有助于改善主动脉重构，还能降低远期主动脉不良事件的发生。

（4）遗传性疾病。对于马方综合征、勒斯 - 迪茨综合征、血管型埃勒斯 - 当洛斯综合征患者，虽然腔内修复不是绝对禁忌，但仍建议一般首选外科手术治疗，行主动脉替换术，降低术后再次干预的风险。

主动脉腔内修复术目前已在较多中心开展，围术期并发症（如脊髓缺血、植入后综合征、急性肾损伤、谵妄、移植物感染、夹层逆撕、新发主动脉损伤等）需要密切观察，及早处理。

【随访与治疗】

1. 随访原则

B 型主动脉夹层病人无论采用何种治疗方式，均需长期乃至终身进行规律随访。即使手术后康复出院的病人也存在新发夹层、器官缺血、夹层动脉瘤形成或破裂的风险。

2. 影像学随访

目前，影像学随访的频率尚无统一标准，一般推荐术后 3、6、12 个月，以后每年 1 次影像学随访。对于持续稳定时间 >5 年的病人，可适当放宽至 2～3 年随访 1 次。对于存在 CTA 禁忌证的病人，可行 MRI 随访。

3. 药物治疗

高血压是 B 型主动脉夹层病人术后死亡的主要危险因素。医学共识推荐的药物控制目标为血压 120/80 mmHg、心率 60～80 次/分。β 受体阻滞剂是 B 型主动脉夹层病人术后最常用的基础降压药物，其可能延缓残余夹层扩张、降低主动脉相关事件和改善病人远期生存。另外，β 受体阻滞剂降压效果不佳时，可在专科医师的指导下联用血管紧张素转化酶抑制剂（ACEI）、血管紧张素 Ⅱ 受体拮抗剂（ARB）及二氢吡啶类钙通道阻滞剂（CCB）类等降压药物。

其流程可参考图 3 - 20。

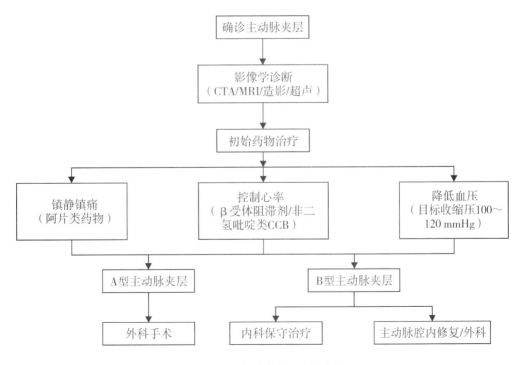

图 3 - 20　主动脉夹层治疗流程

三、主动脉瘤

【定义】

主动脉壁结构薄弱处在动脉内血压的持续作用下，会逐步造成主动脉病理性扩张膨隆，当扩张超过正常主动脉直径的50%时称为主动脉瘤。主动脉瘤的形态常呈囊状或纺锤状。

【分类】

1. 按位置分

主动脉瘤可发生在主动脉全程的任何位置，根据发生位置的不同，可分为升主动脉瘤、主动脉弓动脉瘤、降主动脉瘤、腹主动脉瘤、胸腹主动脉瘤、髂总动脉瘤等。

2. 按结构分

根据主动脉瘤壁结构的差异，可分为真性动脉瘤、假性动脉瘤和夹层动脉瘤。血管壁结构上包括内膜、中膜和外膜3层。真性动脉瘤是指主动脉因弹性减弱而整体膨大扩张，但血管壁的3层结构仍然完整。假性动脉瘤是指感染、损伤等造成血管破裂后，邻近组织在破口处形成包裹，血管壁的3层结构不完整，虽然瘤腔仍与原血管相通，但部分瘤壁并非原血管结构。夹层动脉瘤是指在血管发生夹层的基础上，血流持续进入血管壁中层导致血管直径的扩张膨大。

【临床表现】

主动脉瘤的临床表现取决于瘤体大小、受累部位、是否破裂等。主动脉瘤在早期阶段，往往因瘤体较小而无明显症状或异常体征，直到影像学检查时偶然发现。部分腹主动脉瘤在查体时可扪及搏动性包块。

主动脉瘤濒临破裂或破裂后，会发生剧烈疼痛、血压下降、心率加快等表现。胸主动脉瘤破入胸腔时，会因肺不张出现呼吸困难；破入气管、支气管时，可有咯血；破入食道或消化道时，可有呕血、血便、黑便；破入腹腔时，可表现为腹痛、腹胀等。

【影像学检查】

1. X线片

X线片对主动脉瘤仅有一定的提示作用。X线片的敏感性和特异性不高，多在体检时应用。

2. 多普勒超声

多普勒超声对升主动脉瘤、腹主动脉瘤的筛查及诊断有重要意义。腹主动脉超声可对肾下腹主动脉的直径大小、形态进行评估，特别适用于腹主动脉瘤的筛查及直径较小的腹主动脉瘤的随访。

3. 计算机断层扫描

计算机断层扫描是评估主动脉及其分支血管的首选检查手段，特别是结合门控技术的薄层CT可在短时间内采集数据，并可经多种后处理方式对主动脉的直径、形态、累及范围、附壁血栓、邻近器官进行评估，为手术策略的制定提供保障。

4. 磁共振成像

磁共振成像可作为无法进行CT检查的一种替代方案，但磁共振成像检查的时间较长，不适用于血流动力学不稳定的危重患者，也不适用于有幽闭恐惧症或体内植入金属移植物的患者。

【治疗】

1. 非手术治疗

非手术治疗的目的是通过控制危险因素，延缓主动脉瘤的增长。目前国内外指南均推荐吸烟患者应在诊断主动脉瘤后进行戒烟。药物治疗方面，应积极控制血压和心率。

2. 手术治疗

手术治疗包括开放手术、杂交手术和腔内修复术。具体的手术策略建议由包含心血管外科、心血管内科、血管外科、血管介入、影像科、麻醉科等多学科专家组成的主动脉团队进行充分评估。

（1）主动脉根部动脉瘤和升主动脉瘤。

手术指征：症状性主动脉根部动脉瘤或升主动脉瘤；无症状者，当主动脉直径≥5.5 cm时；无症状且直径<5.5 cm，但主动脉瘤快速增长，系列影像学证据提示每年增长 0.5 cm或连续两年每年增长 0.3 cm；遗传性因素相关的动脉瘤（如马方综合征），主动脉直径≥5.0 cm。

手术方式：首选外科开放手术。

（2）胸降主动脉瘤。

胸降主动脉瘤发生夹层、破裂甚至死亡的风险随着瘤体直径的增大而逐步增高（表3-7）。

表3-7 胸降主动脉瘤初始直径与 1 年内主动脉不良事件

初始直径/cm	确定的主动脉不良事件/%	可能的主动脉不良事件/%
5.0	5.5	8.0
5.5	7.2	11.2
6.0	9.3	15.6
7.0	15.4	28.1

手术指征：通常情况下，目前建议胸降主动脉瘤直径≥5.5 cm 时应进行手术干预。但对于有下列高危因素之一的，在动脉瘤直径≥5.0 cm 时也应考虑尽早手术治疗：瘤体快速增大，超过 0.5 cm/年；症状性胸降主动脉瘤；遗传性因素相关的动脉瘤（马方综合征、勒斯-迪茨综合征、血管型埃勒斯-当洛斯综合征、家族性胸主动脉瘤）；囊状动脉瘤；女性；感染性动脉瘤。

手术方式：对于遗传性因素相关的动脉瘤首选外科手术治疗。对于非遗传相关的胸降主动脉瘤，推荐首选胸主动脉腔内修复术。当动脉瘤发生破裂后，需紧急采用腔内修复术快速封堵瘤腔挽救生命，防止破口持续性出血造成失血性休克甚至死亡。

（3）腹主动脉瘤。

腹主动脉瘤在老年人中多见，一旦破裂，死亡率极高。目前国内外指南均推荐应对高龄、吸烟、男性等高危者进行筛查，早发现，早治疗。

手术指征：国外指南一般推荐腹主动脉瘤手术干预的界值为直径≥5.5 cm（男性）或≥5.0 cm（女性），但结合我国人群腹主动脉直径小于国外人群的实际情况，2022 年《腹主动脉瘤诊断和治疗中国专家共识》推荐可将干预界值放宽至直径≥5.0 cm（男性）或≥4.5 cm（女性）。对于动脉瘤破裂、动脉瘤直径年增长超过 10 mm、症状性腹主动脉瘤等也应考虑尽早手术干预。

手术方式：对全身状况良好、手术风险可控的患者，传统外科开放手术仍然是治疗腹主动脉瘤的标准术式。在解剖条件不适合腔内治疗，或感染性腹主动脉瘤等也应考虑开放手术。随着腔内技术的快速发展和广泛应用，越来越多的病例通过腔内修复术得到治疗。特别是对破裂性腹主动脉瘤，紧急进行主动脉腔内修复术能有效降低围术期死亡率及并发症发生率。在传统腹主动脉腔内修复术的基础上，近年来快速发展的开窗技术、分支支架技术、平行支架技术进一步拓展了腔内修复的应用。

参考文献

[1] HIRATZKA L F, BAKRIS G L, BECKMAN J A, et al. 2010 ACCF/AHA/AATS/ACR/ASA/SCA/SCAI/SIR/STS/SVM guidelines for the diagnosis and management of patients with thoracic aortic disease: Executive summary [J]. Catheter Cardiovasc Interv, 2010, 76 (2): 43-86.

[2] ERBEL R, ABOYANS V, BOILEAU C, et al. 2014 ESC Guidelines on the diagnosis and treatment of aortic diseases: Document covering acute and chronic aortic diseases of the thoracic and abdominal aorta of the adult. The Task Force for the Diagnosis and Treatment of Aortic Diseases of the European Society of Cardiology (ESC) [J]. Eur Heart J, 2014, 35 (41): 2873-2926.

[3] MEMBERS W C, ISSELBACHER E M, PREVENTZA O, et al. 2022 ACC/AHA guideline for the diagnosis and management of aortic disease: A report of the American heart association/american college of cardiology joint committee on clinical practice guidelines [J]. J Am Coll Cardiol, 2022, 80 (24): 223-393.

[4] SAKALIHASAN N, MICHEL J B, KATSARGYRIS A, et al. Abdominal aortic aneurysms [J]. Nat Rev Dis Primers, 2018, 4 (1): 34.

[5] 张韬, 郭伟. 腹主动脉瘤诊断和治疗中国专家共识（2022 版）[J]. 中国实用外科杂志, 2022, 42 (4): 380-387.

[6] 中国医师协会心血管外科分会大血管外科专业委员会. 急性主动脉综合征诊断与治疗规范中国专家共识（2021 版）[J]. 中华胸心血管外科杂志, 2021, 37 (5): 257-269.

（高智平　罗淞元）

 第四节　急性肺栓塞

一、典型病例

患者谭××，68 岁女性。

主诉："胸闷伴呼吸困难 1 个月，加重 2 天"入院。患者 1 个月前乘坐长途火车返乡后出现活动后呼吸困难伴胸闷不适，每次持续时间数分钟至半小时不等，伴轻度恶心不适。不伴出汗、呕吐、意识丧失等症状，休息后症状可自行缓解，患者未重视及进一步治疗。发病后患者活动耐量逐渐减退，逐渐出现平地步行 100 m 即出现明显症状，并发现右下肢水肿。

2 天前患者症状较前加重，表现为胸闷程度加重，并伴有静息时呼吸困难，就诊于我院急诊。患者有高血压、糖尿病及冠心病史，长期口服沙库巴曲缬沙坦、沙格列汀、阿司匹林、阿托伐他汀，平时血压控制于 145/90 mmHg 水平。平素务农，不嗜烟酒。已停经 10 余年，既往未口服避孕药物，育有子女 3 人，均体健。否认家族遗传病史。

入院查体：T 36.5 ℃，P 103 次/分，R 22 次/分，BP 92/64 mmHg。身高 150 cm，体重 54 kg。神志清楚，营养状况良好，各淋巴结未触及肿大。胸廓正常，双肺呼吸音清，未闻及干湿啰音。心律齐，S1 有力，A2 < P2，各瓣膜区未闻及明显杂音。腹软，无压痛、反跳痛、肌紧张。四肢肌力 V 级，病理征未引出。双下肢无水肿，四肢皮温暖。

【辅助检查】

（1）血常规：WBC 11.82 × 10⁹/L，HGB 141 g/L，PLT 214 × 10⁹/L，中性粒细胞比值 0.797。

（2）生化：葡萄糖 14.05 mmol/L，肌酐 69.2 μmol/L，尿素氮 6.28 mmol/L，ALT 21 U/L，AST 18 U/L，白蛋白 34.38 g/L，CK 83 IU/L，CK-MB 44.3 IU/L，总胆固醇 3.53 mmol/L，低密度脂蛋白 2.35 mmol/L，甘油三酯 1.18 mmol/L。

（3）乳酸：4.98 mmol/L。NT-proBNP 11453 pg/mL，肌钙蛋白 40 pg/mL。

（4）凝血功能：PT 13.3 s，APTT 31.1 s，INR 1.01，D-二聚体 10890 ng/mL。

（5）血气分析（4 L/min 鼻导管吸氧）：pH 7.40，pO_2 166 mmHg，pCO_2 28 mmHg，sO_2 99%，HCO_3-17.3 mmol/L。

（6）糖化血红蛋白 7.3%。

（7）甲状腺功能：FT3 3.68 pmol/L，FT4 19.24 pmol/L，TSH 0.176 μIU/mL。

（8）自身免疫指标、易栓症指标及抗磷脂抗体均阴性。

（9）心电图（图 3-21）。

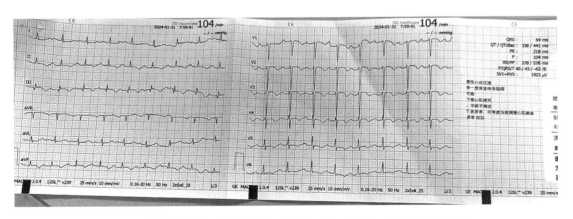

注：窦性心动过速，Ⅰ 导联可见 S 波，Ⅲ 导联可见 q 波，V1-V5、Ⅱ、Ⅲ、aVF 导联 T 波倒置。

图 3-21　心电图

患者为老年女性，既往活动耐量良好，临床症状以近期呼吸困难伴胸闷为主，活动耐量进行性减退，生命体征发现脉搏及呼吸频率增快，应进行包括急性冠脉综合征、急性主动脉综合征、急性肺栓塞及气胸在内的危及生命的急性胸痛疾病的鉴别诊断。患者久坐后出现单侧下肢水肿，现根据肺栓塞临床可能性评分为高危需高度警惕肺栓塞可能。患者的 D-二聚体明显升高，心电图表现提示右心负荷增加，均符合肺栓塞的检查表现，同时患者生命体征出现变化，NT-proBNP 明显升高，进一步提示高危肺栓塞的可能。应尽快完善超声心动图及肺动脉 CTA 明确诊断并进行危险分层。

（10）肺动脉 CTA（图 3 – 22）。

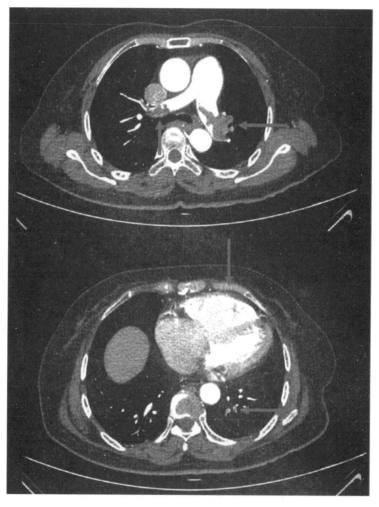

图 3 – 22　脉动脉 CTA

左右肺动脉主干及其分支内可见造影剂充盈缺损，提示肺动脉内血栓形成（红色箭头），可见右心室扩大，右心室横径：左心室横径 >1：1（蓝色箭头）。

（11）超声心动图（图3－23、图3－24）。

心腔及大血管 (mm)	主动脉 20	左房 34	RVOT前后径 25	左室舒张末 30	左室收缩末 22
升主动脉 29	右房上下径 56	右室上下径 60	主肺动脉 25	室间隔 8	左室后壁 8
	右房中部横径	右室基底段横径	右室中段横径	左房最大面积（cm²）	左房最大容积（ml）
瓣口血流速度 (m/s)	二尖瓣 E 1.0	主动脉瓣 1.3	肺动脉瓣 0.5	三尖瓣 E 0.7	
	A 0.7	峰值压差	峰值压差	A	左室射血分数LVEF 66 %
	PHT	平均压差	平均压差		
组织多普勒	S' (cm/s) 10	E' (cm/s) 6	A' (cm/s) 8	E/E'	16.67
右室功能：	右室FAC 24 %	右室壁厚度 4.6 mm	三尖瓣环M型位移 17 mm	三尖瓣环右室壁组织速度	7 cm/s

超声描述

右房、右室扩大，右室收缩减弱；左室腔偏小，室间隔展平，呈"D"字形，左室壁不厚，搏动正常；

主肺动脉内未见明显异常回声，左肺动脉开口15mm，近段见低回声团块附着，大小约21×12mm，右肺动脉开口13.6mm；

三尖瓣形态尚可，关闭不拢；余瓣膜形态尚可；

房室间隔连续完整，未见PDA；

心包腔未见液性暗区；

三尖瓣反流，彩束面积 8.2cm²，估测肺动脉收缩压 83mmHg；

肺动脉反流，彩束面积2.1cm²，估测肺动脉平均压20mmHg；

超声提示

肺动脉栓塞（请结合临床，建议进一步检查）

重度肺动脉高压

重度三尖瓣反流

轻度肺动脉反流

右室收缩功能减低

图3－23 超声心动数据

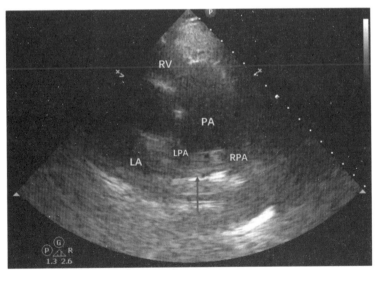

图3－24 超声图（1）

左肺动脉主干可见异常回声，考虑血栓形成（LA：左心房；RV：右心室；PA：主肺动脉；LPA：左肺动脉；RPA：右肺动脉；红色箭头：血栓），详见图 3 - 25、图 3 - 26。

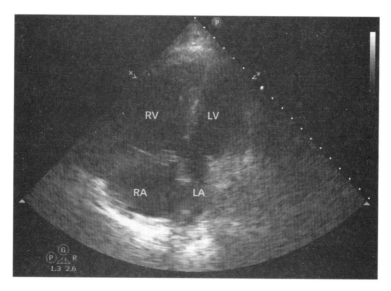

图 3 - 25 超声图（2）

心尖部四腔心切面见右心扩大（LA：左心房；LV：左心室；RA：右心房；RV：右心室）。

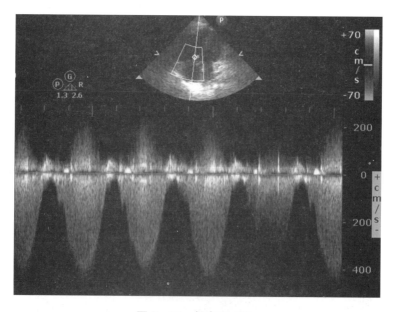

图 3 - 26 超声图（3）

多普勒血流频谱从三尖瓣反流速度估测肺动脉收缩压明显升高。

（12）下肢静脉超声见右腘静脉血栓形成（图 3 - 27）。

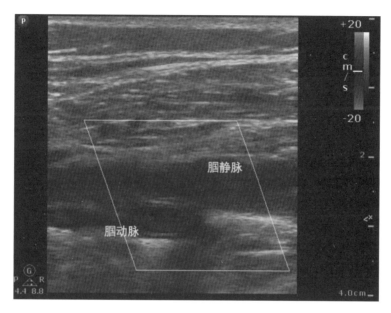

图 3 -27　下肢静脉超声图

右腘静脉内未探及彩色血流，见异常回声充盈，加压后管腔无法压缩，提示静脉血栓形成。

【治疗】

根据患者临床表现，目前可明确急性肺栓塞诊断，需要根据危险分层决定是否急诊溶栓治疗。患者现已发现右心扩大、肺动脉增宽等右心负荷增加的影像表现，并有 NT-proBNP 等生物标志物升高，危险分层应在中高危以上。同时考虑到患者心率增快，现血压较基础血压已有明显下降（降幅约 50 mmHg），虽未有明显的休克表现，仍需考虑高危肺栓塞可能。经评估，患者入院后予阿替普酶静脉溶栓治疗，推注 10 mg 后 2 h 内静脉泵入 40 mg，后续使用依诺肝素 5000AXaIU 皮下注射 q12 h 抗凝。其间患者深静脉穿刺部位出现局部血肿，血红蛋白最低降低至 61 g/L，经过输血治疗后好转。5 d 后患者病情好转，复查肺动脉 CTA 及超声心动图均较前改善。

（1）肺动脉 CTA（治疗后）（图 3 - 28）。

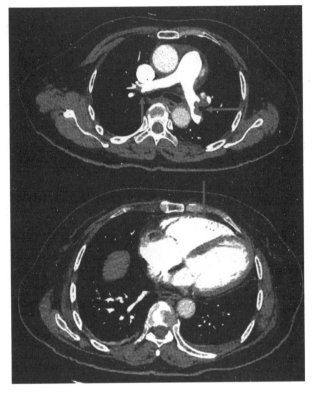

图 3 - 28　治疗后脉动脉 CTA

左右肺动脉主干及其分支内血栓较前减少（红色箭头），可见右心室较前缩小，右心室横径：左心室横径 <1：1（蓝色箭头）。

（2）超声心动图（治疗后）（图 3 - 29、图 3 - 30）。

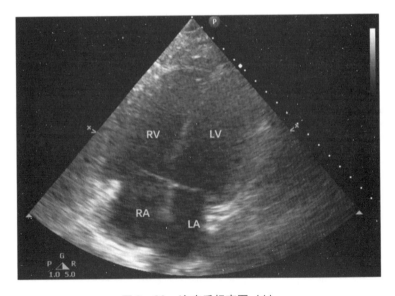

图 3 - 29　治疗后超声图（1）

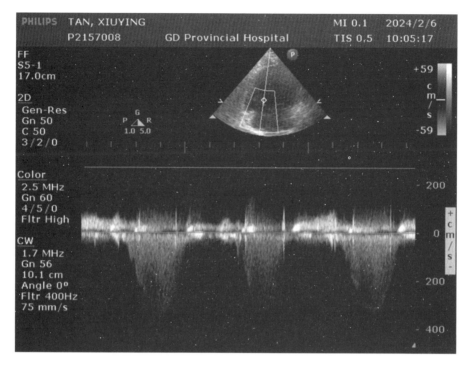

图 3-30　治疗后超声图（2）

心尖部四腔心切面见左右心比例较前恢复良好（LA：左心房；LV：左心室；RA：右心房；RV：右心室）。

经三尖瓣反流估测肺动脉收缩压较前降低，估测值 44 mmHg。

患者住院期间完善检查，未发现肿瘤、易栓症等导致长期血液高凝的疾病，低分子肝素抗凝 5 d 后改为利伐沙班 15 mg bid 口服抗凝。按目前诊疗规范，抗凝 3 个月后再次评估病情，复查超声心动图明确有无慢性血栓栓塞性肺动脉高压（CTEPH）等疾病，再决定是否需永久抗凝及其他治疗方案。

二、理论与拓展

急性肺栓塞是一种隐匿而致命的肺血管疾病，是以各种栓子阻塞肺动脉及其分支为发病原因的一组疾病。其中以肺血栓栓塞症最为常见，亦包括脂肪栓塞综合征、羊水栓塞、空气栓塞、肿瘤栓塞等。因为其他病因多为医源性或伴有其他临床状况，本章节讨论的急性肺栓塞以肺血栓栓塞症（PTE）为主。肺血栓栓塞症既可以表现为急症，易有部分表现为相对隐匿而非急性发作的病程，可能以不同的临床表现就诊于各级医疗机构，延误救治时机很可能危及患者性命。近期的国际注册登记研究显示，其 7 d 全因病死率为 1.9% ～ 2.9%，30 d 全因病死率为 4.9% ～ 6.6%。对于这一致命的疾病，临床医生需要保持高度的警惕。

PTE 最主要的血栓来源是下肢的深静脉血栓形成（DVT）。PTE 与 DVT 两者合称为静脉血栓栓塞症（VTE），两者具有相同的易患因素，是 VTE 在不同部位、不同阶段的两种临床表现形式。

【静脉血栓栓塞症的危险因素】

评估静脉血栓栓塞症的危险因素是诊断急性 PTE 的第一步。VTE 的危险因素包括静脉血流淤滞、血管内皮损伤及血液高凝状态三大方面，亦称 Virchow 三要素，其中又包括遗传性及获得性两类。

遗传性因素由遗传变异引起，以反复发作的动、静脉血栓为主要临床表现。获得性因素多为暂时性或可逆性的，如手术、创伤、急性内科疾病、导致血栓易发的慢性疾病、恶性肿瘤、静脉置管/起搏器留置等。其中，不同恶性肿瘤的 VTE 风险不同，且恶性肿瘤活动期的 VTE 风险增加。对于育龄期妇女，妊娠/产褥期以及口服避孕药也是重要的 VTE 危险因素，在收集病史时需要关注。

VTE 与动脉粥样硬化有共同的危险因素，如吸烟、肥胖、高胆固醇血症、高血压、糖尿病等。年龄也是 VTE 的独立危险因素，与 VTE 发生的风险呈正相关。

静脉血流淤滞方面的危险因素多与患者的近期生活经历有关，在以呼吸困难或胸痛症状就诊的患者中需要重点关注。对于生活不能完全自理的患者，瘫痪、住院等都是典型的危险因素。对于生活可以自理的患者，除了长途交通工具外，打麻将等长时间久坐等活动也是非常重要的危险因素。

【急性肺血栓栓塞症的临床表现】

1. 症状

急性 PTE 的临床表现缺乏特异性，导致该病容易被漏诊或误诊。急性肺血栓栓塞症的临床表现多种多样，严重的程度差异极大，从无症状到猝死均有可能。医学教材上经典的肺栓塞三联征症状（呼吸困难、胸痛、咯血）仅在约 20% 的 PTE 患者中出现。

在肺栓塞的多种症状中，呼吸困难的发生率是最高的，80%～90% 的急性 PTE 患者均表现为呼吸困难。急性 PTE 的呼吸困难可以表现为活动后的呼吸困难或活动耐量减退。急性 PTE 导致的呼吸困难有如下特征：①突然出现的活动时呼吸困难或持续呼吸困难，如平素活动耐量良好者突然活动耐量明显减退；②用力呼吸时伴有胸痛感，常表现为胸膜炎性的疼痛；③呼吸困难出现前伴有单侧下肢或上肢的肿胀或皮温升高，即深静脉血栓形成表现；④可能伴有咯血等其他肺栓塞症状。

约一半的急性 PTE 患者会有胸痛症状，比例 40%～70%。肺栓塞患者的胸痛常为胸膜炎样的胸痛，在深呼吸时疼痛加重，暂停呼吸时疼痛可减轻或消失，这是与急性心肌梗死、主动脉夹层导致的胸痛的重要鉴别点。10%～30% 的急性 PTE 患者会出现咯血的症状，多数是因肺血栓栓塞导致的肺梗死所致。表现为猝死的急性肺血栓栓塞症患者总体比例在 1% 以下。

2. 查体

急性 PTE 的查体体征同样缺乏特异性，甚至可能难以发现阳性的查体体征。

多数急性 PTE 患者因呼吸困难导致呼吸频率增快，并有心率升高。高危的肺栓塞患者可伴有血压下降及休克的体征。约 1/4 的急性肺栓塞患者可出现发热，以低热为主。

不伴有肺梗死的急性 PTE 患者肺部查体可无阳性发现。如显著呼吸困难的患者肺部听诊未能闻及任何干湿啰音时，应充分考虑急性 PTE 的可能。

在循环方面的查体中，最容易发现的阳性体征是体循环淤血的表现，包括颈静脉充盈/怒张以及肝颈静脉回流征阳性。肺动脉瓣区闻及第二心音亢进（即 P2 亢进）可在约 1/3 的急性 PTE 患者中发现。三尖瓣区听诊时可能会闻及收缩期杂音。

3. 初步辅助检查

实验室检查及心电图结果在进行肺栓塞的确诊检查前能提供重要的鉴别诊断信息，并且在明确诊断后的危险分层中亦有重要作用。

D-二聚体是急性肺血栓栓塞症的实验室检查中非常重要的一项。D-二聚体是交联纤维蛋白在纤溶系统作用下产生的可溶解性降解产物，为特异性继发性纤溶标志物。血栓形成时因血栓纤维蛋白溶解导致D-二聚体浓度升高。D-二聚体在急性PTE的诊断中主要是在疑诊阶段起排除作用。D-二聚体对急性PTE的诊断敏感度在92%～100%，对低度或者中度临床可能性患者具有较高的阴性预测价值，如血浆D-二聚体<500 μg/L可基本排除急性PTE。需要注意，如患者PTE临床可能性高，则不应由于D-二聚体水平不高而推迟进行确诊检查。肿瘤、炎症及手术创伤等情况均可能引起血浆D-二聚体升高，因此D-二聚体对于诊断PTE的阳性预测价值较低，不能用于确诊。

血浆肌钙蛋白及脑钠肽/N-末端脑钠肽前体（NT-proBNP）均为急性肺栓塞诊断中重要的心脏标志物，也是急性PTE危险分层的重要依据。

多数急性PTE病例的心电图表现为非特异的改变，主要与右心负荷增加有关，包括V1-V4的T波改变、不完全或完全右束支传导阻滞、$S_I Q_{III} T_{III}$改变（Ⅰ导S波加深、Ⅲ导出现Q/q波及T波倒置）、肺型P波、电轴右偏及顺钟向转位等。

急性PTE病例的胸部X线片由于PTE部位肺血流减少，可发现区域性肺血管纹理变细、稀疏或消失，肺野透亮度增加；在发生肺梗死时，可表现为肺野局部浸润性阴影或尖端指向肺门的楔形阴影。

4. 确诊试验

急性PTE的确诊试验需要在上级医疗中心的急诊或专科进行，包括肺动脉CT血管成像（CTPA）、核素肺通气/灌注显像（V/Q显像）、肺动脉核磁共振血管成像（MRPA）以及肺动脉造影检查。这些检查均通过不同手段确证肺动脉内的血栓导致的血管堵塞，明确诊断疾病的病因。除了肺血管的血栓栓塞以外，PTE患者还需要寻找其他深静脉血栓的证据以完整评估病情，包括肢体血管的血管超声、CT血管成像、放射性核素静脉显像、核磁共振血管成像及静脉造影等。

【急性肺血栓栓塞症的诊断】

急性PTE的诊断包括疑诊、确诊、求因、危险分层4个步骤。由以上的临床表现可以看出，肺血栓栓塞症除了确诊试验外，缺乏单一的特异性判断手段，因此在疑诊步骤的充分评估至关重要，是全科医生对急性PTE诊疗的关键。

1. 疑诊

因出现肺栓塞相关症状就诊的患者均应进行肺血栓栓塞症临床可能性的评估。PTE的临床可能性可以通过临床评分的方式进行，目前常用的评分方法包括简化Wells评分以及修订版Geneva评分，详见表3-8。这两种评分均将PTE临床可能性分为低度可能、高度可能两层。

当PTE临床可能性评估高度可能时，患者无须常规行D-二聚体检查等待结果，可直接进行确诊试验以明确是否存在急性PTE，全科医生应协助患者尽快至急诊或专科就诊。当PTE临床可能性评估为低度可能时，需进一步行D-二聚体检查，如血浆D-二聚体<500 μg/L可基本排除急性PTE，否则应进一步行PTE确诊试验明确。

表 3 –8　肺血栓栓塞症临床可能性评分

简化 Wells 评分	计分	修订版 Geneva 评分	计分
PTE 或 DVT 病史	1	PTE 或 DVT 病史	1
4 周内制动或手术	1	2 个月内手术或骨折	1
活动性肿瘤	1	活动性肿瘤	1
心率（次/分）≥100	1	心率（次/分）75 ~ 94	1
咯血	1	≥95	2
DVT 症状或体征	1	咯血	1
其他鉴别诊断的可能性低于 PTE	1	（1）单侧下肢疼痛	1
		（2）下肢深静脉触痛及单侧下肢水肿	1
		（3）年龄 >65 岁	1
临床可能性		临床可能性	
低度可能	0 ~ 1	低度可能	0 ~ 2
高度可能	≥2	高度可能	≥3

2．确诊

确诊环节一般由急诊医师或专科医师进行，需根据患者的血流动力学是否稳定进行。如急性 PTE 高度临床可能的患者血流动力学不稳定，应尽早行 CTPA 检查确诊；如条件不允许行 CTPA，则应早行超声心动图，发现相应征象则启动治疗。如急性 PTE 高度可能，或急性 PTE 低度可能但 D – 二聚体升高时，可通过 CTPA、核素检查，确诊后启动 PTE 治疗。

3．求因

PTE/DVT 的病因跟患者是否需要长期口服抗凝药物有密切关系，从而影响患者其他慢性病用药的方案。急性 PTE/DVT 的抗凝疗程最少为 3 个月，除了复发性 VTE、存在明确残余血栓及 D – 二聚体持续升高等情况需要评估延长抗凝疗程以外，患者 VTE 相关危险因素持续存在或未能发现明确的危险因素时也需要评估延长抗凝疗程。常见的 VTE 的危险因素见表 3 –9。

表 3-9 静脉血栓栓塞症的常见危险因素

遗传性危险因素	获得性危险因素		
	血液高凝状态	血管内皮损伤	静脉血流瘀滞
抗凝血酶缺乏 蛋白 S 缺乏 蛋白 C 缺乏 V 因子 Leiden 突变（活性蛋白 C 抵抗） XII 因子缺乏 纤溶酶原缺乏 纤溶酶原不良血症 血栓调节蛋白异常 纤溶酶原激活物抑制因子过量 非"O"血型	高龄 恶性肿瘤 抗磷脂抗体综合征 口服避孕药 妊娠/产褥期 静脉血栓个人史 静脉血栓家族史 肥胖 炎症性肠病 肝素诱导血小板减少症 肾病综合征 真性红细胞增多症 巨球蛋白血症 植入人工假体	手术（多见于全髋关节或膝关节置换） 创伤/骨折（多见于髋部骨折和脊髓损伤） 中心静脉置管或起搏器 吸烟 高同型半胱氨酸血症 肿瘤静脉内化疗	瘫痪 长途航空或乘车旅行 急性内科疾病住院 居家养老护理

4. 危险分层

急性 PTE 诊断中的危险分层步骤在急诊或者专科进行，以决定下一步的关键治疗方案。急性 PTE 分为低危、中危、高危 3 个危险分层。急性 PTE 低危患者在抗凝治疗以外不应常规行溶栓或介入/手术治疗。急性 PTE 高危患者则需接受溶栓治疗，当患者存在溶栓禁忌时则应考虑行介入/手术治疗。近年的指南根据影像学上右心功能不全的表现与实验室指标中心脏生物学标志物升高（肌钙蛋白/BNP/NT-proBNP）将 PTE 中危再进一步分为中低危及中高危两层，同时满足影像学和实验室指标两项为中高危，只满足其中一项为中低危。PTE 中高危患者可根据临床情况评估是否需进一步行溶栓或介入/手术治疗。按照 2018 年中国《肺血栓栓塞症诊治与预防指南》的推荐，可采用表 3-10 中的危险分层方式。

表 3-10 肺血栓栓塞症危险分层

危险分层	休克或低血压	影像学（右心功能不全表现）	实验室指标（心脏生物学标志物升高）
高危	+	+	+/-
中高危	-	+	+
中低危	-	+/-	-/+
低危	-	-	-

【早期处理流程】

急性 PTE 是一种临床表现特异性较低但死亡风险高的临床疾病，漏诊或延误诊治的后果严重，在社区卫生服务中心处理的主要目标是及时发现、避免漏诊、尽早转诊。

1. 临床可能性评估及联系转诊

对于症状存在急性 PTE 可能的患者需马上进行 PTE 临床可能性评估。如患者 PTE 临床可能性为高度可能，应尽快联系转诊以进行确诊试验。如患者 PTE 临床可能性为低度可能，应尽快行血浆 D－二聚体检查：如 D－二聚体 < 500 μg/L 可基本排除急性 PTE，但临床症状难以用肺栓塞以外的疾病解释时仍应保持警惕；如 D－二聚体 ≥ 500 μg/L 则应尽快联系转诊以进行确诊试验等。

2. 急性肺栓塞高度可能患者的处理

当评估可疑肺栓塞患者为急性 PTE 高度可能或 D－二聚体显著升高时，可进行以下处理：

（1）马上测血氧饱和度，如出现降低需予吸氧等呼吸支持，并持续监测血氧饱和度。

（2）如条件允许，予心电监护、血压及呼吸频率监测，评估有无休克。

（3）条件允许时可床边完善心电图、动脉血气分析等相关检查评估。

（4）嘱患者卧床，避免用力，如患者存在排便困难则需给予通便等辅助，因为部分 DVT 患者用力排便时可能导致血栓进一步脱落甚至"反常栓塞"现象，即静脉血栓通过心内右向左分流引起体循环栓塞。

（5）如患者出现休克表现，应予多巴胺、去甲肾上腺素等升压药物支持。

（6）对于焦虑和有惊恐症状的患者应予安慰，可适当应用镇静剂；胸痛者可予止痛剂；对于有发热、咳嗽等症状的患者可予对症治疗以尽量降低耗氧量；对于合并高血压的患者，应尽快控制血压。

（7）急性肺栓塞的早期药物治疗主要是抗凝药物治疗，如患者无禁忌且有用药条件时，可以早期使用低分子肝素等胃肠外抗凝药物治疗。

3. 肺动脉血运重建治疗

在完成早期处理后，根据患者的危险分层决定是否需进行肺血管的血运重建，包括溶栓治疗、肺动脉介入治疗以及外科手术治疗。

4. 长期治疗

急性肺动脉栓塞的患者需要抗凝治疗最少 3 个月，经过一定时间的胃肠外抗凝治疗后可过渡为口服抗凝药物治疗，可以选择华法林或直接口服抗凝药物（DOAC）。如患者规范抗凝治疗 3 个月后仍有呼吸困难表现，或超声心动图提示肺动脉升高、影像学提示慢性血栓形成，应考虑行右心导管检查评估有无慢性血栓栓塞性肺动脉高压，决定是否需进行相应治疗。

【急性肺血栓栓塞症的"红旗征"】

综合以上所述，总结急性肺血栓栓塞症的"红旗征"如下，遇到相应情况时应高度警惕肺栓塞的可能：

（1）急性起病的呼吸困难，难以使用其他疾病解释。

（2）突然出现或进展迅速的活动后呼吸困难或活动耐量减退。

（3）呼吸困难伴下肢或上肢水肿/皮温升高/疼痛。

（4）呼吸困难伴胸膜性的胸痛。

（5）呼吸困难、胸痛、咯血三联征。

（6）非特异的胸痛症状伴有血压下降，尤其是心电图存在右心负荷增加的改变。

（7）长时间制动、外科手术等诱因后出现的呼吸困难。

（8）肿瘤患者突然出现的呼吸困难。

（9）慢性心力衰竭患者突然出现病情加重，伴有胸膜性胸痛、咯血等肺栓塞相关症状。

（10）呼吸困难伴 D – 二聚体明显升高。

（11）呼吸困难伴右心负荷增加的心电图改变，包括 V1 – V4 的 T 波改变、不完全或完全右束支传导阻滞、$S_1Q_{III}T_{III}$ 改变（Ⅰ导 S 波加深、Ⅲ导出现 Q/q 波及 T 波倒置）、肺型 P 波、电轴右偏及顺钟向转位等。

（高智平　梁颖聪）

第五节　室性心动过速、室扑和室颤

一、典型案例

患者为 19 岁女性，因"反复晕厥 1 年"就诊。门诊多次普通心电图和动态心电图提示"窦性心律，频发室性早搏，RonT 现象"。后行 72 小时动态心电图记录到 RonT 型室性早搏（简称室早）诱发尖端扭转型室性心动过速（图 3 – 31）。患者拒绝植入型心律转复除颤器，予行室早射频消融术成功。随访 3 年再无晕厥发作，多次动态心电图提示"窦性心律"，未记录到室早和 TdP。

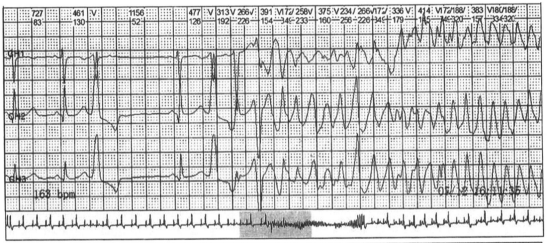

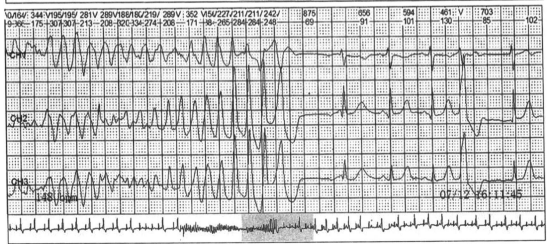

图 3 – 31　动态心电图

室性心律失常在临床上较为常见，包括室早、室性心动过速（简称室速）、心室扑动（简称室扑）和心室颤动（简称室颤）。其中室速是一种严重的快速心律失常，可发展为心室颤动，是导致患者临床上心脏性猝死的主要原因之一。在一些情况下室速可呈难治性，即应用常规的治疗方法，室速难以被有效控制，或即使室速得到暂时控制，却难以维持正常的窦性心律，室速反复发作。流行病学资料显示，无症状健康者的 24 h 动态心电图监测发现非持续性室速检出率为 0%～3%。近 90% 的持续性单形性室速发生在冠心病等结构性心脏病患者，仅 10% 发生在无结构性心脏病患者。持续性多形性室速和室颤通常见于遗传性心律失常综合征患者，但目前尚无确切的统计数据。急性心肌梗死患者室颤发生率约为 15%，其中 80% 的室颤发生在心肌梗死后 6 h 内；若室颤发生在慢性心肌缺血时，1 年的复发率 > 30%。快心室率与多形性室速、室扑和室颤是心源性猝死的主要原因，中国内地年猝死人数达 54.4 万。因室速本身导致晕厥、猝死等风险对患者生命造成极大的威胁，难治性室速的诊断和治疗已经成为心内科临床的难点和热点。

二、室性心动过速

室速是指发生在希氏束分叉以下的束支、心肌传导纤维、心室肌的快速性心律失常。其频率超过 100 次/分，系连续 3 个或 3 个以上的自发性室性电除极活动，包括单形非持续性和持续性室速以及多形室速。如果是心脏电生理检查中心脏电刺激所诱发的室速，则必须是持续 6 个或 6 个以上的快速性心室搏动（频率 > 100 次/分）。

【室速的病因】

室速是一种常见的快速性心律失常疾病，多见于有冠心病、心脏瓣膜病、心肌病、心力衰竭等器质性心脏病的患者，少数见于与遗传因素有关的离子通道病，如长 QT 间期综合征、Brugada 综合征等。此外，电解质紊乱、抗抑郁药、洋地黄及其他抗心律失常药物也会诱发室速。

【室速的分类】

（1）根据持续时间，室速分为：持续性室速（发作时间大于 30 s）及非持续性室速（发作时间小于 30 s）。

（2）按起源部位分为：左心室速、右心室速和束支折返性室速。起源于左心室的室速通常表现为右束支传导阻滞的形态，起源于右心室的室速通常表现为左束支传导阻滞的形态。束支折返性心动过速大多发生在心肌病的基础上。

（3）按有无基础心脏病分为：特发性室速和合并器质性心脏病室速。特发性室速多发生于无器质性心脏病依据的患者。合并器质性心脏病室速常发生于各种器质性心脏病患者。最常见的病因为冠心病，特别是心肌梗死。

（4）按心电图表现形态分为：单形、多形和双向性室速。多形性室速的一个特殊变型被称为 TdP，表现为 QRS 波峰围绕等电位线发生扭转。双向性室速，QRS 波电轴方向交替改变，通常与洋地黄中毒有关。

（5）按临床表现分为：血流动力稳定性室速和不稳定性室速。

（6）按发生机理分为：局灶性室速和折返性室速。

【临床表现】

1. 症状

室速发作时的临床表现并不一致。患者可出现心慌、胸闷、胸痛，黑矇、晕厥。非持续性室速的人通常无症状,仅在体检或24 h动态心电图中发现。

2. 体征

听诊心率轻度不规则,第一、二心音分裂,收缩期血压可随心搏变化。如发生完全性房室分离,第一心音强度经常发生变化,颈静脉间歇出现巨大a波,当心室搏动逆传并持续夺获心房,心房与心室几乎同时发生收缩,颈静脉呈现规律而巨大的a波。

【检查】

1. 实验室检查

生化常规有助于医生发现患者是否存在电解质紊乱,帮助明确诱因。

(1)血钾:低钾血症、高钾血症等常可引起室速。

(2)血镁:低镁血症也可引起室速。血清镁减低时且常伴有其他电解质紊乱,亦可引起室速。

(3)pH:酸碱平衡失调是引起室速的其中一个因素。酸中毒往往引起室速。

2. 心电图显示有典型室速的特征

(1)宽大畸形的QRS波群。

(2)伴有房室分离、室性融合波、心室夺获。

(3)呈RBBB图形者QRS时间≥140 ms,呈LBBB图形者QRS时间≥160 ms(QRS时间>160 ms时高度怀疑室速)。

(4)胸导联QRS全部正向或全部负向(胸导联同向性)。

(5)呈束支传导阻滞图形合并电轴显著左偏,窦性心律时为RBBB,心动过速时为LBBB。

(6)出现无人区电轴(-90°~-180°),倾向为室速。

常规12导联心电图有助于室速的确定性诊断,提供关于室速发生机制的重要信息。根据心电图的QRS波形态可判定双向性室速和TdP等多形性室速,以及室速的可能起源部位,辅助判断是否存在结构性心脏病等。

3. 影像学检查

心肌瘢痕的存在很可能与患者对室速的耐受性差、严重血流动力学障碍、室速易蜕变为室颤以及猝死有关。对于大多数患者,超声心动图可以充分显示心脏的结构和功能。心脏磁共振可能会提供更为精细的心脏影像,以排除不明显的心肌瘢痕、致心律失常性右室心肌病、心脏射血功能正常的非缺血性心肌病、HCM或心脏结节病等。

【鉴别诊断】

(1)与室上性心动过速(简称室上速)伴QRS波群增宽(原来存在的束支传导阻滞)相鉴别。

(2)与逆向型房室折返性心动过速鉴别。

(3)与预激综合征(预激)合并房颤的鉴别。

【治疗】

室速大多发生在心脏病人中,可造成严重后果,增加病死率。需要采取积极治疗措施,立即终止室速的发作。其治疗原则:①室速一旦发生,应立即终止发作。对于血流动力学稳定的室速,临床上常静脉给予抗心律失常药物以终止室速的发作。对于血流动力学不稳定的室速,首选电复律治疗。无休止室速对抗心律失常药物和电复律治疗无效,急诊导管消融治疗可能是唯一的治疗措施。②消除诱因，注意低血钾，洋地黄药物的使用。③积极治疗原发病，如纠正心衰、心梗后室壁瘤的治疗等。④预防室速的复发，在室速终止后，应使用药物或非药物措施预防室速的复发。⑤防治心脏病猝死。

1. 非持续性室速（NSVT）

（1）无器质性心脏病的非持续性单形性室速：纠正可能存在的诱发因素外，一般不需特殊急诊处理。症状明显者可口服β受体阻滞剂、非二氢吡啶类钙通道阻滞剂、Ⅰc类抗心律失常药物如普罗帕酮。药物无效或不能耐受者，可行导管消融治疗。

（2）无器质性心脏病的非持续性多形性室速：应注意评价是否存在离子通道疾病（如TdP等）。

（3）发生于器质性心脏病患者的非持续室速很可能是恶性室性心律失常的先兆，应寻找并纠正可能存在的病因及诱因。在此基础上，β受体阻滞剂有助于改善症状和预后。

2. 持续性单形性室速（SMVT）

（1）特发性SMVT。

药物治疗：特发性SMVT治疗的适应证主要取决于患者的症状负荷。β受体阻滞剂和非二氢吡啶类钙通道阻滞剂疗效中等且风险小，可以首选。索他洛尔、美西律、普罗帕酮、胺碘酮等抗心律失常药疗效虽更好，但不良反应及致心律失常风险相对较高。

非药物治疗：导管消融治疗局灶性右心室流出道室速的成功率高，且操作风险低。起源于左心室流出道和左后分支型室速如若药物治疗效果不好，也可考虑行导管消融治疗。

（2）结构性心脏病SMVT。

药物治疗：结构性心脏病患者应用抗心律失常药物后发生致心律失常作用的风险增加，因此临床上常将其作为植入ICD后的辅助治疗，单用抗心律失常药物并不能提高SMVT患者的生存率。索他洛尔可以降低结构性心脏病患者SMVT的复发率，安全性与单用美托洛尔相当。与单用美托洛尔相比，胺碘酮作为二级预防药物1年内的治疗效果较好，但长期应用效果尚不明确。

非药物治疗：结构性心脏病SMVT是植入ICD的适应证，其可明确提高生存率、降低死亡率。

导管消融是一种重要的非药物治疗措施，为ICD或其他抗心律失常治疗方法的重要辅助手段。对于导管消融失败后抗心律失常药物难治性SMVT患者，可在外科消融经验丰富的医疗中心行外科消融。

放射治疗也逐渐开始应用于难治性室速。通过发射线定向损伤目标区域心肌，达到终止或减少室速发作的目的。

3. 持续性多形性室速（PMVT）

（1）治疗基础心脏病，纠正诱因。例如药物副作用和电解质紊乱，特别是TdP，多发生在Q-T间期延长时。治疗除针对病因外，可采用异丙肾上腺素、阿托品静注，或快速人工心脏起搏，忌用Ⅲ类抗心律失常药物，如胺碘酮等。静脉给予大剂量硫酸镁，对低血镁及血镁正常的难治性室速和室颤、TdP、洋地黄中毒病人均有效。对没有洋地黄中毒的病人使用镁制剂可能产生低血钾，所以同时需要补钾。

（2）ICD是不可逆性原因所致PMVT患者的主要治疗措施。对于有可能在短时间内再发PMVT且暂不适合植入ICD的患者，可考虑穿戴式心律转复除颤器治疗。

（3）抗心律失常药物治疗。先天性QT间期延长者可首选β受体阻滞剂。美西律可缩短

LQT3 的校正后的 Q‑T 间期（QTc），减少恶性心律失常事件，适用于 ICD 植入后反复电击的患者。QT 间期正常的多形性室速，可静脉应用 β 受体阻滞剂、胺碘酮、利多卡因或者尼非卡兰。

（4）由室早触发的 PMVT 患者，可考虑导管消融治疗。

（5）自主神经系统干预，降低心脏交感神经张力，进而达到抗心律失常作用。长 QT 综合征和儿茶酚胺敏感性室速，可行星状神经节和 T2‑T4 交感神经节的切除，起到心脏去交感神经化的作用。部分已经植入 ICD 而反复放电的患者，通过这样的治疗方法，可以显著减少放电的次数。此外，通过导管消融的方法进行肾交感神经消融术可用于多形性室速的治疗。

（6）基因治疗。室速基因治疗目前还处于基础研究阶段，尚未投入临床应用。对于难治性的遗传性和获得性室性心律失常，基因治疗将可能成为一种具有广阔应用前景的治疗选择。

不同类型的室速预后不同。一般室速发作越频繁，发作时频率越快，预后越差。

【预防】

防止室速最有效的方法就是改善生活方式，降低心脏病风险。有基础疾病的患者，需要强化监测，遵医嘱规范疾病管理，有效控制病情。控制血脂和血糖，戒烟限酒。减轻心理压力，做好情绪管理，确保充分的休息。应用一些可能刺激心脏的药物，用药前最好先咨询临床医生。

三、室扑与室颤

室扑是一种严重的室性异位心律，因其频率极快，极易蜕化为室颤，故持续时间较短。室颤是由于许多相互交叉的折返电活动波引起，心室发生无序的激动，致使心室规律有序的激动和舒缩功能消失。室扑或室颤均为恶性心律失常，发作时严重影响心室的排血功能，其结果为心室无排血、心音和脉搏消失、血压测不出、心脑等脏器和外周组织血液灌注停止，阿斯综合征发作和猝死。室颤是导致 SCD 的严重心律失常，也是临终前循环衰竭的心律改变。近年来通过对室颤机制的研究及导管消融治疗室颤的积极探索，已能对室颤做出一定的主动性预防。尽管 ICD 已被证实能够预防室颤的灾难性后果，但是昂贵的费用及其伴随的并发症等却限制其广泛运用。近年来有学者根据"局灶触发"理论对部分室颤患者进行了导管消融治疗，取得了一定效果。

【病因与风险评估】

室扑/室颤是心源性猝死的常见原因（约占 80%）。无论是否存在结构性心脏病，室扑或室颤都可能发生。遗传性心律失常综合征患者的心脏并无结构性变化，但常发生室扑或室颤。合并结构性心脏病的室扑或室颤多见于冠心病、心肌病、复杂先天性心脏病、瓣膜病和心肌炎等。此外，抗心律失常药物，特别是引起 QT 间期延长与尖端扭转的药物，严重缺氧、缺血、预激综合征合并房颤与极快的心室率、电击伤等亦可引起。

大量临床观察发现，室颤往往有局灶起源的触发病灶，目前文献报道较多的是普肯野纤维系统和右心室流出道。普肯野纤维‑心室肌交界处的折返激动亦可触发室颤。

室扑或室颤一旦发生，均有致死风险，预后取决于基础心脏病和抢救的及时性。无结构性心脏病患者发生室扑或室颤可能预示有遗传性心律失常倾向，应完善相关检查如静息 12 导联心电图、动态心电图、运动心电图、药物试验（包括钠通道阻滞剂激发试验、肾上腺素激发试验等）、基因检测等。结构性心脏病患者病情稳定后应常规行冠状动脉造影或冠状动脉 CT 检查；超声心动图、心脏磁共振检查有助于判断是否有心肌病、瓣膜病等。

【临床表现与诊断】

1．临床表现

对于无结构性心脏病患者，室扑或室颤发生前通常没有前驱症状，部分患者可能出现非特异性症状，如胸部不适、心悸、气短等。合并结构性心脏病患者发生室扑或室颤前多有基础心脏疾病相应的临床表现。室扑或室颤一旦发生，可造成黑矇、晕厥、意识丧失、抽搐及呼吸停止，抢救不及时可导致死亡。体格检查可见意识丧失、四肢抽搐、心音消失、无大动脉搏动、血压测不出，并出现发绀和瞳孔散大等。

2．诊断

室扑或室颤的诊断主要依据心电图和动态心电图。室扑的心电图特征表现为心室率约为 300 次/分、QRS 波呈形态规则的单形性、无明显等电位线的正弦波。室颤的心电图表现为 QRS 波、ST 段与 T 波完全消失，代之以形态不同、振幅大小各异和极不规则的室颤波。

【治疗】

一般来说，室扑/室颤的治疗包括 3 类，分别是药物治疗、ICD 和射频导管消融触发病灶。室扑和室颤一旦发生，致死风险极高。急救人员到达现场后应立即进行包括电除颤在内的心肺复苏治疗。高质量的 CPR 是抢救成功的重要保障。对于院内有目击者的室颤和无脉室速患者，若有除颤器，可立即进行电复律。

1．无结构性心脏病室扑和室颤

先天性 LQTS 患者需避免应用延长 QT 间期的药物，在 β 受体阻滞剂和（或）美西律的基础上，相应采用起搏、ICD、星状神经节切除术等治疗；获得性 LQTS 患者需停用相关药物，辅以补镁和补钾治疗，必要时通过临时起搏提高心率；对于 Brugada 综合征、早期复极综合征及特发性室扑或室颤患者，可在 ICD 治疗基础上联合药物或导管消融治疗。

2．结构性心脏病室扑和室颤

待病情稳定后应积极治疗原发病。冠心病患者应给予药物和非药物手段的冠状动脉血运重建治疗；扩张型心肌病患者应行逆转心室重构的抗心力衰竭治疗等。在此基础上规范应用 β 受体阻滞剂、胺碘酮等抗心律失常药物，植入 ICD 或导管消融治疗，以减少或预防室扑和室颤再次发生，降低患者猝死风险。

四、室速、室扑和室颤的急诊处理

【急诊处理原则】

1．识别和纠正血流动力学障碍

室性心律失常急性期应根据患者血流动力学决定处理原则。血流动力学不稳定包括低血压、休克、急性心力衰竭、胸痛、晕厥、意识障碍等。对于血流动力学不稳定者需立即电复律；对于血流动力学稳定者，应根据临床症状与心律失常类型，选用适当的药物及非药物治疗措施。

2．基础疾病和诱因的纠正与处理

基础疾病和心功能状态与室性心律失常有关，对于病因明确者，在处理心律失常时应兼顾基础疾病的治疗。

3. 衡量获益与风险

对于致命性室性心律失常，应立即采用药物或非药物治疗措施终止其发作。对于非致命性室性心律失常，需更多考虑治疗措施的安全性。

4. 治疗与预防兼顾

室性心律失常易复发，发作终止后应结合患者的病情制定预防措施、病因与诱因的防控策略。

5. 抗心律失常药物的急诊应用原则

根据基础心脏疾病、心功能状态选择抗心律失常药物。若静脉应用抗心律失常药物疗效不满意，应评估选用的药物是否恰当、剂量是否达标。不建议短期内换用或合用另外一种抗心律失常药物。联合应用的原则为单用一种抗心律失常药物无效时，考虑加用另外一种作用机制不同的药物。

【急诊药物治疗】

1. NSVT

治疗基础心脏病比治疗 NSVT 本身更重要。不主张对无症状的 NSVT 患者进行过度治疗。

2. SMVT

血流动力学不稳定的 SMVT 需立即电复律，血流动力学稳定者应根据有或无结构性心脏病制定治疗策略。要终止血流动力学稳定的 SMVT 可首选抗心律失常药，也可电复律和导管消融，流程如图 3 - 32 所示。

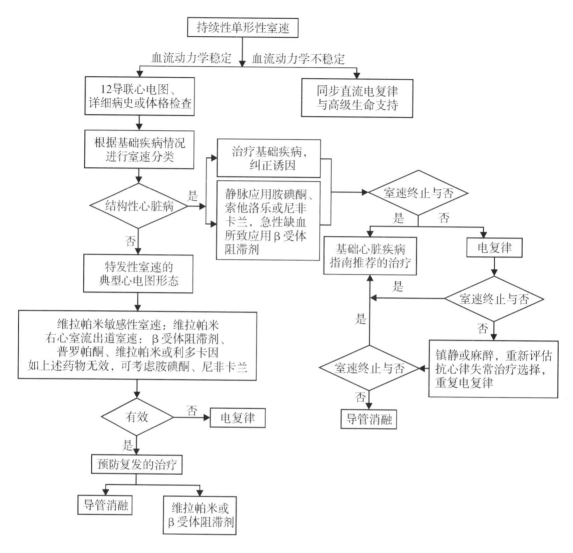

图 3-32 持续单形性室速急诊处理流程

3. PMVT

（1）急诊处理原则：血流动力学不稳定的 PMVT，应立即电复律或电除颤；血流动力学稳定者，根据 QT 间期的不同，其处理策略也相应改变（图 3-33）。

（2）TdP：伴 QT 间期延长的 PMVT 多为 TdP，常表现为反复发作的阿斯综合征，严重者可发生心源性猝死。心电图提示 QT 间期延长（获得性和先天性）。

1）获得性 QT 间期延长伴 TdP：首先寻找并停用一切可引起 QT 间期延长的药物或纠正相关因素。硫酸镁缓慢静脉注射用于发作频繁且不易自行转复者，静脉输注直至 TdP 发作明显减少和 QT 间期缩短至 500 ms 以内。积极补钾，将血钾维持在 4.5～5.0 mmol/L。与心动过缓相关的 TdP，予以临时起搏治疗。行临时起搏治疗前，异丙肾上腺素可用于提高心室率，但不适用于先天性 LQTS 或冠心病患者。阿托品也可试用于提高心室率的治疗。部分获得性 LQTS 合并 TdP 的患者可能存在潜在遗传基因异常，上述治疗措施无效时，在临时起搏基础上可考虑 β 受体阻滞剂或利多卡因治疗。不推荐使用其他抗心律失常药物。

2）先天性 QT 间期延长伴 TdP：纠正电解质紊乱。β 受体阻滞剂可作为首选，急性期即可开始应用。可使用非选择性的 β 受体阻滞剂普萘洛尔，也可选择其他制剂。通常所需剂量较大，应用至患者可耐受的最大剂量（静息心率维持在 50～60 次/分）。美西律对 LQT3可能有效。

3）QT 间期正常的 PMVT：积极纠正病因和诱因。对偶尔出现的无严重血流动力学障碍的非持续性发作者，可观察或给予 β 受体阻滞剂治疗，一般不需静脉给予抗心律失常药物。对于持续发作或反复发作者，可静脉应用 β 受体阻滞剂、胺碘酮、尼非卡兰或利多卡因。

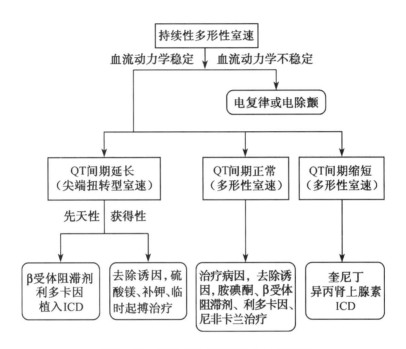

图 3-33　持续多形性室速急诊处理流程

4. 室颤或无脉性室速

室颤或无脉性室速是心脏骤停的常见形式，应立即心肺复苏（CPR）。处理流程见表3-11 和 CPR 要点。

表 3-11　心室颤动或无脉性室性心动过速急诊处理的专家推荐

推荐	推荐级别	证据级别
（1）尽早进行规范的 CPR	I	A
（2）尽早予以最大能量（双相波 200 J，单相波 360 J）非同步直流电复律。电复律后立即重新恢复 CPR，直至 5 个周期的按压与通气后再判断循环是否恢复，确定是否需再次电复律	I	A
（3）室颤或室速终止后，应进行复苏后处理，并治疗 SCA 的病因及诱因	I	A
（4）血流动力学不稳定的室性心律失常若直流电转复无效，或在最大能量电击后复发，可静脉应用胺碘酮后再次电复律	I	A

（续上表）

推荐	推荐级别	证据级别
（5）实行至少 1 次电复律和 2 min CPR 后室颤或无脉性室速仍持续时，可静脉应用肾上腺素 1 mg/（3～5）min，之后再次电复律。	Ⅱb	A
（6）心肌缺血导致的多形性室速，推荐静脉应用 β 受体阻滞剂	Ⅱa	B
（7）近期心肌梗死患者，若经电转复和抗心律失常药物治疗室速或室颤仍反复发作（电风暴）者，推荐静脉应用 β 受体阻滞剂	Ⅱa	B
（8）室颤或无脉性室速时，对 CPR、电复律和肾上腺素治疗无效时，可静脉应用利多卡因，之后再次电复律	Ⅱb	B
（9）难治性室颤、与 TdP 无关者，静脉用镁剂无益	Ⅲ	A
（10）SCA 行 CPR 时，大剂量（＞1 毫克/次）的肾上腺素并非比标准剂量有益	Ⅲ	A

注：CPR：心肺复苏；室颤：心室颤动；室速：室性心动过速；SCA：心脏骤停；TdP：尖端扭转型室性心动过速。

5．室速或室颤风暴

室速或室颤风暴是指 24 h 内发作≥3 次的危重状态，需紧急电复律、药物或非药物治疗等综合措施处理（表 3－12、表 3－13）。

表 3－12　室性心动过速或心室颤动风暴急诊处理的专家推荐

推荐	推荐级别	证据级别
（1）血流动力学不稳定者尽快电复律	Ⅰ	A
（2）纠正可逆性因素，如电解质紊乱、致心律失常药物、心肌缺血或失代偿性慢性心力衰竭	Ⅰ	C
（3）若患者已植入 ICD，应调整 ICD 的参数，以便更好地识别和终止心律失常发作	Ⅰ	B
（4）必要时评估紧急射频消融的可能性	Ⅱa	C
（5）对 SMVT、频率＜180 次/分 且血流动力学相对稳定者，可经心室电极导管行程控刺激以终止室性心动过速	Ⅰ	C
（6）抗心律失常药物：		
1）合并结构性心脏病且非 QT 间期延长的患者可首选胺碘酮	Ⅱa	A
2）抗心律失常药的基础上联合使用 β 受体阻滞剂（美托洛尔、艾司洛尔等）	Ⅱa	B
3）胺碘酮无效或不适宜时可考虑利多卡因	Ⅱa	B
4）非 QT 间期延长所致的室性心律失常可考虑应用尼非卡兰	Ⅱa	B
5）抗心律失常药物联合治疗，如胺碘酮联合利多卡因	Ⅱa	B
（7）器械支持治疗（主动脉内球囊反搏、心室辅助装置）	Ⅱa	C
（8）给予镇静、气管插管，必要时行冬眠疗法	Ⅱb	C

（续上表）

推荐	推荐级别	证据级别
（9）神经调控（胸椎硬膜外麻醉、心脏交感神经去神经支配手术）	Ⅱb	C

注：ICD：植入型心律转复除颤器；SMVT：持续性单形性室性心动过速。

表3-13 室性心律失常急诊处理静脉用药药物

药物分类	药物名称	作用特点	适应证	用药方法及剂量	注意事项	不良反应
Ⅰb类	利多卡因	钠通道阻滞剂	血流动力学稳定的室速（不作为首选）；室颤或无脉性室速	负荷量1～1.5 mg/kg（一般用50～100 mg）静脉推注，间隔5～10 min可重复，但最大量不超过3 mg/kg；负荷量后继以1～4 mg/分静滴维持	心力衰竭、肝或肾功能不全时应减少用量；连续应用24～48 h后半衰期延长，应减少维持量	意识改变；肌肉搐动、眩晕；心动过缓；低血压；舌麻木
Ⅰc类	普罗帕酮	钠通道阻滞剂；轻中度抑制心肌收缩力	特发性室速	1～2 mg/kg（一般可用70 mg），10 min内缓慢静注。单次最大剂量不超过140 mg。10～15 min后可重复，总量不超过210 mg	中重度结构性心脏病、心功能不全、心肌缺血、低血压、缓慢性心律失常、室内传导障碍、肝肾功能不全者相对禁忌	室内传导障碍加重，QRS波增宽；诱发或加重心力衰竭；诱发Brugada综合征样心电图改变
Ⅱ类	美托洛尔	β受体阻滞剂；降低循环儿茶酚胺作用。	PMVT、反复发作的单形性室速	首剂5 mg，5 min缓慢静注。间隔5～15 min可重复；总剂量不超过10～15 mg（0.2 mg/kg）	避免用于支气管哮喘、阻塞性肺部疾病、失代偿性心力衰竭、低血压患者	低血压；心动过缓
	艾司洛尔	—	—	负荷量0.5 mg/kg，1 min静注，间隔4 min可重复，静脉维持剂量50～300 μg/（kg·min）		—

（续上表）

药物分类	药物名称	作用特点	适应证	用药方法及剂量	注意事项	不良反应
Ⅲ类	胺碘酮	多离子通道阻滞剂（钠、钙和钾通道阻滞，非竞争性 α 和 β 受体阻滞作用）	室性心律失常（血流动力学稳定的单形性室速，不伴 QT 间期延长的多形性室速）；心肺复苏	负荷量 150 mg，10min 静注，间隔 10～15 min 可重复，可继以 1 mg/min 静脉输注，24 h 最大量不超过2.2 g 心肺复苏则 300 mg 或 5 mg/kg 稀释后快速静注。如循环未恢复，可再 150 mg 或2.5 mg/kg 稀释后快速静注追加 1 次。若循环恢复，为预防心律失常复发，可以按照上述予维持量	QT 间期延长的 TdP 禁用。	低血压；心动过缓、房室阻滞；TdP；静脉炎；肝功能损害
	索他洛尔	激活延迟整流钾通道的竞争性抑制剂，非竞争性 β 受体阻滞作用	室速、室颤、室早	静脉起始每次 75 mg，每日 1～2 次，最大每次 150 mg，每日 1～2 次，每次至少 5 h 静脉滴注	QT 间期 > 450 ms；失代偿心力衰竭；支气管哮喘发作期，Ccr < 40 mL/min 的患者禁用	心动过缓；TdP
	尼非卡兰	选择性阻滞快速激活整流钾通道	其他药物无效或不能使用情况下的危及生命的室速或室颤	负荷量 0.3～0.5 mg/kg，5 min 静注。0.4～0.8 mg/（kg·h）静滴，重复单次静脉注射时应间隔 2 h	监测 QT 间期	QT 间期延长导致 TdP

(续上表)

药物分类	药物名称	作用特点	适应证	用药方法及剂量	注意事项	不良反应
IV类	维拉帕米	非二氢吡啶类钙通道阻滞剂	特发性室速、极短联律的PMVT	维拉帕米：2.5～5.0 mg，2 min静注。15～30 min后可重复。累积剂量可用至20～30 mg	不能用于收缩功能下降的心力衰竭。	低血压；诱发或加重心力衰竭
	地尔硫草			地尔硫草：0.25 mg/kg，2 min静注，10～15 min后可追加0.35 mg/kg静注。1～5 μg/（kg·min）静注	不能用于收缩功能下降的心力衰竭。	低血压；诱发或加重心力衰竭
—	硫酸镁	细胞钠钾转运的辅助因子	伴有QT间期延长的PMVT	1～2 g，15～20 min静注，0.5～1.0 g/h静注	注意血镁浓度	中枢神经系统毒性；呼吸抑制

注：室速：室性心动过速；室颤：心室颤动；PMVT：持续性多形性室性心动过速；TdP：尖端扭转型室性心动过速；室早：室性早搏；Ccr：肌酐清除率。

【急诊非药物治疗】

1. 电复律

非同步电复律适应证：①室颤或无脉性室速；②某些无法实行同步电复律的多形性室速。非同步电除颤期间需持续心电监护。

同步直流电复律适应证：SMVT，尤其适用于血流动力学障碍及药物治疗无效者。复律过程与成功转复后，均须严密监测心律、心率、呼吸、血压、神志等变化。

2. 临时起搏术

适应证包括：①长间歇依赖的TdP；②经起搏电极发放程序电刺激终止某些SMVT。

参考文献

[1] 中华医学会心电生理和起搏分会、中国医师协会心律学专业委员会. 室性心律失常中国专家共识基层版［J］. 中华心律失常学杂志，2022，31：77-98.

[2] EZZEDDINE F M，DARLINGTON A M，DESIMONE C V，et al. Catheter ablation of ventricular fibrillation［J］. Card Electrophysiol Clin，2022，14（4）：729-742.

[3] EZZEDDINE F M，WARD R C，ASIRVATHAM S J，et al. Mapping and ablation of ventricular fibrillation substrate［J］. J Interv Card Electrophysiol，2023，Online ahead of print.

[4] TILZ R R，FEDELE L，SATOMI K，et al. Idiopathic ventricular fibrillation［J］. Herz. 2007，32（3）：233-239.

[5] CUCULICH P S，SCHILL M R，KASHANI R，et al. Noninvasive cardiac radiation for abla-

tion of ventricular tachycardia［J］. N Engl J Med. 2017，377（24）：2325 - 2336.

（高智平　廖自立）

 第六节　高血压急症

一、典型病例

【临床表现】

主诉：68 岁男性，发现血压高 10 年，头痛 4 h 就诊。

现病史：患者于 10 年前体检时发现血压升高，当时血压为 148/83 mmHg，之后多次诊室和家庭自测血压均高于 140/90 mmHg，自诉诊室血压最高达 180/100 mmHg，曾服用氨氯地平和厄贝沙坦治疗，但未规律服药，也未定期监测血压，平素偶有头痛不适，休息后数小时或服用止痛药后可缓解。4 h 前无明显诱因再次出现头痛，在家多次测量血压波动在（160 ～ 180）／（90 ～ 105）mmHg，伴有恶心，呕吐 1 次，为胃内容物，右侧肢体麻木和活动障碍，无口角歪斜和言语不清。今为进一步诊断治疗收入院。起病以来患者无胸闷痛和气促不适，无心悸，无腹痛腹泻。胃纳正常，睡眠较差，二便正常，体重无明显改变。

既往史：否认冠心病、脑卒中和糖尿病等病史。无输血史，否认肝炎、结核病史，否认外伤史，否认食物及药物过敏史。预防接种史不详。

家族史：否认家族遗传倾向的疾病，否认家族传染病。

个人史：生于原籍，否认近期疫区及流行病区接触史，否认工业毒物及放射性物质接触史，饮酒，无吸烟史，无冶游史及性病史。婚育史：适龄结婚，育有 1 子 1 女，子女均体健。

体格检查：T 36.5 ℃，P 103 次/分，R 18 次/分，BP 190/100 mmHg；一般情况可，双侧瞳孔等大等圆，直径 3 mm，对光反射存在。心前区无隆起及凹陷。心尖冲动位于左第 5 肋间锁骨中线处，搏动范围 1 cm，剑下未见心脏搏动。心尖冲动位于左第 5 肋间锁骨中线处，无抬举感，未触及震颤，无心包摩擦感。心浊音界向左扩大。

听诊：心率 102 次/分，节律齐。A2 > P2，心音正常，各瓣膜听诊区未闻及杂音，无心包摩擦音。附加心音无。

【辅助检查】

（1）心电图：窦性心动过速。

（2）头颅 CT 平扫：①左侧基底节区可见高密度影，考虑脑出血可能，出血量约 5 mL；②双侧侧脑室旁小片状白质密度减低影，多考虑白质脱髓鞘表现。心房彩超：左房扩大，左室肥厚，主动脉瓣轻度狭窄，LVEF 60%。

（3）实验室检查：尿常规：尿蛋白：+；血常规：白细胞 8.15×10^9/L；中性粒细胞百分比 71.2 %；红细胞 4.80×10^{12}/L；血红蛋白 155 g/L；血小板：230×10^9/L；急诊生化：血钾 3.8 mmol/L，肌酐 116 μmol/L，eGFR 59 mL/（min・1.73 m²），随机血糖 8.5 mmol/L。

【诊断】

高血压病 3 级，极高危组；高血压急症。

诊断依据：

（1）老年男性，"发现血压升高 10 年，头痛 4 h"。

（2）既往未规律服用降压药物治疗。

（3）急性起病，恶心伴呕吐。

（4）头颅 CT 平扫提示左侧基底节区脑出血。

【鉴别诊断】

（1）肾性高血压：尿蛋白＋，eGFR 59 mL/（min·1.73 m²），患者既往无明确肾小球肾炎等病史，无血尿和下肢或颜面浮肿史，考虑可能性小，可完善双肾彩超检查评估肾脏大小以及 24 h 尿白蛋白/肌酐比值。

（2）嗜铬细胞瘤：患者有头痛和心动过速表现，但无大汗淋漓和颜面苍白，症状非突发性，考虑可能性不大，完善血/尿香草基杏仁酸检查及肾上腺 CT 检查。

【治疗原则】

降压、保护靶器官，以及对症支持治疗。

【治疗过程】

（1）血压紧急处理。急性脑出血时血压升高是脑血管自动调节机制，目前是否需要采取降压治疗仍存在争议，因为降压可影响脑血流量，导致低灌注或脑梗死，但血压持续升高可能增加脑出血，并使脑水肿恶化。目前建议急性脑出血的降压治疗方案为：SBP > 220 mmHg 时应积极使用静脉降压药物降低血压。患者 SBP > 180 mmHg 时可使用静脉降压药物控制血压，160/90 mmHg 可作为参考的降压目标值。

（2）控制血管源性脑水肿：脑出血后 48 h 水肿达到高峰，维持 3～5 d 或更长时间后逐渐消退。脑水肿可使颅内压增高和导致脑疝，是脑出血主要死因。常用皮质类固醇减轻脑出血后水肿和降低颅内压；脱水药只能短暂作用，常用 20% 甘露醇、10% 复方甘油和利尿药如呋塞米等；或用 10% 血浆白蛋白。

（3）早期积极降压是安全的，但是否能够改善预后还有待进一步验证。在降压治疗期间应严密观察血压的变化，每隔 5～15 min 进行 1 次血压监测。

二、理论与拓展

【定义】

高血压急症是指原发性或继发性高血压患者在某些诱因作用下血压突然和急剧升高（>180/120 mmHg），同时伴有进行性心、脑、肾等重要靶器官功能不全的表现，包括高血压脑病、高血压伴颅内出血（脑出血和蛛网膜下腔出血）、脑梗死、心力衰竭、急性冠状动脉综合征（不稳定型心绞痛、急性心肌梗死）、主动脉夹层、围术期高血压、子痫前期或子痫等。高血压亚急症是指血压显著升高但不伴急性靶器官损害，患者可以有血压明显升高造成的症状，如头痛、胸闷、鼻出血、烦躁不安等。多数患者服药依从性不好或治疗不足。区别高血压急症与高血压亚急症的标准并非血压升高的程度，而是有无新近发生的急性进行性的靶器官损害。急性进行性加重的高血压导致的靶器官损害是高血压急症的突出特征和决定患者预后的关键因素，应当尽快评估是否存在靶器官功能损害的进展，对早期识别高血压急症患者并给予及时治疗以改善患者预后至关重要。具体步骤见表 3 – 14 和图 3 – 34。

【高血压急症的治疗】

（1）治疗原则：应持续监测血压及生命体征；去除或纠正引起血压升高的诱因及病因；

尽快静脉应用合适的降压药控制血压，以阻止靶器官进一步损害，对受损的靶器官给予相应的处理；降低并发症并改善结局。当在患者出现血压显著升高时，要对患者进行病史采集、体格检查及必要的实验室检查，并对患者进行临床评估，积极查找引起患者血压急性升高的诱因和相关临床情况。特别要注意，一定要评估患者是否存在靶器官损害，若存在，明确损害部位，还要评估损害程度。当判断患者为高血压急症时，应及时予以紧急有效的降压治疗，如给予静脉降压药物等。根据临床具体情况进行药物选择，单药还是联合使用，并预防或减轻靶器官的进一步损害，同时，要积极去除引起血压急性升高的、可逆的临床情况或诱因，在短时间内使病情得到缓解，预防进行性或不可逆性的靶器官损害，降低患者的死亡率。

（2）药物选择：根据受累的靶器官及肝肾功能状态选择药物。理想的药物应能预期降压的强度和速度，保护靶器官功能，并方便调节。主要考虑以下因素：选择静脉给药方式为主；选择作用时间短，且停药后作用消失快的药物；选择降压效果明显，降压过程平稳的药物；选择对改善重要器官灌注有保护作用的药物；选择不良反应少、安全性较好的药物。经过初始静脉用药血压趋于平稳，可以开始口服药物，静脉用药逐渐减量至停用。

（3）降压的幅度及速度：在不影响脏器灌注基础上降压，渐进地将血压调控至适宜水平。初始阶段（1 h 内）血压控制的目标为平均动脉压的降低幅度不超过治疗前水平的 25%。在随后的 2～6 h 内将血压降至较安全水平，一般为 160/100 mmHg 左右。如果可耐受，在以后 24～48 h 逐步降压达到正常水平。对于妊娠合并高血压急症的患者，应尽快、平稳地将血压控制到相对安全的范围（<150/100 mmHg），并避免血压骤降而影响胎盘血液循环。

（4）注意事项：高血压急症的血压控制是在保证重要脏器灌注基础上的迅速降压。已经存在靶器官损害的患者，过快或过度降压容易导致其组织灌注压降低，诱发缺血事件，应注意避免。

（5）高血压亚急症的治疗：在 24～48 h 内将血压缓慢降至 160/100 mmHg。没有证据证明紧急降压治疗可以改善预后。可通过口服降压药控制，如 CCB、ACEI、ARB、β 受体阻滞剂、α 受体阻滞剂等，还可根据情况应用袢利尿剂。初始治疗可以在门诊或急诊室，用药后观察 5～6 h。急诊就诊的高血压亚急症患者在血压初步控制后，应调整口服药物治疗的方案，定期至门诊调整治疗。

【常见高血压急症及治疗】

（1）高血压脑病：通过降低血压恢复脑血流自身调控，打断高血压—脑水肿—颅高压的恶性循环，防止脑疝形成；不建议短时间降至基础水平以下，避免脑血流量降低而加重脑损伤。建议 1 h 内将收缩压降低 20%～25%，或舒张压降至 100～110 mmHg。药物以静脉给药为主。可选择尼卡地平、拉贝洛尔、乌拉地尔等进行治疗，但要注意以下几种情况：硝普钠可能引起颅内压增高、影响脑血流灌注等，使用需更加谨慎；对合并冠心病、心功能不全者，可选用硝酸甘油；颅内压明显升高者，应加用甘露醇、利尿剂；一般禁用单纯 β 受体阻滞剂、可乐定和甲基多巴等；合并冠心病、心绞痛、糖尿病者，慎用二氮嗪。不良反应有反射性心率增快、心搏出量增加以及升高血糖的作用。

（2）急性脑出血：建议平均动脉压降至最大值的 20%～25%。药物可选择尼莫地平、尼卡地平、ACEI 类药物等。由血管痉挛引起的缺血风险很高，尽早静脉用尼莫地平、尼卡地平可防止血管痉挛，减少脑缺血风险。

（3）急性缺血性脑卒中：建议平均动脉压降低不超过 15%～20%，舒张压在第一个 24 h 内降至不低于 100～110 mmHg。若血压 >220/120 mmHg 时应降压治疗，以利尿剂为基础，静脉用药选择拉贝洛尔、尼卡地平、乌拉地尔等，并使血压维持在略高于发病前水平。β受体阻滞剂急性期不建议使用。

（4）急性左心衰：血压建议降至140/90 mmHg，药物上选择硝普钠、硝酸甘油、利尿剂、ACEI/ARB类。硝酸甘油注射液：10 mg +5% 葡萄糖注射液或生理盐水稀释后静滴，5～10 mg +50 mL 生理盐水/葡萄糖注射液，3 mL/h 开始静脉泵入。也可根据临床情况进行调整。

（5）急性冠脉综合征：血压建议降至140/90 mmHg。药物选择硝酸酯类（心绞痛）、钙拮抗剂、ACEI/ARB、β受体阻滞剂、地尔硫䓬等。非药物治疗为紧急PCI。

（6）急性主动脉夹层：血压降至 <120 ～ 100/60 ～ 70 mmHg（<30 min）。要保证脏器有足够灌注，收缩压维持在 100 ～ 120 mmHg，心率 60 ～ 70 次/分，建议血压一般不高于120/80 mmHg。药物治疗上，首选β受体阻滞剂（重度顽固性升高合用硝普钠）。地尔硫䓬、拉贝洛尔，尼卡地平 + β受体阻滞剂或乌拉地尔。禁用或慎用增加心率及心肌收缩力的药物，详见表3 – 15、表3 – 16。

表 3 – 14　高血压急症的相关检查

常规检查	特殊检查
眼底镜检查	肌钙蛋白和脑利钠肽检查（怀疑急性冠脉综合征或心力衰竭患者）
12 导联心电图	胸部 X 线和肺组织彩超检查评估肺水肿情况（怀疑急性肺水肿患者）
血常规检查和凝血功能检查	心脏彩超检查（怀疑心肌梗死、心力衰竭或主动脉夹层）
电解质，肾功能和肝功能检查	CT 检查（怀疑主动脉瘤或夹层）
尿常规和尿蛋白/肌酐比值检查	脑部 CT 或 MR 检查（怀疑中枢神经系统受累）
育龄妇女妊娠试验	肾脏和肾血管彩超（怀疑肾脏疾病或肾动脉狭窄）
	尿药物代谢成分检查（怀疑服用可卡因或安非他命类药物）

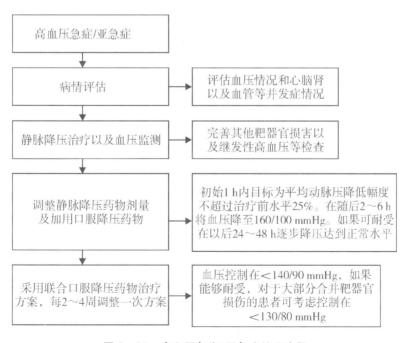

图 3 – 34　高血压急症/亚急症处理流程

表 3-15　降压治疗策略

临床表现	降压治疗时机和血压目标	首选治疗药物	其他药物
高血压急症合并急性肾衰竭	数小时内将平均动脉压降低 20%～25%	拉贝洛尔或尼卡地平	硝普钠或乌拉地尔
高血压脑病	立即将平均动脉压降低 20%～25%	拉贝洛尔或尼卡地平	硝普钠
急性冠脉综合征	立即将收缩压控制在 <140 mmHg	硝酸甘油或拉贝洛尔	乌拉地尔
急性心源性肺水肿	立即将收缩压控制在 <140 mmHg	硝普钠或硝酸甘油（可以联合呋塞米）	乌拉地尔（可以联合呋塞米）
急性主动脉夹层	立即将收缩压控制在 <120 mmHg，心率控制在 <60 次/分	艾司洛尔和硝普钠或硝酸甘油或尼卡地平	拉贝洛尔或美托洛尔
子痫和严重子痫前期	立即将收缩压控制在 <150 mmHg 和舒张压控制在 <100 mmHg	拉贝洛尔或尼卡地平联合硫酸镁	考虑终止妊娠

表 3-16　药物类型、剂量、特点和注意事项

药物	起效时间	药效持续时间	剂量	禁忌证	副作用
艾司洛尔	1 min	10～30 min	0.5～1 mg/kg 静脉注射；50～300 mg/（kg·min）静脉恒速泵入	2～3 度房室传导阻止、急性心衰、哮喘、心动过缓	心动过缓
美托洛尔	1～2 min	5～8 h	2.5～5 mg 2 min 内静脉注射；5 min 后可重复一次，最大剂量 15 mg	2～3 度房室传导阻止、急性心衰、哮喘、心动过缓	心动过缓
拉贝洛尔	5～10 min	3～6 h	10～20 mg 1 min 内静脉注射；间隔 10 min 后可增加剂量（最大剂量 80 mg）或 1～3 mg/min 静脉持续泵入直到达到目标血压	2～3 度房室传导阻止、急性心力衰竭、哮喘、心动过缓	支气管收缩，胎儿心动过缓
尼卡地平	5～15 min	4～6 h	5 mg/h 静脉恒速泵入，15～30 min 调整一次剂量，每次增加 2.5 mg，直到血压达标，最大剂量为 15 mg/h	肝功能衰竭	头痛，放射性心动过速
硝酸甘油	1～5 min	5～10 min	5～200 mg/min 静脉恒速泵入，每 5 min 调整一次剂量，每次增加 5 mg/min	—	头痛，放射性心动过速

（续上表）

药物	起效时间	药效持续时间	剂量	禁忌证	副作用
硝普钠	马上起效	1～3 min	0.3～0.5 mg/（kg·min）恒速静脉泵入，每5 min调整一次，每次增加0.5 mg/（kg·min）直到目标血压（最大剂量为10 mg/kg/min）	肝/肾功能衰竭	氰化物中毒
乌拉地尔	3～5 min	4～6 h	0.2～0.5 mg/（kg·min）恒速静脉泵入		镇静，血压反弹

参考文献

［1］ 2018 Chinese guidelines for prevention and treatment of hypertension, a report of the revision committee of chinese guidelines for prevention and treatment of hypertension［R］. J Geriatr Cardiol. 2019；16（3）：182 – 241.

［2］ WILLIAMS B, MANCIA G, SPIERING W, et al. 2018 ESC/ESH Guidelines for the management of arterial hypertension［J］. Eur Heart J, 2018；39（33）：3021 – 104.

［3］ WHELTON P K, CAREY R M, ARONOW W S, et al. 2017 ACC/AHA/AAPA/ABC/ACPM/AGS/APhA/ASH/ASPC/NMA/PCNA Guideline for the prevention, detection, evaluation, and management of high blood pressure in adults: a report of the american college of cardiology/american heart association task force on clinical practice guidelines［J］. Hypertension. 2018；71（6）：13 – 115.

［4］ UNGER T, BORGHI C, CHARCHAR F, et al. 2020 International society of hypertension global hypertension practice guidelines［J］. Hypertension. 2020：Hypertensionaha12015026.

（高智平　蔡安平）

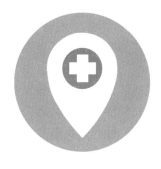

第四章 ｜ 基本技能

第一节 心肺复苏

一、定义

当患者突发心脏骤停时，迅速行动和有效干预对于患者的生存和康复至关重要。心肺复苏（Cardiopulmonary resuscitation，CPR）是救治心脏骤停患者至关重要的急救措施，也是所有医务人员必须掌握的核心技能。在心搏骤停的紧急情况下，每一秒钟都至关重要。因此，全科医生在社区中扮演着至关重要的角色，因为他们可能是首先接触到心搏骤停患者的医疗人员。他们需要能够迅速识别心脏骤停的迹象，并立即采取行动，开始心肺复苏程序。因此，本章的目的是通过提供清晰的指导原则和最佳实践，帮助全科医生在面对这些紧急情况时保持冷静，做出明智的决策，并迅速采取适当的措施，以便他们能够在关键时刻提供高质量的心肺复苏；并在此基础上，帮助全科医生具备相应教学能力，向社区居民普及基本心肺复苏技能，提升整个社区的急救水平。

二、心肺复苏基本原则

心肺复苏的基本步骤包括：确认环境安全，检查患者是否有意识反应，清理呼吸道、检查呼吸，检查脉搏，确认心搏骤停，启动心肺复苏并呼叫急救团队，取得 AED 或除颤设备。快速识别潜在的心搏骤停患者并立即启动急救措施对于提高心搏骤停患者的存活率具有至关重要的作用。每一分钟都会对患者的生命产生重大影响。

【安全性优先】

在进行急救时，安全性始终是首要考虑因素，尤其是在社区环境中。社区环境通常比院内环境更加复杂。在接近患者之前，所有医务人员必须首先确保现场的安全。这意味着要对周围环境进行全面的检查，以排除任何潜在的危险因素，包括但不限于电击风险、火灾风险、危险物品或不稳定的环境。安全始终是进行急救行动的首要考虑因素。在接近患者之前，医务人员必须全面评估现场环境，排除任何潜在的危险因素，以确保自身和患者的安全。

【评估患者的意识水平】

在急救过程中，评估患者的意识水平至关重要。因为患者的意识状态可以为医务人员提供关键的信息，以指导医务人员后续的急救行动。为了评估患者的意识水平，可以采取多种方法。

（1）拍患者的肩膀：拍击患者的肩膀，看是否能唤醒他们或引起他们的注意。

（2）呼唤其名字：用清晰、响亮的声音呼唤患者的名字，观察其是否有任何反应。

（3）轻度疼痛刺激：如果患者没有反应，可以轻轻地用手指按压或捏捏患者的肩膀或指尖，以产生轻度疼痛刺激，观察其是否有反应。

易错点：有时候短暂的、全身性的抽搐（阿斯综合征）可能是心搏骤停的首发表现。因此，对于出现抽搐的患者，我们绝对不能匆忙地将其归类为癫痫发作，而应该迅速进行后续的呼吸和循环检查，以便准确地区分癫痫与阿斯综合征。

【呼吸检查】

（1）在进行呼吸检查时，首先要站在患者的头部，靠近患者的嘴巴和鼻孔，以观察患者是否有正常的呼吸迹象。

（2）观察胸廓起伏运动。观察胸廓的起伏运动是评估呼吸是否正常的重要指标之一。正常呼吸时，胸廓会随着呼吸的节奏而上下运动。通过观察胸廓的起伏情况，可以初步判断患者的呼吸状态是否正常。

（3）感受鼻口气流或在光滑表面产生雾气。感受鼻口的气流或在光滑表面产生雾气也是判断患者是否有呼吸的有效方法之一。正常呼吸时，鼻孔和口腔会排出气流，有时候在光滑表面（如镜子或玻璃）上会产生雾气，可以进一步确认患者是否在呼吸。

易错点：异常呼吸的观察。除了简单地观察患者是否有呼吸外，不要忘了观察呼吸频率、节律、幅度以及是否存在反常呼吸等方面。而反常呼吸可能包括深慢呼吸、快速浅表呼吸、间歇性呼吸暂停、三凹征等。

【脉搏检查】

对于经过培训的医务人员，在判断患者的呼吸情况的同时，也应该同时评估患者的循环征象，这对于迅速评估患者的生命体征至关重要。常用的方法是通过触摸颈动脉来检查患者的循环情况。颈动脉搏动通常位于甲状软骨外侧 $0.5 \sim 1.0$ cm 处。

（1）使用两个指头（通常是食指和中指）轻轻触摸动脉，而不要用力按压。

（2）因患者的体型或其他因素导致颈动脉触摸不清晰，可同时触摸股动脉协助判断。

易错点：同时按压双侧颈动脉是一种危险的操作，可能影响脑部血流。同时判断呼吸和脉搏的时间一般不超过 10 s，以免耽误救治。

【心跳呼吸骤停确认】

一旦确认患者失去意识、没有正常呼吸迹象（包括异常呼吸模式）且没有可扪及的大动脉搏动，应立即开始心肺复苏措施，并呼叫急救团队。

三、如何开展高质量心肺复苏

【C – A – B 原则】

心肺复苏的目的是通过提供胸外按压和人工通气来代替心脏的泵血功能，以维持身体的血液循环和氧气供应。现行心肺复苏指南推荐的抢救时的顺序为 C – A – B，A 代表开放气道，B 代表人工呼吸，C 代表心外按压。即先进行心肺复苏，然后开放气道，再进行人工呼吸。

（1）立即进行胸外按压（C）。

（2）确保通畅的气道（A）后进行人工通气（B）。

（3）以 30 ∶ 2 的比例进行胸外按压和人工通气。

（4）在除颤器或 AED 可用时，及时进行电除颤。

易错点：与通常所提到的院外心脏骤停的 C – A – B 的抢救顺序有所不同。窒息、溺水抢救的顺序是 A – B – C，先要开放气道，给予人工通气，再开始心外按压。

【单纯胸外按压 CPR】

单纯胸外按压 CPR 是指仅进行胸外按压而不进行人工通气的复苏方法，适用于非专业医务人员无能力或不愿意进行人工呼吸时对心搏骤停患者实施的 CPR。研究表明，对于心源性心搏骤停，单纯胸外按压 CPR 在提高自主循环回复率、出院存活率及神经系统功能良好率方面不亚于标准 CPR，但对于非心源性心脏骤停，标准 CPR 组的出院存活率明显优于单纯 CPR 组。考虑到社区环境的特殊性，社区医生在单人抢救心脏骤停患者时，若无法保证人工通气质量，单纯胸外按压 CPR 也被认为是一种合理的替代手段。

【胸外按压实施要点】

胸外按压通过在对心脏施加压力来产生血流，从而维持血液循环，为患者提供必要的氧气和营养物质，并帮助恢复心脏的正常节律。此外，胸外按压还可以通过增加胸腔内压力来帮助驱动血流，有效的胸外按压能产生 60 ~ 80 mmHg 动脉压。在进行电除颤之前进行胸外按压可以改善心肌的供氧状况，从而增加电除颤的成功率。

（1）体位：仰卧在坚硬的平面上，解开衣扣，暴露前胸，松开腰带。

（2）部位：掌根部位于患者胸骨中线与两乳头连线交点或胸骨下半部。

（3）姿势：双手交叠，肘关节伸直，双上肢与患者水平面垂直。

（4）深度：5 ~ 6 cm（将患者置于硬质平面上）。按压应平稳，用力要均匀。

（5）频率：100 ~ 120 次/分。

（6）回弹：每次按压后保证胸廓充分回弹。

（7）连续：尽可能减少按压中断，每 2 min 或疲劳时替换按压人员。

易错点：未等胸廓充分回弹就过快进行下一次按压，可能导致心脏充盈不足，从而影响复苏效果。此外，若单人长时间进行按压而不寻求帮助，可能导致按压者疲劳，使按压效果大打折扣。

【开放气道方法】

一般情况下，先行 30 次心脏按压，再开放气道，除非是明确由于窒息导致的心跳骤停。开放气道时，请特别注意不要施加过多的力量，以免伤害患者。开放气道有助于确保患者的气道通畅，使其能够自主呼吸，或者在必要时进行人工呼吸（如口对口人工呼吸）。如果患者有松动的假牙，应当取下，以防止其脱落并阻塞气道。在 CPR 过程中，确保持续监测患者的反应和状况，并等待急救团队的到来以进一步处理患者。

1. 仰头抬颌法

（1）将一只手放在患者的前额，用手掌把额头向后推，使头部仰起。

（2）另一只手的手指放在下颌骨处，向上抬颏，使牙关紧闭。

（3）注意不要用力压迫下颌部的软组织，以免可能造成气道梗阻。

（4）气道开放后有利于患者自主呼吸，也便于 CPR 时进行口对口人工呼吸。

2. 托颌法

此法效果肯定，但费力，有一定技术难度。对于怀疑有头颈部创伤的患者，此法更安全。

（1）把手放置在患者头部的两侧，肘部支撑在患者躺的平面上。

（2）托紧下颌角，用力向上托下颌。

（3）如果患者紧闭双唇，可以用拇指把口唇分开。

（4）如果需要进行口对口人工呼吸，将下颌持续上托，用面颊贴紧患者的鼻孔。

【人工通气方法】

在进行人工呼吸时，确保每次通气使患者的肺部充分膨胀，可通过观察胸廓的上升来确认,但需避免过度通气。当高级气道已建立后,连续通气的频率为每 6 s 次(10 次/分)。

1. 口对口呼吸

这是一种快速有效的通气方法,但在执行时必须确保气道通畅,捏住患者鼻孔,建立紧密的口对口密封,缓慢吹气持续 1 s 以上,以确保胸廓充分起伏。要避免过度通气,特别注意胃胀气风险,建议使用 500 ~ 600 mL 的潮气量,以确保足够的氧气供应同时降低并发症风险。

2. 球囊面罩通气

社区医院在应急抢救装备中需要配备球囊面罩,这种装备可以提供正压通气,但使用时需要注意几个关键点。首先,未建立人工气道可能导致胃膨胀,因此需要确保患者有良好的气道开放,同时可能需要较长的送气时间。其次,在挤压气囊时难以完全防止气体泄漏,特别是在单人操作时,通气效果可能不佳。因此,如果有可能,最好采用双人操作球囊面罩,一人压紧面罩,另一人挤压气囊,以确保通气效果。这样的操作方式可以在社区环境下提供更有效的呼吸支持。

3. 高级气道

对于长时间未恢复自主呼吸或处于昏迷状态的患者,可选择气管插管、喉罩及食道气道联合插管等方法建立高级气道,以维持气道通畅及通气氧合。心肺复苏抢救时,一般常用的是经口气管插管。需要注意,确立高级气道操作需要由经过专业气道管理培训的医生或紧急救护技术员来完成,否则可能会因插管时间不当而延误通气支持,从而对患者造成二次伤害。

4. 人工通气要点

(1)保证气道充分开放。

(2)若有条件,采用纯氧进行通气。

(3)胸外按压与通气频率保持 30∶2。

(4)对于已建立高级人工气道的患者,通气频率为 10 次/分。

(5)单次通气量以最小胸廓起伏为标准,避免过度通气。

【电除颤】

1. 医用除颤仪

大多数成年人突发非创伤性心搏骤停的主要原因是室颤。在这种情况下,电除颤是最为有效的救治方法。社区医院应配备医用除颤仪,所有全科医生需熟练掌握。医用除颤仪通过连接心电监护设备能够进行心律分析,一旦确认患者有室颤或无脉性室速,立即进行电除颤。除颤后再次检查患者的心律,如有需要,可以再次进行除颤。除颤要点:

(1)选择心底部和心尖部为电极板放置部位,使用导电胶使电极板与皮肤充分接触,或使用粘贴式电极板。

(2)采用双向波 200 J 或 360 J 单向波进行除颤。

(3)电除颤的作用是终止室颤而非起搏心脏,在完成除颤后应该马上恢复胸外按压。

易错点:对心室静止(心电图示呈直线)或电机械分离的患者,电除颤无帮助,而应立即实施 CPR。

2. 自动体外除颤器(AED)

我国各大城市的地铁站、购物中心、体育场等公共场所通常备有自动体外除颤器(AED),这是一种便携式电除颤器,其内置电脑系统能够自动分析患者的心律,并判断是

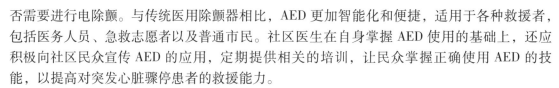

否需要进行电除颤。与传统医用除颤器相比，AED 更加智能化和便捷，适用于各种救援者，包括医务人员、急救志愿者以及普通市民。社区医生在自身掌握 AED 使用的基础上，还应积极向社区民众宣传 AED 的应用，定期提供相关的培训，让民众掌握正确使用 AED 的技能，以提高对突发心脏骤停患者的救援能力。

【心肺复苏中的药物应用】

若心跳骤停在社区医院内发生，或有急救团队在场时，开始 CPR 后，应尽快建立静脉通道，同时考虑应用药物抢救，抢救药物的给药途径包括静脉通道（IV）或经骨通道（IO）。

1. 肾上腺素

肾上腺素主要用于心脏静止或电机械分离抢救。对于室颤或无脉性室速，电除颤才是最有效的中止手段。对于电击无效的情况，可考虑肾上腺素。用法：1 mg 静脉推注，每 3 ～ 5 min 重复 1 次。每次从周围静脉给药后应该使用 20 mL 生理盐水冲管，以保证药物能够到达心脏。

2. 胺碘酮

胺碘酮属 III 类抗心律失常药物，适用于严重心功能不全患者的治疗。当 CPR、2 ～ 3 次电除颤以及给予肾上腺素之后，如室颤或无脉性室速仍持续时，应考虑给予抗心律失常药物，优先选用胺碘酮静脉注射（静注）。胺碘酮用法：如为室颤/无脉性室速，初始剂量为 150 ～ 300 mg 溶入 20 ～ 30 mL 5% 葡萄糖液内推注，若无效 3 ～ 5 min 后再推注 150 mg。

3. 利多卡因

若无胺碘酮时，可考虑利多卡因静脉注射。初始剂量为 1.0 ～ 1.5 mg/kg 静推。如室速/室颤持续，可给予额外剂量 0.50 ～ 0.75 mg/kg，5 ～ 10 min，最大剂量为 3 mg/kg。

4. 硫酸镁

硫酸镁仅用于尖端扭转型室速和伴有低镁血症的室颤/无脉室速。对于尖端扭转型室速，紧急情况下可用硫酸镁 1 ～ 2 g 稀释后静注，5 ～ 20 min 注射完毕或 1 ～ 2 g 加入 50 ～ 100 mL 液体中静滴。必须注意，硫酸镁快速给药存在严重低血压和心脏停搏风险。

5. 碳酸氢钠

只有在特定情况下，使用碳酸氢钠才会有效果，例如患者出现严重代谢性酸中毒、高钾血症或过量服用三环类或苯巴比妥类药物时。对于心搏骤停时间较长的患者，考虑使用碳酸氢盐治疗可能有益。

四、特殊情况下的心肺复苏

【婴儿和儿童心肺复苏】

儿童和婴儿患者出现心搏骤停的常见原因与成人患者不同，多由于各种意外和非心脏原因（特别是窒息）。因此，注重预防是儿童和婴儿 CPR 的首要原则。相对于成年人，对儿童和婴儿的复苏应该更加重视人工通气的重要性，不建议对儿童实施单纯胸外按压的复苏策略。此外，对年轻患者，包括儿童和婴儿，应该延长 CPR 的时间，不轻易终止 CPR。

1. 了解婴儿和儿童心肺复苏的特殊技巧

界定儿童的年龄在 1 周岁至青春期，婴儿则是指出生后至年满 1 周岁。儿童 CPR 标准的操作与成人大致相同，主要的差别是儿童心搏骤停多因呼吸停止导致体内严重缺氧继发，应先保证气道开放，并进行 5 次口对口或呼吸球囊人工呼吸（A - B - C 流程），以提高其动脉血中的血氧含量。胸外按压的深度，儿童应控制在 5 cm 左右（≥1/3 胸部前后径），在实施双人儿童 CPR 时，按压/通气比例应该为 15：2（成人为 30：2）。如有高级气道，应进行持续按压，并每 2～3 s 给予一次人工呼吸。为婴儿实施 CPR 时，判断患儿意识采用拍打足底的方法，胸外按压时采用二指垂直按压（单人）或双拇指环抱法（双人），按压深度约为 4 cm，按压/通气比与儿童一致。

2. 使用儿童适用的除颤器电击能量

第一次电击 2 J/kg，第二次电击 4 J/kg，后续电击≥4 J/kg，最高 10 J/kg，不超过成人能量。

3. 了解婴儿和儿童心肺复苏抢救药物剂量

对于婴儿或儿童心搏骤停，理想情况下应在出现心脏停搏或无脉性电活动 5 min 内给予肾上腺素。静脉/骨内注射剂量：0.01 mg/kg（0.1 mg/mL 浓度下 0.1 mL/kg）。每隔 3～5 min 重复一次。如无法建立静脉/骨内通路，置入气管插管，则可通过气管给药：0.1 mg/kg（1 mg/mL 浓度下，0.1 mL/kg）。对于顽固性室颤、无脉室速，可采用胺碘酮静脉/骨内注射 5 mg/kg 推注，最多可重复 3 次，或者利多卡因静脉/骨内注射，1 mg/kg。

【妊娠期心肺复苏】

妊娠期心肺复苏包括母体干预措施及产科干预措施：妊娠期心搏骤停发生率虽然非常低，但发生就极易导致母体或胎儿死亡的严重后果。母体干预措施包括高质量 CPR、有指征时进行电除颤以及必要的药物抢救措施。由于孕期患者更容易发生缺氧，在孕妇心搏骤停复苏期间应优先考虑氧合和气道管理（孕妇气道管理通常较为困难，应由有经验的人员来建立高级气道）。在膈肌水平以上建立静脉通道。如果正在静脉注射硫酸镁，停止注射，给患者使用氯化钙或葡萄糖酸钙。产科干预措施需产科医师协助实施，包括持续实施子宫移位手法，以缓解动脉－下腔静脉压迫。准备围死亡期剖宫产（若 5 min 内未成功实现自主循环呼吸恢复，需考虑立即进行围死亡期剖宫产，并由新生儿团队接收新生儿）。

【溺水和窒息患者】

1. 溺水抢救的顺序是 A－B－C

先要开放气道，给予人工通气，再开始心外按压。这与通常所提到的院外心搏骤停的 C－A－B 的抢救顺序略有不同，这是由于在溺水时，患者心搏骤停主要由于缺氧窒息导致的，此时供氧是第一要位，所以强调先进行人工通气。溺水患者口腔内常有淤泥、水草等污物，应先首先清除，如果有呕吐物，可以将患者的头偏向一侧，用手指抠出。其次给予患者 5 次的人工呼吸，改善患者的窒息缺氧，然后按照 30：2 的心肺复苏标准，进行标准化的心肺复苏抢救。

2. 窒息患者抢救

出现心搏骤停一般由呼吸道阻塞引起，情况危急。急救时应首先清除阻塞物，可采用直接掏取或海姆立克急救法。直接掏取若阻塞物在咽喉表浅部位，可打开窒息者的口腔，用手或借助工具直接掏取出来即可。若阻塞物在呼吸道靠下部位，无法直接取出，则需要通过海姆立克急救法，具体操作方法：让窒息者两腿分开与肩同宽，并保持身体略微前倾，嘴巴张开；急救者前腿弓起顶住患者髋部，后腿支撑；然后用双臂从后方环抱窒息者，使左拳虎口贴于窒息者胸部剑突与肚脐连线的中点，右手包住左手，然后用力向后向上冲击，重复此操作直到异物被排出。1 岁以下婴儿海姆立克急救法与成人不同，首先，将婴儿面朝下放在手臂上，手臂紧贴前胸，用大拇指和其他四指卡住下颌骨的位置；然后，用另一只手在婴儿背部肩胛骨的中间拍打 5 次；之后，观察是否有异物被吐出。如果异物没有被吐出，立即将婴儿翻过来，使其头朝下、脚朝上，并面对面放在大腿上，用一只手稳定地固定住婴儿的头颈部位，然后用另一只手的中指和食指快速压迫婴儿胸廓的中间位置。重复这个步骤 5 次后，将婴儿再次翻过来，按照之前步骤继续实施救援。若窒息时间较短，解除气道梗阻后，患者通常可迅速恢复自主呼吸循环，但如果患者转为昏迷且无法扪及大动脉搏动，立即将患者放平，进行标准心肺复苏术等待救护车到来。

五、知识拓展：了解多元化 CPR 手段

心搏骤停的发生是无法预测的，其起点和情况各异。标准 CPR 流程很难应对所有特殊情况。因此，多元化的 CPR 方法和装备可更好地应对特殊情况。

1. 腹部提压 CPR

腹部提压心肺复苏术（CPR）是一种创新性的复苏技术，由我国自主研发。该技术基于"腹泵""心泵""肺泵"和"胸泵"的原理，通过腹部提压心肺复苏仪对腹部进行提拉与按压，以改变胸腹内压力，建立有效的循环和呼吸支持。与传统 CPR 相比，腹部提压 CPR 在特殊情况下（如胸部外伤）表现出优势，是完善高质量心肺复苏的重要补充。

2. 机械复苏装置 CPR

机械复苏装置的一大优势在于能够始终保持稳定的按压频率和幅度，从而消除了施救者疲劳或其他因素引起的操作变动，延长了高质量胸外按压的时间。

3. 体外膜肺 CPR（ECPR）

体外膜肺氧合（ECMO）是一种已经非常成熟的心肺重症治疗技术。通过股动脉和股静脉连接旁路泵，ECMO 能够紧急建立急诊体外循环，而无须进行开胸手术。实验和临床研究表明，在处理心搏骤停时，ECMO 可改善患者的血流动力学状况、提高存活率，并改善神经功能预后。

六、个人教育、团队培养及社区培训

1. 个人教育

个人掌握基础生命支持技能是实施心肺复苏的基础，然而，研究表明，对于那些不经常进行心肺复苏的人员，其技能会在 6～12 个月内退化。考虑到社区全科医务人员的工作特点，参与危重症患者抢救的机会较少。因此，定期组织全科医务人员进行心肺复苏技能模拟培训至关重要。

2. 团队培养

在社区医院等基层医疗机构建立院内相关快速反应团队对于提高医院整体心肺复苏质量具有重要意义。全科医生作为团队的核心成员，需要积极参与快速反应团队的培训和演练，提高应对紧急情况的反应速度和准确性。

3. 社区培训

全科医生熟练掌握心肺复苏技术的同时，在社区中组织和开展心肺复苏培训具有非常重要的意义。通过学习和实践心肺复苏技术，社区居民可以有效地应对心搏骤停、呼吸停止等紧急状况，为专业急救人员赶到现场争取宝贵时间，降低伤残率和死亡率。培训方式包括针对性课程设计、多媒体教学辅助、模拟场景演练、定期复训和评估、技能竞赛和奖励机制等。

七、结语

在这个章节中，强调了全科医生在心脏骤停抢救中的关键作用，以及他们在社区中推广心肺复苏培训的重要性。通过迅速行动、正确识别患者病情，并有效地进行心肺复苏，全科医生能够提高患者的生存率和康复率。同时，向社区居民提供心肺复苏培训，可以进一步提高社区整体的急救水平，为突发状况的处理提供更为可靠的保障。

参考文献

[1] 中国研究型医院学会心肺复苏学专业委员会. 2016 中国心肺复苏专家共识 [J]. 解放军医学杂志，2017，42（3）：243 – 269.

[2] 王亚，孙峰，付阳阳. 成人院内心肺复苏质量控制临床实践专家共识 [J]. 中国急救医学，2018，38（8）：649 – 653.

[3] MERCHANT R M, TOPJIAN A A, PANCHAL A R, et al. Part 1：Executive summary：2020 american heart association guidelines for cardiopulmonary resuscitation and emergency cardiovascular Care [J]. Circulation，2020，142（16_suppl_2）：337 – 357.

（高智平　王锐）

 第二节　常见心电图快速识别

一、正常心电图表现

正常心电图如图 4 – 1 所示。

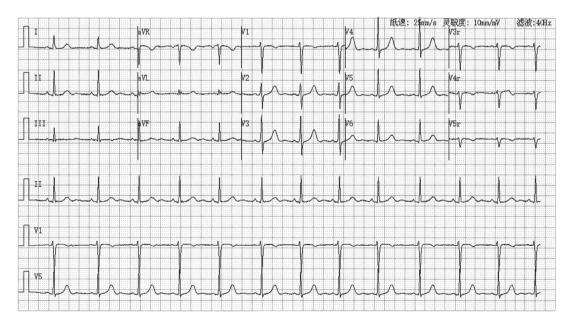

图 4 – 1　正常心电图

1．P 波

P 波是心房除极电位的反映，正常的 P 波为圆钝、平缓的波形。在 Ⅰ、Ⅱ、aVF、V4—V6 导联直立，aVR 导联负向，其余导联形态可不固定。P 波的宽度一般不大于 0.12 s，振幅一般较小，肢体导联 <0.25 mV，胸前导联 <0.2 mV。

2．PR 段

P 波的起点至 QRS 波的起点称为 PR 段，是心房除极至心室开始除极的时间。正常人 PR 间期宽度为 0.12 ～ 0.2 s，老年人 <0.22 s。

3．QRS 波

QRS 波是心室除极的电位变化，是一个复合波形。正常人 V1、V2 导联多呈 rS 型，偶可呈 QS 型，但不出现 Q 波。V3、V4 导联 R 波的振幅和 S 波大致相等。V5、V6 导联 QRS 以正向波为主，一般 $R_{V5} > R_{V6}$，可出现小 Q 波。心电图上 V1—V5 导联、R 波逐渐增高、S 波逐渐缩小的现象称为胸前导联的移行现象。V3 或 V4 导联中 R/S 大致为 1，此导联称为移行导联。QRS 波宽度多在 0.06 ～ 0.1 s，一般不超过 0.11 s。肢体导联的振幅不应全部小于 0.5 mV，胸前导联振幅不应全部小于 0.8 mV，如出现上述现象，称为低电压。

4．ST 段

ST 段是 QRS 波终点至 T 波终点的部分，是心室缓慢复极期的电位，正常时应呈一等电位线。ST 段可出现轻微的偏移，但不应压低超过 0.05 mV，V2、V3 导联可出现抬高现象，但不应超过 0.2 mV，其他导联不应抬高超过 0.1 mV。

5．T 波

T 波是心室快速复极期的电位变化，呈一宽大、平缓的波形。正常人 T 波两侧不对称，升支较缓，而降支陡峭。T 波的方向一般和 QRS 波的主波方向一致，故在 Ⅰ、Ⅱ、aVF、V4—V6 导联 T 波直立，aVR 导联倒置，其他导联方向不固定。

6．QT 间期

QT 间期是 QRS 波起点至 T 波终点的部分，是心室肌除极及复极的全过程。正常人 QT 间期一般在 V2 或 V3 导联最长，T 波清晰，多用 V2 或 V3 导联进行测量。QT 间期在临床上有重要意义，一般 QT 间期的时程为 0.32 ～ 0.44 s。然而，QT 间期与心率有密切的关系，临床多用 Bazett 公式进行校正，称为 QTc 间期（$QTc = QT / \sqrt{RR}$），一般认为男性 QTc > 0.45 s，女性 QTc > 0.46 s 为 QTc 间期延长。

二、心腔电活动异常

心腔电活动异常包括心房电活动异常及心室电活动异常。

【心房电活动异常】

各种病理和病理生理因素可能改变正常的心房激动顺序，使心电图正常的 P 波形态发生异常改变。常见的心房电活动异常包括激动起源及传导异常、左心房肥厚及右心房肥厚等。

1．左心房肥厚

（1）心电图表现。

其心电图异常主要是 P 波时程延长，下壁导联出现"双峰"征，又称为"二尖瓣 P 波"，V1 导联中代表左心房激动的负向成分的振幅增加（图 4 - 2）。

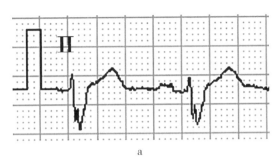
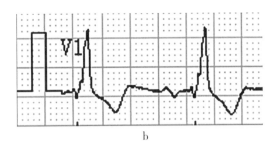

图4-2　左心房肥大

（2）诊断标准。

Ⅱ导联P波的宽度超过120 ms；P波呈"双峰"改变，通常在Ⅱ导联最为明显，双峰间的间距大于40 ms；V1导联的负向成分宽度大于40 ms；P波电轴左偏（-35°～-40°）。

2. 右心房肥厚

（1）心电图表现。

肢体导联及右侧胸前导联异常高大的P波，也称"肺性P波"（图4-3）。

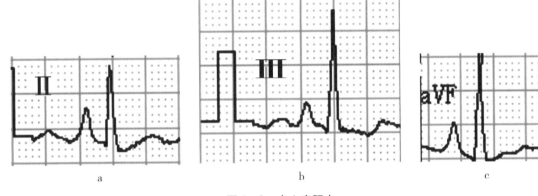

图4-3　右心房肥大

（2）诊断标准。

Ⅱ导联的P波振幅大于0.25 mV；V1导联代表右心房激动的P波正向成分宽度大于60 ms；P波电轴右偏超过+75°。

【心室电活动异常】

1. 左心室肥厚

（1）心电图表现。

左心室肥厚和增大可以引起QRS波群、ST段和T波形态改变。左心室导联（即Ⅰ、aVL、V5、V6导联）R波振幅显著增加是最常见的表现，另外右心室导联（V1、V2导联）代表左心室激动的S波加深，ST-T多有继发性改变，出现J点下移，伴ST段水平或下斜型压低，T波呈倒置（图4-4）。

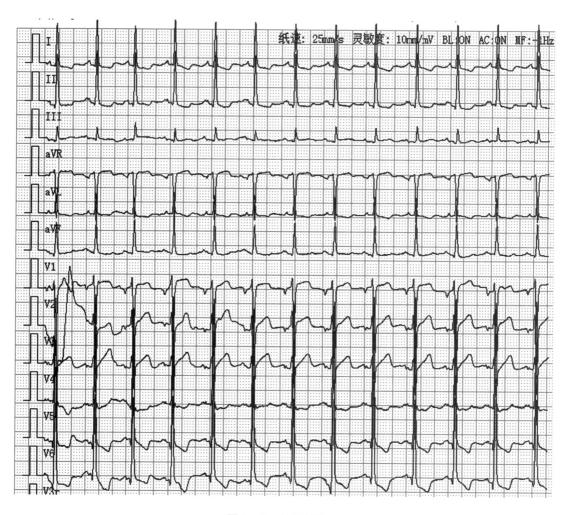

图 4-4 左心室肥大

（2）诊断标准。

1）左心电压增高：

V5 或 V6 导联 R 波振幅 >2.5 mV；$R_{V5}+S_{V1}>4.0$ mV（男性），$R_{V5}+S_{V1}>3.5$ mV（女性）；

$R_I>1.5$ mV；$R_{aVL}>1.1$ mV；$R_{aVF}>2.0$ mV；$R_I+S_{III}>2.5$ mV；

Cornell 标准：$R_{aVL}+S_{V3}>2.8$ mV（男性）或 >2.0 mV（女性）。

2）电轴左偏。

3）QRS 波宽度 >90 ms。

4）复极异常。

5）左室导联 ST 段压低伴 T 波低平、双向或倒置。

2. 右心室肥厚

（1）心电图表现。

包括右心导联（V1、V2）、aVR 导联异常高大的 R 波，左心导联（V5、V6）加深的 S 波、R 波振幅减小，胸导联可出现逆钟向转位改变，QRS 电轴向右偏移（图 4-5）。I、II、III 导联均出现 S 波，称为"S1S2S3"改变。

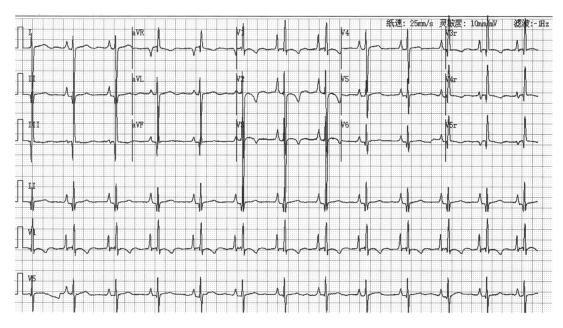

图 4-5 右心室肥大

（2）诊断标准。

V1 导联 R/S＞1，R＞0.5 mV；aVR 导联 R 波为主，R/Q 或 R/S≥1；电轴≥90°；V1、V2 导联可见 ST-T 继发性改变（ST 段压低伴 T 波倒置）；可见肺性 P 波。

3. 双心室肥厚

心电图表现：双心室肥厚的心电表现复杂，其形成不是简单的图形叠加，而是两个心室增大的向量会互相抵消，因此，典型的双心室阻滞图形并不多见，标准难以准确界定。其表现多数以左心室肥厚为基础，左右胸前导联同时出现高大的 R 波，左心室肥厚时出现顺钟向转位、电轴向右偏移以及左心导联出现深 S 波。

三、心肌缺血的心电图表现

冠状动脉粥样硬化性心脏病（CAD）是心肌缺血的首要病因，而心电图则是诊断心肌缺血的关键依据，但其效能差异很大，主要因为以下原因：①缺血过程的持续时间；②缺血程度的大小；③缺血的位置不同；④其他潜在因素的影响（如心室预激、束支阻滞及心室起搏等）。CAD 基本的心电图改变为 T 波改变、ST 段偏移和病理性 Q 波形成，前两者又同属于心肌复极异常表现。

1. 复极异常

复极异常是心肌缺血的重要表现，在急、慢性缺血期间均可出现，其表现为 ST 段偏移及 T 波形态的改变。

正常情况下，由于所有心肌细胞在早期复极时电位基本是相等的，故 ST 段处于等电位线。心肌缺血时，缺血的心肌细胞静息膜电位降低，正常心肌细胞与之产生电势差，导致 TQ 段的凹陷。心电图机会自动"补偿"凹陷的 TQ 段至基线水平，这种"补偿"导致了 ST 段按比例抬高，最终形成了 ST 段向缺血心肌偏移的现象（图 4-6）。在急性缺血损伤时，ST 段向缺血的心肌区域偏移。当内膜下心肌缺血损伤时，ST 段向内膜偏移，与电极方向相反，呈压低改变；同理，外膜下心肌缺血时，呈抬高改变（图4-7）。

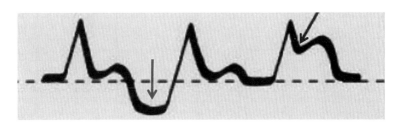

图4-6　电流补偿示意

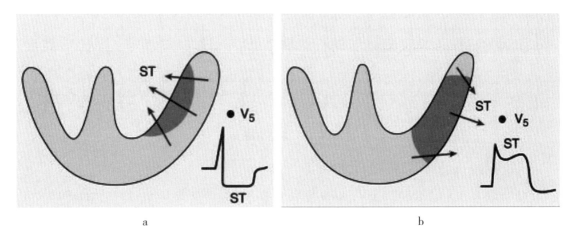

图4-7　损伤电流改变示意

心肌缺血损伤时，T波形态会发生明显改变。当内膜下缺血时，其复极向量减弱，导致外膜的复极向量相对增强，原本直立的T波会变得高尖、高耸；当外膜下缺血时，其复极向量减弱甚至消失，原本直立的T波变得低平或者倒置。但临床上影响T波形态的因素非常多，因此，不能仅凭T波的变化就诊断为心肌缺血。

2. 病理性Q波

心肌持续缺血损伤会导致心肌梗死，当心肌梗死呈区域集中性分布时，面向相应导联的向量减弱或消失，其结果是R波振幅下降或者病理性Q波形成。病理性Q波的诊断标准为：①宽度>30 ms；②振幅大于同导联R波的1/4。

【ST段抬高型心肌梗死（STEMI）】

STEMI系冠脉血流持续、完全中断导致大面积心肌梗死的结果，是CAD最严重的阶段（图4-8）。

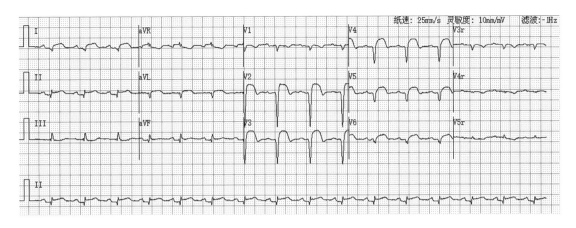

纸速：25mm/s 灵敏度：10mm/mV 滤波：-1Hz

图4-8 急性广泛前壁心肌梗死

（1）心电图表现。

1）超急性期：①产生巨大、高耸、对称的T波；②内膜下损伤或透壁性损伤均可为首发表现，但不久后均表现为透壁性损伤（即ST段抬高）；③缺血严重时部分患者可出现QRS增宽；④Q波不出现在此期。

2）急性期：①ST段动态抬高改变；②大部分形成病理性Q波，持续缺血不能纠正Q波会持续增大直至心肌完全坏死；③T波由直立变为深倒置。

3）亚急性期：①ST段逐渐回落；②深倒置的T波变浅；③已形成的Q波一般不改变。

4）陈旧期：ST-T逐渐恢复至基线水平，当形成室壁瘤时可一直保持ST-T改变，但患者无急性缺血损伤的临床症状。

（2）诊断标准。

2个或2个以上相邻导联ST段抬高（V2、V3导联J点男性抬高≥0.2 mV，女性抬高≥0.15 mV，其他导联男性女性≥0.1 mV），多伴有病理性Q波形成。心电图定位标准见表4-1。

表4-1 急性ST段抬高型心肌梗死心电图定位

导联	心室部位	供血冠脉
Ⅱ、Ⅲ、aVF	下壁	左回旋支/右冠状动脉
V5、V6、Ⅰ、aVL	侧壁	左前降支（对角支）/左回旋支
V1—V3	前间壁	左前降支
V3—V5	前壁	左前降支
V1—V5或V1—V6，可包括Ⅰ、aVL	广泛前壁	左主干/左前降支
V7—V9	正后壁	左回旋支/右冠状动脉
V_{3R}、V_{4R}	右心室	右冠状动脉

【非ST段抬高型心肌梗死（NSTEMI）】

心电图表现多样，多不出现病理性Q波，ST-T可以表现为ST段显著压低伴T波倒置，也可表现为正常，多需要依靠实验室检查、影像学检查等手段确诊。

四、心律失常

心脏激动的起源异常及传导异常，统称为心律失常。激动异常包括窦性心律失常及异位性（非窦性）心律失常。

【窦性心律失常】

窦性 P 波的基本特征是在 Ⅰ、Ⅱ、aVF、V4 – V6 导联直立，aVR 导联倒置。窦性心律失常是窦性心律在激动的程序或规律的异常，包括窦性心动过速、窦性心律不齐、窦性心动过缓及窦性停搏。

1. 窦性心律心动过速

心电图表现：指窦性激动仍然规律产生，但频率超过 100 次/分（图 4 - 9）。心电图可见 PR 间期、QT 间期缩短；当频率较快时可伴随 ST 段压低，T 波变得低平。

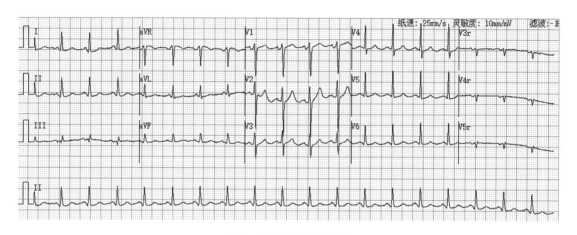

图 4 - 9　窦性心动过速

2. 窦性心律不齐

心电图表现：窦性 P 波不规律，同一导联 PP 间期差值大于 0.12 s（图 4 - 10），常与窦性心动过缓一同出现。

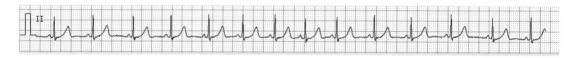

图 4 - 10　窦性心律不齐

3. 窦性心动过缓

心电图表现：窦性 P 波频率小于 60 次/分（图 4 - 11），常伴有窦性心律不齐。

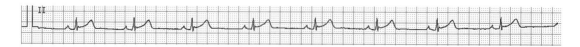

图 4 - 11　窦性心动过缓

4. 窦性停搏

心电图表现：规律出现的窦性节律中，突然出现一段长 PP 间期，一般长于 2 s，且与最短的窦性 PP 间距不成整数倍关系。

【房性心律失常】

常见的房性心律失常包括房性期前收缩、房性心动过速、心房扑动，以及心房颤动。

1. 房性期前收缩

心电图表现：是起源于心房的过早搏动，其特征是提前出现的和窦性 P 波形态不同的异位 P'波，根据起源位置不同，P'波的形态变化较大。P'R 间期多大于 0.12 s，常为不完全性代偿间歇（图 4 - 12）。

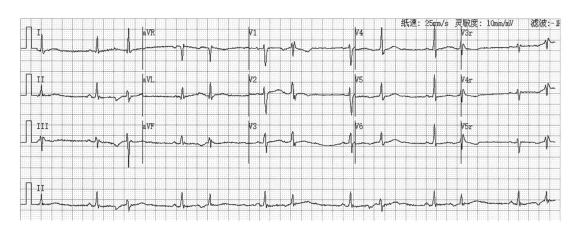

图 4 - 12　房性早搏

2. 房性心动过速

指起源于心房、不需房室结及心室参与维持的心动过速。

心电图表现：

（1）P'波形态与窦性 P 波不同，与起源部位有关（图 4 - 13）。

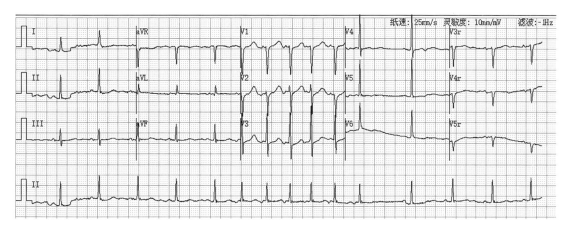

图 4 - 13　房性心动过速

（2）心房率可在 100 ～ 250 次/分，多在 150 次/分以上。

（3）可伴房室传导阻滞。

（4）QRS 一般与窦性心律时相同。

（5）局灶起源的房性心动过速可有"温醒"（心动过速开始时频率逐渐加速）及"冷却"（心动过速结束前频率逐渐减慢）现象。

3. 心房扑动

心房扑动是大折返、规则的心动过速，一般根据折返环是否为三尖瓣峡部依赖分为典型心房扑动及不典型心房扑动。

心电图表现：

（1）窦性 P 波消失，取而代之以快速、规则、大小相同的锯齿波，称为 F 波，频率一般为 250 ～ 350 次/分（图 4 - 14）。

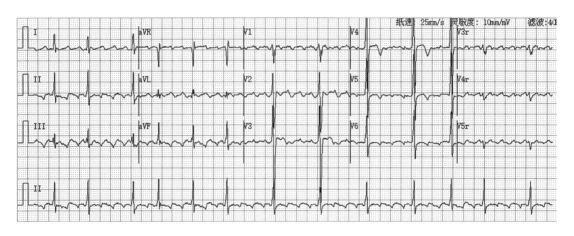

图 4 - 14　心房扑动不等比下传心室

（2）伴不同比例的方式传导，以 2 : 1 最为多见，也可呈 3 : 1、4 : 1、6 : 1 等，当房室传导一直以大于 4 : 1 的比例下传时，需要注意高度 - 完全性房室传导阻滞可能。

（3）ST 段多无变化，心室率过快时，T 波可呈倒置或双向改变。

4. 心房颤动

心电图表现：

（1）窦性 P 波消失，代之以振幅低、宽度、频率均不相等的 f 波，频率极快，350 ～ 600 次/分（图 4 - 15）。

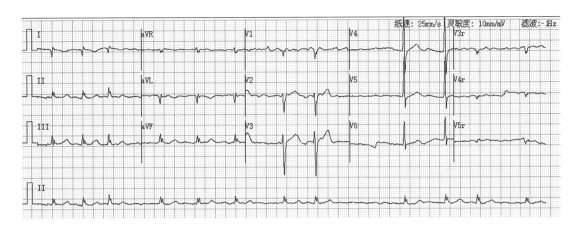

图 4-15 心房颤动

（2）RR 间期绝对不等，心室率 > 100 次/分时称为心房颤动合并快速心室率，心室率 < 60 次/分时称合并缓慢心室率。

（3）QRS 波一般与窦性心律时相同。

（4）心室率快时可出现继发性 ST-T 改变。

【异位性心律失常】

1. 阵发性室上性心动过速

通常指心室水平以上，发作心动过速时不局限于心室的快速型心律失常。大部分机制为折返性（如房室结折返性心动过速、房室折返性心动过速），也可是局灶兴奋性增高（局灶性房性心动过速）引起。

心电图表现：

（1）QRS 波快而规则，不同机制的频率跨度很大，心室率可在 100 ~ 250 次/分（图 4-16）。

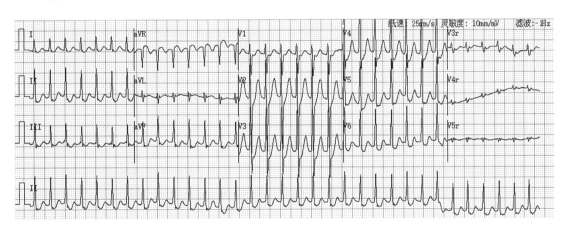

图 4-16 阵发性室上性心动过速

（2）绝大部分是窄 QRS 波心动过速，或发作时 QRS 与窦性节律下一致，也可伴束支和/或分支的阻滞。

（3）P' 通常不易发现，根据机制不同，P' 波的形态、位置可有较大差异。

2．预激综合征

部分 AVRT 由具有前传功能的旁路介导，称为预激综合征。在窦性心律下，旁路显示出前传功能称为心室预激现象（图 4 - 17）。

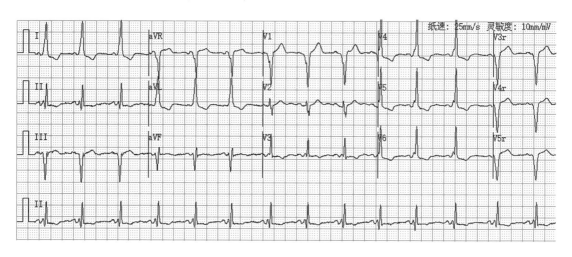

图 4 - 17　心室预激（B 型）

心电图表现：

（1）PR 间期缩短，＜0.12 s。

（2）QRS 宽大畸形，起始出现预激波（delta 波）。

（3）继发性 ST-T 改变。

3．室性早搏

心电图表现：

（1）提前出现的宽大畸形的 QRS 波，前面无 P 波或 P'波，QRS 宽度＞0.12 s（图 4 - 18）。

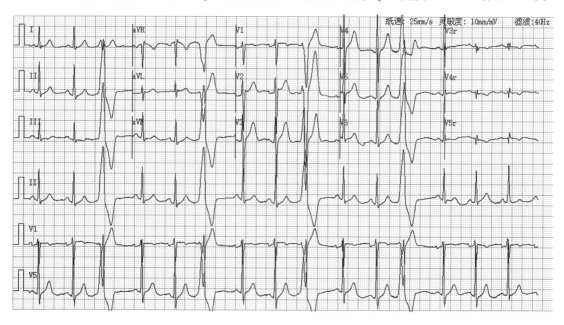

图 4 - 18　室性早搏

（2）多有继发性 ST-T 改变，T 波方向与 QRS 主波方向相反。

（3）大部分为完全性代偿间歇。

4．室性心动过速（VT）

心电图表现：

（1）频率多在 140 ～ 250 次/分。

（2）宽大畸形的 QRS 波，绝大部分 > 0.12 s（图 4 – 19）。

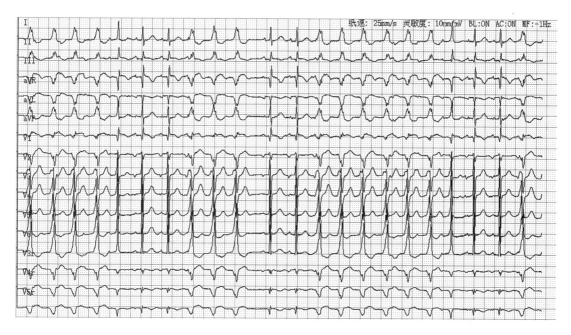

图 4 – 19　室性心动过速

（3）部分 VT 发作时会出现"房室分离"现象，如在心电图发现 P 波频率较 QRS 波慢，且没有配对规律，则可以确诊 VT。

（4）可见室性融合波。

5．心室扑动与心室颤动

（1）心室扑动。

心电图表现：

1）规律出现 QRS 波失去原有特征，取代为宽而高大的弧形波。

2）频率极快，达 200 ～ 250 次/分。

3）ST-T 不能辨识。

（2）心室颤动。

心电图表现：

QRS-T 波群消失，代之以振幅不同、宽窄不等的无规则小波形，频率 200 ～ 500 次/分（图 4 – 20）。

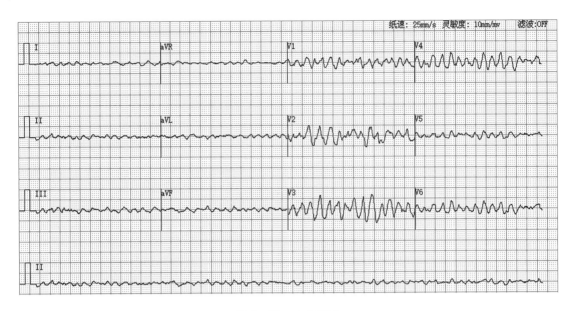

纸速：25mm/s　灵敏度：10mm/mv　滤波：OFF

图 4 - 20　心室颤动

【传导阻滞】

传导阻滞是指正常心脏激动传导路径中任一位置由于不应期的延长，引起的传导延迟或中断现象。其可呈一过性发作或永久性发作，前者由可逆因素引起，如迷走神经张力增高、急性缺血、药物或电解质异常等，后者为器质性传导系统病变所致。传导阻滞的程度一般分为一度、二度、三度，而按阻滞部位一般分为窦房传导阻滞、房内阻滞、房室阻滞及室内阻滞。本部分按上述分类方式进行讨论。

1. 窦房传导阻滞

窦房传导阻滞时，窦房结仍能正常产生激动，但当激动通过窦房结与心房连接部分时出现传导延迟或中断，导致窦房结激动延迟到达心房甚至不能到达。由于心电图记录不到窦房结电位，故一度、三度窦房传导阻滞心电图难以诊断，故，这里只讨论二度窦房传导阻滞。

二度窦房传导阻滞：二度窦房传导阻滞可分为Ⅰ型和Ⅱ型。

二度Ⅰ型窦房传导阻滞的心电图表现：①PP 间期逐渐缩短，之后出现一个长 PP 间期；②最长 PP 间期＜最短 PP 间期的 2 倍。

二度Ⅱ型窦房传导阻滞的心电图表现：规律的窦性节律中，突然出现 P 波脱落，由此产生的长 PP 间期为窦性 PP 间期的 2 倍（图 4 - 21）。

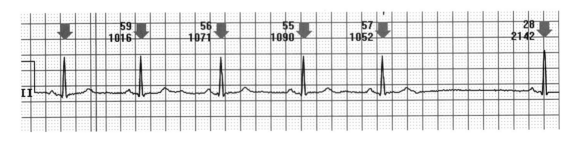

图 4 - 21　二度Ⅱ型窦房传导阻滞

2. 房室阻滞

（1）一度房室阻滞。

心电图表现：一度房室阻滞表现为 PR 间期固定延长，但不会出现 QRS 波群脱落。

诊断标准：成人 PR 间期固定延长 >200 ms，老年人 >220 ms。

（2）二度房室阻滞。

二度房室阻滞可分为Ⅰ型（文氏型）及Ⅱ型（莫氏型）。

（3）二度Ⅰ型房室阻滞。

心电图表现：PR 间期逐渐延长，直至一个 P 波不能下传，出现 QRS 波脱落，之后房室传导改善，恢复最短 PR 间期，如此反复。RR 间期表现为逐渐缩短，长 RR 间期 < 最短 RR 间期的 2 倍（图 4 - 22）。

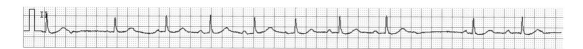

图 4 - 22　二度Ⅰ型房室阻滞

（4）二度Ⅱ型房室阻滞。

心电图表现：PR 间期固定，出现部分 P 波不能下传，伴 QRS 波脱落，如房室下传比例≥3∶1，则称为高度房室阻滞（图 4 - 23）。

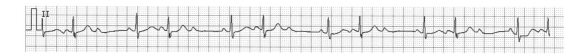

图 4 - 23　二度Ⅱ型房室阻滞

（5）三度（完全性）房室阻滞。

三度房室阻滞是因为房室传导系统的某一位置有效不应期出现极度延长，导致所有心房激动均无法传导至心室，通常会伴随阻滞点以下部位产生的逸搏心律（图 4 - 24）。

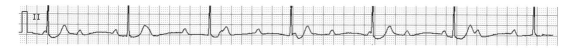

图 4 - 24　三度（完全性）房室阻滞

心电图表现：心房与心室以各自的节律激动，心房率大于心室率，P 波与 QRS 波之间无配对关系。

3. 室内传导阻滞

本部分将从左前分支阻滞、左后分支阻滞、左束支阻滞及右束支阻滞四方面讲述。

正常情况下，左心室的激动同步起源于各分支的插入点。当一支分支出现传导延迟，即表现为分支阻滞，导致左束支的分支呈顺序激动而非同步激动。这种不同步的电激动即使很轻微都足以改变左心室的激动顺序，导致心电图产生特征性变化。

（1）左前分支阻滞。

心电图表现：左前分支阻滞的最大特点是显著的电轴向左向上偏移（图4-25）。

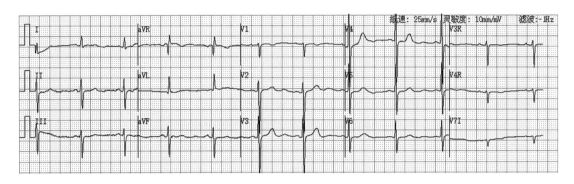

图4-25　左前分支阻滞

诊断标准：额面电轴左偏-45°～-90°，Ⅱ、Ⅲ和aVF导联为RS型，aVL导联为QR型；QRS宽度<120 ms。

（2）左后分支阻滞。

心电图表现：左后分支阻滞电轴明显右偏，QRS波在Ⅰ、aVL导联呈现RS型，下壁导联则为QR型，心室的除极时间不延长（图4-26）。

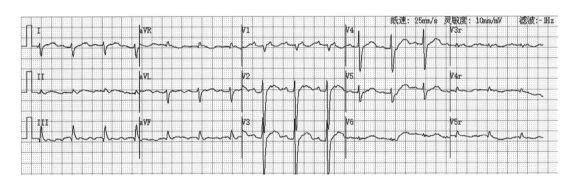

图4-26　左后分支阻滞

诊断标准：额面电轴右偏>120°（除外其他因素导致的电轴右偏，如右心室高负荷、侧壁心肌梗死等）；Ⅰ、aVL导联RS型，下壁导联QR型；QRS宽度<120 ms。

（3）左束支阻滞。

心电图表现：左束支阻滞可产生宽大的QRS波，且QRS形态及ST-T发生显著改变。一般QRS的宽度在120 ms以上，Ⅰ、aVL和左心导联出现增宽且有切迹的R波，反映间隔除极向量的Q波消失（图4-27）。电轴变异很大，可以正常、左偏，右偏则较为少见。

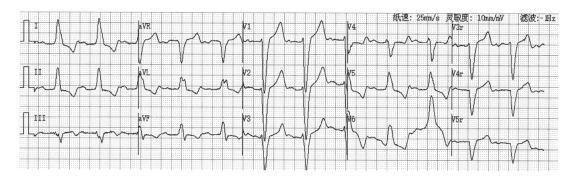

图 4 -27 完全性左束支阻滞

诊断标准：QRS 宽度 >120 ms；左心导联、Ⅰ、aVL 导联呈 R 型伴切迹；右心导联 R 波细小或缺失，紧随深大的 S 波；左心导联 Q 波消失。

（4）右束支阻滞。

心电图表现：右束支阻滞 QRS 持续时间常 >120 ms。右室导联可出现明显切迹的 R 型 QRS 波，而Ⅰ、aVL、左室导联则出现宽的 S 波，持续时间均比同导联的 r 波常。T 波在右心导联为导致，在Ⅰ、aVL、左室导联直立（图 4 -28）。

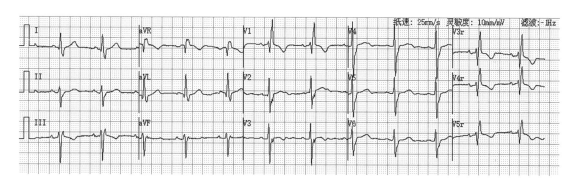

图 4 -28 完全性右束支阻滞

诊断标准：QRS 宽度 >120 ms；右心导联宽大伴切迹的 R 波（RSr'、RSR' 或 RSR'）；左心导联出现宽而深的 S 波。

（何旭瑜 丘嘉）

第三节 心血管疾病的康复治疗

一、典型病例

男性 47 岁，因"突发胸痛 20 分钟"就诊。

【临床表现】

患者于 7 月 17 号 21：50 左右于饮酒后开始出现胸痛，呈绞痛，位于胸骨中段，伴后背心隐痛及左上肢麻木感，呈持续不缓解，有大汗。于晚上 22：08 入院进行心电图检查，心电图明确为急性广泛前壁 ST 段抬高型心肌梗死，cTnT 2582 pg/mL，CK-MB 56.5 U/L，总胆固醇 6.5 mmol/L，给予抗栓治疗。

既往史：既往有高胆固醇血症。否认糖尿病、高血压病病史；否认脑梗塞、慢性肺气肿、风湿性心脏病、冠心病、心梗、房颤等病史；否认肝炎、结核、疟疾、血吸虫病史等传染病史；否认脑血管病史、精神疾病史，否认外伤、输血、手术史；否认食物、药物过敏史；否认嗜酒及药瘾史；否认肿瘤放化疗史，预防接种史随当地。

个人史：生于湖南省，久居广东，无疫源接触史，无粉尘及毒化学物品接触史，无吸烟史，有饮酒史 20 年，每次 100 ～ 150 g。

家族史：父亲和哥哥均有冠心病史，否认家族性遗传疾病史。

【辅助检查】

（1）心肌酶：肌钙蛋白 T 2582 pg/mL；CK 166 U/L；CK-MB 56.5 U/L；NT-proBNP 36 pg/mL。

（2）凝血功能：PT 11.2 s；APTT 26.8 s；INR 0.79；血浆纤维蛋白原含量 3.65 g/L；D - 二聚体 440 ng/mL；TAT/PIC 正常。

（3）血常规：WBC 12.19×10^9/L；PLT 286×10^9/L；血红蛋白 146 g/L。

（4）生化：ALT 51 U/L；AST 354 U/L；尿素 6.46 mmol/L；肌酐 84.92 μmol/L；碳酸氢盐 20.3 mmol/L；钾 3.21 mmol/L；钠 145.5 mmol/L；钙 2.35 mmol/L；随机血糖 6.62 mmol/L；余正常。

（5）炎症指标：白介素 -6 8.4 pg/mL；CRP 1.72 mg/L；PCT 正常。

（6）血脂：总胆固醇 6.5 mmol/L；TG 1.55 mmol/L；LDL 3.58 mmol/L；HDL 1.59 mmol/L；载脂蛋白 A 1.63 g/L；载脂蛋白 B 1.15 g/L。

（7）甲状腺功能：TSH 0.342 μIU/mL，FT3、FT4 正常。

（8）心电图（图 4 -29）。

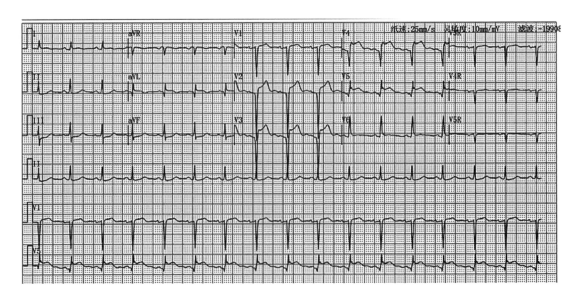

图 4 -29　患者心电图

检查参数:

AO 24	AAO 37	L_A 35	L_VDd 51
L_VDs 38	L_VEF 38	IVS_厚 12	LVPW_厚 12
RV_常规 22	MPA_ 23	PV_ 0.9	AV_ 0.92
MV_E 0.75	MV_A 0.54	TV-E 0.44	RA_ 48
RV_ 50	组织多普勒S' 8.9	组织多普勒E' 6.1	组织多普勒A' 8.0
左室舒张功能E/E' 12			

超声描述

主动脉瓣局灶性回声增强,开关尚好;

二尖瓣M型示前后叶逆向,EF斜率减慢,血流频谱呈松弛减退型;

左房饱满,左室前壁、前间壁、室间隔中间段心尖段心肌搏动明显减弱,其余左室壁增厚,搏动尚好;

房室间隔连续完整,未见PDA;

心包腔未见液性暗区;

下腔静脉内径 9mm,呼吸变异度>50%;

CDFI:心内未见异常彩色血流信号;

超声提示

符合高血压性心脏病合并冠心病超声改变

左室收缩舒张功能减退

图4-30 患者心脏超声

【诊断】

(1) 急性心肌梗死(广泛前壁)。

(2) Killip Ⅰ级。

(3) 冠状动脉粥样硬化性心脏病。

(4) 高胆固醇血症。

(5) 睡眠障碍。

【住院经过】

病情稳定发病1 h内行急诊冠脉造影:左前降支100%闭塞,于左前降支近端植入支架1枚。术后胸痛缓解收入病房。住院第一天出现胸闷气促,心率在90～100次/分钟,床边胸片提示:心影增大,双肺多发渗出,双侧胸腔少量积液,心脏B超提示:左室前壁、前间壁、室间壁中间段心肌搏动明显减弱,左心室射血分数38,无心包积液,考虑心衰发作,给予抗心衰治疗。第四天病情稳定,给予服药、饮食、活动等生活指导。7 d后出院时简易身体机能状态量表测评结果总分11分:显示身体机能恢复良好;嘱出院后活动以休闲散步和适度关节拉伸为主。

1. 住院Ⅰ期康复

(1) 健康教育:(面向患者及家属)。

1) 指导患者阅读心脏康复健康教育读本。

2) 指导患者调整呼吸训练模式。

(2) 病史评估。

1) 目前疾病:急性心肌梗死PCI术后。

2) 目前症状:无胸痛、呼吸困难、眩晕等,血糖达标,血压正常。

3) 既往史:高胆固醇血症。

4）目前用药情况：阿司匹林 100 mg qd、替格瑞洛 90 mg bid、瑞舒伐他汀 10 mg qd、依折麦布片 10 mg qd、达格列净片 10 mg qd，琥珀酸美托洛尔缓释片 23.75 mg qd、沙库巴曲缬沙坦钠片 25 mg bid、阿普唑仑片（助眠药）0.4 mg qn。

（3）治疗效果：有效。

（4）日常生活活动评估：

1）吸烟：从不吸烟。

2）压力/心理相关问题：有高心理压力水平史，无表现或行动。

3）嗜酒：饮酒 20 年，每次 100 ～ 150 g。

4）体力活动：住院前规律体育活动，每天 30 min，持续 3 年。

（5）代谢异常评估：

1）体重：超重，BMI 24.77 kg/m²，腰围 90 cm。

2）糖代谢情况：正常。

3）血脂情况：住院前及住院时均异常，总胆固醇 6.5 mmol/L，LDL-C 3.58 mmol/L。

（6）危险分层评估：高危（PCI 术后并发心力衰竭）。

（7）整体功能评估：SPPB-11 分（身体机能恢复良好：前脚对脚尖站立时间大于10 s，3 m 步行速度测试4.1秒，重复5次坐站测试少于 11.9 s）。

（8）心理评估：广泛性焦虑障碍量表（GAD－7）：4 分，未发现焦虑障碍；病人健康问卷抑郁量表（PHQ－9）：2 分，未发现抑郁症。

（9）睡眠评估：借助阿普唑仑入眠。

（10）Ⅰ期康复治疗：宣教为主，运动训练未介入。

（11）制订出院计划：

1）告知患者出院后应该做什么、不该做什么。

2）告知患者复诊时间。

3）告知患者后期随诊计划。

4）当该患者符合Ⅱ期康复适应证，积极推荐其参加Ⅱ期康复。

2. 门诊Ⅱ期康复

术后后 1 个月门诊复查 cTnT 45.7 pg/mL，B 超无发现室壁瘤，左心室射血分数38。

（1）心理评估：广泛性焦虑障碍量表（GAD－7）：3 分，未发现焦虑障碍；病人健康问卷抑郁量表（PHQ－9）：2 分，未发现抑郁症。

（2）营养评估：微型营养评估量表（MNA）：26 分，营养状况良好。

（3）运动评估：根据该患者病况选择简易身体机能状况量表（SPPB）的评估11分，属于非虚弱者，可以做心肺运动试验、单腿站立平衡试验评估、徒手肌力评定、柔韧性评估。详见表4－2。

表4－2　虚弱和非虚弱患者不同的Ⅱ期康复评估方法

	心肺运动试验	平衡性评估	肌力评估	柔韧性评估
内容	修改 Ramp18 方案	单腿站立平衡试验评估	MRC 徒手肌力评定量表	抓背试验，坐位前伸试验、座椅前伸试验
状况	—	正常	正常	正常

患者平衡、柔韧、肌力、肺功能评估良好无须训练。

3. 心肺运动测试

（1）运动方案：身高 173 cm，体重 75 kg，BMI 24.8，腰围 90 cm，修改 Ramp 18 方案。

（2）终止原因：双下肢疲劳和呼吸困难无法坚持。自我感觉用力评分（RPE）：17 ～ 18 分（很用力）。呼吸困难程度评分：2 级（轻微），摄氧量峰值 1843 mL/min，为预期的 73%。运动耐量轻度下降，受限于心血管循环功能不足。运动高峰心电图 Ⅲ、aVF 导联出现缺血性改变，缺血心率 144 次/分、缺血功率 133 W，见表 4－3。

表 4－3　患者心肺运动试验数值

CPET	静息	无氧阈值	运动峰值（占预计值）	缺血阈
HR/次/分	80	113	157（92%）	144
BP/mmHg	100/78	—	134/72	—
VO$_2$/HR/mL/beat	4.9	7.4	14.1	—
VE/VCO$_2$	36.6	26.5	28.5	—
PETCO$_2$/mmHg	32.78	41.63	38.68	—
VO$_2$/mL/min	—	1032	1843（73%↓）	—
WR/W	—	72	154（84%）	133

注：HR：心率，BP：血压，O$_2$/HR：氧脉搏，VE/VCO$_2$：二氧化碳通气当量，VO$_2$：摄氧量，PETCO$_2$：呼气末二氧化碳分压，WR：负荷功率，CPET：心肺运动训练。

4. 运动评估结论

（1）肺功能：患者静息时 VE/VCO$_2$ 比正常高，PETCO$_2$ 静息时比正常低，在运动的过程中逐渐增加，大约过 AT 后 1 min 开始回落到运动高峰时的 38.68。这变化预示患者静息时由于紧张而过度通气。

（2）心功能：VE/VCO$_2$ 在测试运动峰值时回落预示对他来说是高负荷运动，与自我感觉用力评分（RPE）和呼吸困难程度评分相符。运动耐量占预计值 73%，在静态肺通气功能正常下，提示受限于心血管循环功能，需通过有氧运动进行提升。

【有氧运动处方】

临床监护下高强度间歇训练法（HIIT）。

（1）运动目的：增强有氧和无氧运动能力，增强呼吸循环功能，降低疲劳感。

（2）运动方法：功率车。

（3）运动强度：中等强度。

（4）最大心率：<134 次/分（低于缺血阈 10 次）；RPE = 12 ～ 13（用力，由于患者服用琥珀酸美托洛尔缓释片 23.75 mg qd，训练强度以自我感觉用力评分为主，目标心率作为参考）。

（5）运动频度：3 次/周，每次 40 min。

可参考表 4－4。

表 4－4　运动强度和时间计划

心肺运动训练	热身瓦数	热身时间 /min	高强度功率 /W	高强度时间 /min	主动恢复功率 /W	主动恢复时间 /min	间歇循环次数	恢复期功率 /W	恢复时间 /min	每周次数
第一周	37	5	50	5	0	2	4	37	5	第一次
	37	5	50	7	0	2	4	37	5	第二次
	37	5	56	8	0	2	4	37	5	第三次
第二周	50	5	105	0.5	25	1	15	50	5	第一次
	50	5	105	0.5	25	1	20	50	5	第二次
	50	5	105	0.5	25	1	20	50	5	第三次
第三周	50	5	112	0.5	25	1	20	50	5	3 次
第四周	50	5	118	0.5	25	1	20	50	5	3 次

（6）患者 12 次 HIIT 运动训练处方情况（图 4－31）。

[illegible]　危险分层：[illegible]　医生签字：　[illegible]

第一周	Ww	Wt	Hw	Ht	lw	lt	R	Cw	Ct	日期	运动前BP	运动前HR	运动中BP	运动中HR	RPE	运动停止1分钟HR	停止运动15分钟BP	停止运动15分钟HR	执行者签字	心电监护	事件记录	平衡训练
D1	37	5	50	5	0	2	4	37	15	8.18	94/72	83	93/64	111	9-10	108	80	[illegible]	[illegible]	·	[illegible]	
D3	37	5	50	7	0	2	4	37	15	8.21	97/68	95	98/67	111	9-10	110	111/76	103	[illegible]	✓	[illegible]	
D5	37	5	56	8	0	2	4	37	15	8.22	103/72	72	138/42	109	9-10	105	110/77	74	[illegible]	✓		
第二周	Ww	Wt	Hw	Ht	lw	lt	R	Cw	Ct													
D1	50	5	105	0.5	25	1	15	50	15	8.27	93/65	73	109/79	103	9-10	104	108/80	80	[illegible]	✓	[illegible]	
D3	50	5	105	0.5	25	1	20	50	15	8.29	101/68	66	107/73	112	13-14	118	107/76	84	[illegible]	✓	[illegible]	
D5	50	5	105	0.5	25	1	20	50	15	8.30	101/65	69	139/73	105	11-12	111	107/72	77	[illegible]	✓	[illegible]	
第三周	Ww	Wt	Hw	Ht	lw	lt	R	Cw	Ct													
D1	50	5	112	0.5	25	1	20	50	15	8.31	103/64	84	91/54	117	11-12	119	107/75	104	[illegible]			
D3	50	5	112	0.5	25	1	20	50	15	9.4	100/63	87	135/85	115	11-12	110	100/68	78	[illegible]		[illegible]	
D5	50	5	112	0.5	25	1	20	50	15	9.6	98/67	64	98/72	103	11-12	109	106/76	83	[illegible]	✓	[illegible]	
第四周	Ww	Wt	Hw	Ht	lw	lt	R	Cw	Ct													
D1	50	5	118	0.5	25	1	20	50	15	9.7	103/67	80	107/67	[illegible]	11-12	120	99/71	93	[illegible]	✓	[illegible]	
D3	50	5	118	0.5	25	1	20	50	15	9.11	113/76	65	115/60	101	11-12	113	111/76	81	[illegible]	✓		[illegible]
D5	50	5	118	0.5	25	1	20	50	15	9.12	99/68	73	134/55	115	11-12	108	94/71	78	[illegible]	✓	[illegible]	

注：Ww：热身瓦数，Wt：热身时间，Hw：高强度瓦数，Ht：高强度时间，lw：主动恢复瓦数，lt：主动恢复时间，R：间歇循环次数，Cw：恢复期瓦数，Ct：恢复时间。

图 4－31　患者运动情况数据

（7）运动训练方案。

在心电图、运动血压计监测下进行，按照标准的训练程序，热身 5 min，训练 20 ～ 30 min，恢复 5 min。高强度功率从 50 W 逐渐过渡到 118 W，主动恢复功率 25 W，间歇时间是高强度 30 s 主动恢复 60 s（1 ：2）。运动过程心率在 110 ～ 115 次/分，高强度训练时收缩压在 115 ～ 135 mmHg、自我感觉用力评分（RPE）11 ～ 12 属于轻度用力。

【完成四周训练心肺运动测试】

（1）运动方案：身高 173 cm，体重 75 kg，BMI 25.1 kg/m^2，腰围 87 cm，修改 Ramp 18 方案。

（2）终止原因双下肢疲劳无法坚持；自我感觉用力评分（RPE）：16 分（用力）；呼吸困难程度评分：1 级（非常轻微）；摄氧量峰值 2008 mL/min，为预期的 80%，PETCO$_2$ 在运动峰值上还在上升提示未达到最高负荷；运动高峰心电图各导联无出现缺血性改变。预示运动耐量轻度下降，受限于骨骼肌肉功能不足（表 4 - 5、表 4 - 6）。

表 4 - 5　患者 12 次运动后心肺运动试验数值

心肺运动试验	静息	无氧阈值	运动峰值（占预计值）	缺血阈
HR/次/分	64	107	142（82%）	无
BP/mmHg	100/78	—	134/72	—
VO$_2$/HR/（mL/beat）	4.9	12.3	14.1	—
VE/VCO$_2$	30.3	25	23.8	
PETCO$_2$/mmHg	37.56	42.34	43.34	
VO$_2$/（mL/min）	—	1321	2008（80%↓）	
WR/W	—	81	165（88%）	无

表 4 - 6　患者心脏康复后心肺运动试验前、后情况对比

CPET	康复前	康复 12 次
方案	RAMP18 W	RAMP18W
终止原因	双下肢疲劳	双下肢疲劳
WR max/W	154（84% pre）	165（88% pre）
MET max/［mL/（kg·min）］	7.0	7.7
PeakVO$_2$/（mL/min）	1843	2008
VO$_2$@ AT/（mL/min）	1032	1321
VO$_2$/HR/（mL/beat）	11.7	14.1
VE/VCO$_2$ 斜率	27.1	24.59
PETCO$_2$ 静息时	32.78	37.56
PETCO$_2$ 无氧阈时	41.63	42.34
PETCO$_2$ 峰值时	38.68	43.34
ECG	心电图 Ⅲ、aVF 在运动高峰中出现缺血性改变	各导联 ST 段未见缺血性改变，未见心律失常

注：CPET：心肺运动训练；WR max：最大功率负荷；METs max：最大代谢当量；VE/VCO$_2$：二氧化碳通气当量；PeakVO$_2$：峰值摄氧量；VO$_2$@ AT：无氧阈时摄氧量；VO$_2$/HR：氧脉搏；PETCO$_2$：呼气末二氧化碳分压（mmHg）；ECG：心电图。

【两次心肺运动试验结果比较】

患者服用 β 受体阻滞剂影响心率无法增加，导致运动耐量下降。通过训练后运动时峰值摄氧量增加提高，同时无氧阈摄氧量也增加，预示运动能力提升了。运动时 VE/VCO_2 斜率值降低、$PETCO_2$ 值增加说明运动时通气生理无效腔减少，肺泡血流灌注增加，预示心肺功能改善。氧脉搏的增加预示机体对氧的摄取和利用能力增加，表现在最大代谢当量和负荷增加，并且运动高峰心电图未见缺血表现和心律失常，说明心脏血管的再灌注改善。

【接下来的 4 周有氧运动处方】

临床监护下高强度间歇训练法：

（1）运动方法：功率车。

（2）运动强度：中高强度，高强度功率调到 125 ～ 130 W（峰值的 80%）。

（3）目标最大心率：小于 135 次/分；RPE = 13 ～ 14（用力，由于患者服用琥珀酸美托洛尔缓释片 23.75 mg qd 训练强度以自我感觉用力评分为主，目标心率作为参考）。

（4）运动频度：3 次/周。

12 次训练后再做一次心肺运动试验，制订门诊或社区无临床监护有氧运动处方。

通过评估患者危险分层属高危，运动试验找到无氧阈，应该用有氧域下恒定功率训练，为什么选高强度间歇？无氧阈下恒定功率的有氧训练给患者的内部生理环境在稳态下进行康复运动，是比较安全和常用的。对于这个患者危险分层为高危还选用高强度间歇运动训练理由：①他较年轻骨骼肌肉力量正常；②肺通气功能正常；③已顺利完成心冠状动脉再灌注手术；④简易身体机能状况量表（SPPB）的评估结果属于非虚弱者。在临床观测下，患者心率、血压和自我感觉用力都在无氧阈下的动态平衡。通过 12 次的训练再做运动试验时除了运动耐量提升外，对运动的担心和紧张心消失了，患者会更快、更主动投入正常生活。

【分析与总结】

运动处方制订方案的基本原则：①安全性；②科学性、有效性（终身性、趣味性、多样性）；③个体化；④多学科介入（诊治基础病和并发症）。了解更多的心脏康复知识会对执行或推介处方都有帮助。

二、理论与拓展

【心脏康复项目内容】

1. 概述

目前心血管疾病的治疗方法有药物治疗、介入治疗、外科手术等，然而各有其局限性。急性心肌梗死患者的生存率改善，导致慢性冠状动脉疾病患者增多；有效的药物和生活方式治疗的发展，提高了接受适当二级预防及随访治疗的心血管疾病（CVD）患者的长期生存率。上述原因如何让心血管病患者获得正常或者接近正常的生活状态，如何减少疾病的发生和提高健康水平，这都要求学者们多方面探索慢性病的康复方法。心脏康复近几年在我国快速发展，我国的心脏康复中心已经从 2012 年的 6 家增加到 2017 年的 500 多家。心脏康复中心除了在三级医院开展外，还扩展到二级医院和基层医院。心肺运动试验（CPET）在心脏康复的应用，提高对心血管疾病的严重程度评估、治疗效果评估和预后预测的准确性。

2. 心脏康复

心脏康复是指应用药物、运动、营养、精神心理及行为干预戒烟限酒五大处方综合性医疗措施，使心血管病患者获得正常或者接近正常的生活状态，降低再发心血管事件和猝死风险，尽早恢复体力和回归社会。心脏康复融合了心血管医学、运动医学、营养医学、心身医学和行为医学等多学科交叉领域，为心血管病患者在急性期、恢复期、维持期以及整个生命过程中提供生物—心理—社会综合医疗干预和风险控制，涵盖心血管事件发生前预防和发生后治疗与康复，是心血管疾病全程管理和全生命周期健康服务的重要组成部分。

详见表 4-7。

表 4-7　心脏康复运动治疗对改善身体效果的作用机制及证据等级

项目	内容	等级
运动耐力	无氧性代谢阈值增加	A
	最大摄氧量增加	A
症状	心肌缺血临界值上升引起的心绞痛发作的减少	A
	同一强度劳作时心力衰竭症状的减轻	A
呼吸	最大同等负荷强度下换气量的减少	A
心脏	最大同等负荷强度下心率的减少	A
	最大同等负荷强度下心脏负荷量（心率收缩压乘积）减少	A
	左心室重构的抑制	A
	左心室收缩功能不恶化	A
	左心室扩张功能的改善	B
	心肌代谢的改善	B
	冠状动脉狭窄病变的控制	A
冠状动脉	心肌灌流的改善	B
	冠状动脉血管内皮依存性和非依存性扩张反应的改善	B
中心循环	最大动静脉血氧差的增大	B
末梢循环	安静时和运动时的总体末梢血管阻抗的减少	B
	末梢动脉血管内皮功能的改善	B
炎症指标	CRP、炎症性成长因子的减少	B
	线粒体的增加	B
骨骼肌	骨骼肌氧化氧气活性的增大	B
	骨骼肌毛细血管密度增加	B
	从Ⅱ型到Ⅰ型的肌纤维型的变换	B
冠状动脉危险因素	收缩压的下降	A
	HDL胆固醇的增加，中性脂肪的减少	A
	吸烟率的降低	A

（续上表）

项目	内容	等级
自主神经	交感神经紧张度的下降	A
	副交感神经紧张度的亢进	B
	压受体反射感受性的改善	B
血液	血小板聚集功能的下降	B
	血液凝固功能的下降	B
	冠状动脉性事故发生率的减少	B
预后	心力衰竭恶化导致的住院次数的减少	A（CAD）
	生命预后的改善（全死亡，心脏死亡的减少）	A（CAD）

注：A：证据充分；B：报告内容质量高，但病例数不充分；CAD：冠状动脉疾病。

科学级别 A：400 例以上的病例患者为对象，通过多中心随机干预临床试验验证，或 mta 解析验证的。

科学级别 B：400 例以下的病例患者为对象，通过多中心随机干预临床试验，设计比较好的比较研究试验，大规模的队列试验等验证的。

3．心脏康复的分期

根据国情，2013 年《中国冠心病康复与二级预防中国专家共识》将冠心病康复分为 3 期：院内康复期（Ⅰ期）、院外早期康复或门诊康复期（Ⅱ期）和社区/家庭长期康复期（Ⅲ期）。每期康复都要遵循安全性原则，循序渐进达到预期康复目标，实现运动能力逐渐恢复，满足日常生活能力和恢复社会职业活动。目前我国冠心病患者住院时间在 3 d 左右，急性心肌梗死患者住院时间控制在平均 7 d 左右，Ⅰ期康复时间有限，主要目的是减少心肌梗死急性期并发症和健康教育；Ⅱ期康复为冠心病康复的核心阶段，既是Ⅰ期康复的延续，也是Ⅲ期康复的基础；Ⅲ期康复是维持患者Ⅰ、Ⅱ期的康复效果，在社区和家庭持续康复（表 4 - 8）。

表 4 - 8　冠心病心脏康复分期及相关内容

分期	内容	目标	适宜人群	备注
Ⅰ期康复	冠心病患者住院时运动治疗，包括综合评估、指导戒烟、运动训练、日常活动指导和健康教育。重点进行日常活动指导和床边运动训练，出院时进行心肺运动试验或 6 分钟步行试验等测试，指导制订运动处方，建议出院后运动康复和注意事项	缩短住院时间，促进日常生活及运动能力恢复，增加患者自信心，减少心理痛苦，减少再住院：避免卧床带来运动耐量减退、血栓栓塞性并发症	急性心肌梗死、急性心力衰竭、冠状动脉 PCI 手术、CABG、心脏瓣膜手术、先心病外科手术住院的患者等	Ⅰ期院内康复要在医学监护下运动训练

（续上表）

分期	内容	目标	适宜人群	备注
Ⅱ期康复	冠心病患者出院后12个月内，此阶段是Ⅰ期康复的延续，包括病情评估、健康教育、综合落实五大处方、日常活动指导和心理支持。重点进行药物依从性监测和心电血压监护下的中等强度有氧运动训练，每次运动持续30～60 min，每周3～5次，推荐完成36次运动康复，至少不低于25次	患者恢复日常活动能力，纠正不良生活习惯，坚持以运动治疗为核心主动控制心血管危险因素，优化二级预防用药，恢复正常社会生活和工作。教会患者自我管理技能，避免再发心血管事件，减少再心梗住院，降低病死率	AMI和/或ACS恢复期、稳定型心绞痛、PCI或CABG后12个月内的患者，建议出院后尽早制订康复计划	Ⅱ期康复方案可以多样化，可以住院、门诊和在家通过远程指导完成
Ⅲ期康复	冠心病患者出院12个月后进行的长期社区或家庭康复。此阶段是Ⅱ期康复的延续，为患者制订个性化家庭运动训练计划，基于互联网结合人工智能的家庭心脏康复方案是主要形式	让患者主动地控制危险因素，长期坚持运动治疗习惯，最大限度地提高患者的生命质量，有自信、有能力地参与社会生活和工作	所有出院后12个月或完成Ⅱ期心脏康复的冠心病患者	Ⅲ期康复方案主要在社区和家庭基于远程医疗指导完成

注：PCI：经皮冠状动脉介入治疗术；CABG：冠状动脉旁路移植术；AMI：急性心肌梗死；ACS：急性冠状动脉综合征。

【心血管病危险因素评估及预干预】

1. 患者评估与干预计划

（1）病史：回顾患者心血管疾病现病史、既往史及外科诊断和过程（包括左心室功能评估）；并发症（包括外周动脉疾病、脑血管疾病、肺部疾病、肾脏疾病、糖尿病、骨骼肌肉和神经肌肉疾病、抑郁症，以及其他相关疾病）；心血管疾病的症状；药物治疗（包括剂量、频率和依从性）；最近流感疫苗接种日期；心血管危险因素及教育的障碍和偏好。参见每个主要治疗的相关评估标准。

（2）体格检查：评估心肺系统（包括心率和心律、血压、听诊心脏和肺部、触诊和检查下肢水肿及脉搏）；术后伤口部位、关节和神经肌肉状况、认知功能。

（3）检测：静息12导联心电图；评估患者自觉健康相关生活质量或者健康状况。

（4）干预：撰写书面记录，可以反映患者当前评估状况，包括指导制订和实施：患者治疗计划优先目标，概述降低风险的干预策略；制订促进康复目标和指导长期干预划的后续方案。

（5）门诊药物治疗，如建议使用阿司匹林、氯吡格雷、B受体阻滞剂、降脂剂和血管紧张素转换酶（ACE）抑制剂或血管紧张素受体阻滞剂，并且确保患者每年接种流感疫苗。

（6）预期效果：记录总结长远目标和成功措施的出院计划。

2. 营养评估与干预

（1）评估：微型营养评估量表（MNA）。

（2）干预：制订特殊的膳食调整处方，使饱和脂肪与胆固醇含量至少达到治疗性生活方式饮食改变的水平；教育患者（及其家属）有关膳食目标的情况和如何达到该目标，并提供咨询服务。

（3）预期效果：患者能坚持营养处方；制订适当的计划以解决饮食行为问题。

3．体重管理

（1）评估：测量身高、体重和腰围，计算 BMI。

（2）干预：对于超重（BMI > 24.0 ～ 27.9 kg/m²）、肥胖（BMI > 28 kg/m²）和（或）男性腰围≥90 cm、女性腰围≥85 cm 的患者，制订合理的短期和长期体重控制目标，要个体化兼顾危险因素，例如：以每周减少 0.45 ～ 0.9 kg 的速度在大约 6 个月内减轻至少 5% 的体重，最好能减轻 >10%；制订一个综合饮食、体力活动或运动和行为改变的方案，以减少总热量摄入，保持摄入合理比例的营养素和纤维，并增加热量的消耗，如建议每天有较长距离或较长时间（例如，60 ～ 90 min）的步行运动。

（3）预期效果：短期计划是不断评估和调整干预措施，使体重逐渐下降。如未达标，可转入有效的专业减肥项目。长期计划是为达到既定的体重目标，坚持饮食控制和运动计划。

4．血压管理

（1）评估：在计划开始时测量双臂血压，测量静息坐位血压至少 2 次；为了排除体位性低血压，在计划开始时调整降压药物治疗后分别采取卧位、坐位、立位测量血压；评估近期的治疗情况和依从性；评估可能对血压产生不利影响的非处方药。

（2）干预：如果患者收缩压为 120 ～ 139 mmHg 或舒张压为 80 ～ 89 mmHg，提供生活方式的改变，包括定期体力活动或运动，体重管理，适度限盐，增加新鲜水果、蔬菜和低脂乳制品的摄入量，控制饮酒，戒烟。如果患者收缩压≥140 mmHg 或舒张压≥90 mmHg，予以改变生活方式联合药物治疗。对于慢性肾病、心力衰竭或糖尿病患者，若改变生活方式后收缩压仍≥130 mmHg 或舒张压≥80 mmHg，则予以药物治疗。

（3）预期效果：短期内计划是连续评估和调整干预措施，直到高血压前期患者的血压达到正常水平，即高血压患者收缩压 <140 mmHg、舒张压 <90 mmHg；高血压合并糖尿病、心力衰竭或者慢性肾病患者的收缩 <130 mmHg、舒张压 <80 mmHg。长期目标是维持血压在目标水平。

5．血脂管理

（1）评估：测量空腹总胆固醇（TC）、高密度脂蛋白、低密度脂蛋白和甘油三酯（TG），对于血脂水平异常的患者，应取得其详细病史以判断影响血脂水平的饮食、药物或其他因素是否能被改变。评估目前的治疗和依从性。住院治疗后 4 ～ 6 周，或者改变降脂药物治疗 2 个月后复查血脂指标。患者服用降脂药物时，定期评估其肌酸激酶水平及肝功能。为所有患者提供与治疗性生活方式所改变的饮食一致的营养咨询，如建议添加植物甾醇/固醇和黏性纤维，鼓励消耗更多 ω-3 脂肪酸，以及体重管理咨询。对于 LDL > 100 mg/dL 的患者，添加或加强药物治疗；对 LDL > 70 mg/dL 的患者考虑予以药物治疗。为甘油三酯的管理提供干预，使摄取的非高密度脂蛋白胆固醇 <130 mg/dL。

（2）预期效果：短期计划是连续评估和调整干预措施直到低密度脂蛋白胆固 <100 mg/dL（进一步降低至 <70 mg/dL 被认为是更为合理的目标）、非高密度脂蛋白胆醇 <130 mg/dL（进一步降至 <100 mg/dL 被认为是更合理的目标）。长期计划是低密度脂蛋白胆固醇 <100 mg/dL（进一步降低至 <70 mg/dL 被认为是更为合理的目标），非高密度脂蛋白胆固醇 <130 mg/dL（进一步降至 <100 mg/dL 被认为是更合理的目标）。

6．糖尿病管理

（1）评估：通过病史记录回顾确诊所有患者是否存在糖尿病。如果是已知糖尿病患者，识别其并发症历史，例如：导致心脏、血管病变，或肾脏、足部等疾病，或者周围神经病变。确定医生管理糖尿病病情和制订治疗方案，包括：药物依从性、饮食依从性、血糖监测方法依从性。在开始运动之前：获得最近的空腹血糖（FPG）值和糖化血红蛋白（HbAlc）值。将由运动引起并发症的可能性越大的患者考虑视为高危患者。

（2）干预：建议教育患者和工作人员要警惕低血糖或者高血糖迹象，并按照美国糖尿病协会的推荐提供适当的评估和干预。对于使用胰岛素或胰岛素促泌剂的患者：

1）避免在胰岛素高峰时段运动。

2）建议在腹部注射胰岛素，而不是肌内注射。

3）每次运动前后监测血糖水平。如果血糖值 < 100 mg/dL，应当推迟运动并为患者提供 15 g 的碳水化合物；15 min 后重新测量血糖，血糖值 > 100 mg/dL 方可进行运动。2 型糖尿病患者如果血糖值 > 300 mg/dL，则当患者感觉良好、体内有足够的水分且血液或（和）尿液酮体为阴性时可以谨慎运动；否则，联系患者的医生做进一步处理。

4）鼓励摄入足够的水分，以免血糖水平受到体液转移的影响。

5）注意患者的血糖可能在运动后 24 ～ 48 h 内继续下降。

6）对于那些通过饮食控制、二甲双胍、α - 葡萄糖苷酶抑制药或者 TZD 类降糖药控制血糖，而没有使用胰岛素或者胰岛素促泌剂的患者，在最初的 6 ～ 10 次运动开始前测试血糖水平以评估血糖的控制情况；运动通常不易导致低血糖。

（3）教育：学会和练习自我监控能力，用于无监督时运动；遵从医学营养治疗。

（4）预期效果：短期计划就相关症状和体征与主治医生咨询调整用药；使患者具备识别症状和体征、自我监测血糖状态和自我管理活动的能力。长期计划是空腹血糖（FPG）水平达到 90 ～ 130 mg/dL、HbA1c < 7%；最大限度地减少运动和（或）休息时低血糖或高血糖并发症的发生；保持血压水平在 < 130 mmHg/ < 80 mmHg。

7．戒烟

（1）评估：询问患者吸烟及使用其他烟草产品的状况。记录吸烟状况：不吸烟、曾经吸烟、目前吸烟（因为复吸率高，故包括近 12 个月内的戒烟患者）等状况，明确吸烟量（支/天）和吸烟的持续时间（年数）。量化其他类型的烟草产品的使用类型。询问在家中和工作中吸二手烟的情况，评估可能阻碍戒烟的心理因素。

（2）干预：当患者未确定戒烟时，提供激励戒烟的信息包括戒烟的相关性、吸烟的风险、戒烟的回报、戒烟的障碍和复吸；当患者确定戒烟时，应该提供询问、建议、评估、协助和安排等信息。预防复吸：解决问题，预见威胁，实践情景。

（3）预期效果：短期计划是患者表达戒烟的决心和选择戒烟日期；长期计划是从戒烟之日起至少 12 个月（持续）达到完全杜绝吸烟和使用烟草产品。

8．心理管理

（1）评估：应用抑郁症状群量表（PHQ - 9）和广泛性焦虑量表（GAD - 7）。

（2）干预：以个别和（或）小组的方式，提供关于如何适应冠心病和心理压力的治疗，以及健康生活方式转变的宣教和咨询。尽可能把家庭成员和重要的相关人员也包括在内。

（3）预期效果：患者证实有自制力去改变健康行为、放松身心和有其他压力的管理技能；获得社会支持的能力；顺从精神调理药物治疗（如医生开有处方的），减少或放弃酒精、烟草、咖啡因或其他非处方的影响心理状态的药物。

9. 体力活动咨询

（1）评估：身体机能状态；有氧耐力评估；平衡性评估；肌力评估（抗阻评估）；柔韧性评估。肌力和肌肉耐力是运动训练的基础条件，在基层医院常采用简易身体机能状态量表（SPPB）、徒手肌力和肌肉耐力评估，不受设备和场地限制，简便易行（表4-9、表4-10）。

表4-9　简易身体机能状态量表

平衡能力测试	并脚站立双脚并排站	<10 s（0分） 10 s（1分）
	半前后脚站： 一足跟对准另一足部大脚趾侧面站立	<10 s（0分） 10 s（1分）
	前后脚站立： 前脚对脚尖站立	10 s（2分） 3～9 s（1分） <3 s（0分）
四米步行速度测试	无法执行	0分
	时间>8.70 s	1分
	时间在6.21～8.70 s	2分
	时间在4.82～6.20 s	3分
	时间<4.82 s	4分
重复5次坐站测试	不能完成5次站立或完成站立时间>60 s	0分
	坐站时间大于等于16.7 s	1分
	坐站时间在13.7～16.69 s	2分
	坐站时间在11.20～13.69 s	3分
	坐站时间小于等于11.19 s	4分

注：将量表测试3项的分数加总，确认等级。A级（0～3分）失能者；B级（4～6分）衰弱者；C级（7～9分）衰弱前期；D级（10～12分）健康者。

表4-10　12肌力、肌肉耐力、柔韧性徒手评估方法

评估内容	方法
上肢力量	30 s内，单手屈臂举哑铃次数（男2.5 kg，女1.5 kg）
下肢力量	30 s内，从椅子坐位到完全站立起来的次数
踏步试验	1 min内高抬腿踏步次数
肩关节柔韧性	一只手越过肩，与另一只手上探，两中指指尖之间最近距离
髋关节柔韧性	坐在折叠椅上弯腰伸臂中指到脚趾距离
移动和平衡能力	坐位—从椅子站起向前走3 m转身走回到椅子—坐下，记录时间

注：AT：无氧阈；AMI：急性心肌梗死。

（2）干预：在初次评估和随访中，提供关于体力活动量的建议、支持和咨询。对于从事重体力劳动工作的患者，可考虑进行运动耐量或者模拟工作测试。鼓励患者进行每周≥5天（最好更多）、每天30～60 min的中等强度的体力活动。探讨如何设法将增加的活动量结合到日常生活中。建议刚开始时采用低强度有氧运动，避免进行不习惯的剧烈体力活动，以尽量减少肌肉、骨骼受伤的风险。

（3）预期效果：增加家庭、职业和娱乐方面的活动参与度；改善有氧活动和身体状况，并减少冠心病危险因素（特别是对于那些改变久坐的生活方式并进行规律体力活动的患者）。

10. 运动训练

（1）评估：强烈推荐在参加以运动为基础的心脏康复项目前进行症状限制性运动试验。临床状况有改变时应重复做。测试参数应包括评估心率、心律、体征、症状、ST段变化、血流动力学、主观体力和运动能力。在评估患者和运动试验（假如做过）的基础上，将患者危险分层，以确定运动训练中的监管程度和监控需求。

（2）干预：在考虑评估结果、危险分层、合并症（例如，外周动脉疾病和肌肉骨骼疾病）、患者情况和项目目标的基础上，制订个体化的运动处方，开展有氧运动和阻力训练。运动预案必须由项目主任医师或者相关医师审核（必要时予以修改），并获得批准。运动处方应明确频率（F）、强度（I）、持续时间（T）、运动形式（T）和进展（P）。有氧运动：F = 3～5天/周，I = 运动耐量的50%～80%，T = 20～60 min，T = 散步、跑步机、骑单车、划船、爬楼梯、手和腿测力计，以及其他合适的持续或间歇训练。阻力运动：F = 2～3天/周，I = 每组肌群重复做10～15次达到中等疲劳的数值，T = 1～3组或者8～10个不同上肢和下肢肢体的运动项目，T = 健美操、弹力带、腕/手负重器、哑铃、杠铃、滑轮或举重器。每次运动内容包括热身运动、放松运动和柔韧性运动。提供渐进性更新的运动处方，并在临床状况改变时进一步修改。

（2）预期效果：患者运动时掌握安全问题，包括预警症状和体征；患者实现改善心肺功能，增强身体柔韧性，提高肌肉耐力和强度；患者实现减轻症状，减弱对体能挑战的生理性反应，改善心理状态。

【运动训练中的运动能力评估】

运动训练中的运动能力评估是心脏康复的重要内容，为制订个性化运动处方提供数据支持，也为运动风险提供安全警示线。由于心血管病患者存在运动风险，基层医院可根据综合风险评估后进行危险分层。

常用的有氧运动耐力评估方法有心电图运动负荷试验、心肺运动试验、6分钟步行试验等。抗阻运动常用能够完成一次最大抗阻运动（能够1次举起的最大重量）来评价其运动能力。基层医院心脏康复主诊医师及执行治疗师要掌握运动负荷试验适应证、禁忌证、终止运动的指征及常用参数的临床意义，掌握运动风险的控制指标和有氧运动处方制订方法，掌握6分钟步行试验的适用人群和规范操作过程，准确解读6分钟步行试验结果及处方制订方法。心肺运动试验指标可作为了解知识。

1. 心电图运动负荷试验

心电图运动负荷试验指在患者逐渐增加运动量的同时观察患者心电图变化和症状，对已知或怀疑患有冠心病患者进行临床辅助诊断、运动能力和疗效评估的方法，其方法简便、费用低廉、无创伤和相对安全，适宜在基层医院应用。按照其应用目的不同可分为低强度运动试验、亚极量运动试验和症状限制性运动试验。临床医生应根据患者的危险分层、心功能情况、运动能力和应用目的不同而选择不同的运动类型（表4-11）。现代常用的心电图运动负荷试验有运动平板仪和功率自行车两种设备类型。运动平板仪常采用 Bruce 和改良 Bruce 等分级递增方案；功率自行车采用以 10～25 W/min 的功率连续递增方案，在运动过程中需监测患者心电图、血压、血氧饱和度和症状等，通过 RPE 观察患者的劳累程度。心电图运动负荷试验应由主治医师和护士共同完成。在试验前，医生应严格按照适应证和禁忌证筛选患者，按照不同的运动类型选择终止指征。在试验中，医生和护士需严密观察患者反应，及时预防和阻止意外事件发生，一旦发生不良反应，应立即终止试验。心电图运动负荷试验过程可动态提供心率、血压、心律失常和运动强度等参数。最终测试报告提供运动耐力、运动时血压的变化、有无心肌缺血、运动是否诱发或加重心律失常，为心脏康复有氧运动训练提供运动处方制定依据，评估心脏康复疗效和判断预后。见表4-11、表4-12、表4-13。

表4-11　不同强度类型的心电图运动负荷试验比较

类型	适宜人群	应用目的	终止指征	血压反应
低强度运动试验	适用于急性心肌梗死后1周或心功能C期的患者	高危患者评估运动耐量，指导运动处方制订	运动心率 < 120次/分	正常血压反应：收缩压升高，即每增加 1 METs
亚极量运动试验	适用于无症状心肌缺血患者或健康人	辅助诊断心肌缺血，低危患者评估运动耐量和疗效，指导运动处方制订	运动心率达到最大心率的85%	收缩压增加 10 mmHg，舒张压不升或略下降
症状限制运动试验	适用于急性心肌梗死后2周以上、纽约心脏病协会（NYHA）心功能Ⅰ、Ⅱ级的其他心血管病患者	评估患者运动耐量和疗效，确定运动风险上限，指导运动处方制订	出现胸痛或其他终止指征	若出现运动中收缩压下降 > 10 mmHg 是危险信号

表4-12　心电图运动试验的禁忌证和终止指征

类型	内容
绝对禁忌证	急性心肌梗死和不稳定性心绞痛48 h内 未控制的严重心律失常 急性感染性心内膜炎 有症状的重度主动脉瓣狭窄 失代偿心力衰竭 急性肺栓塞或深静脉血栓 急性心肌炎或心包炎 急性主动脉夹层 身体残疾

（续上表）

类型	内容
相对禁忌证	已知冠状动脉左主干闭塞 中到重度主动脉瓣狭窄 严重的心律失常 高度或完全房室传导阻滞 肥厚性梗阻型心肌病 近期卒中或短暂脑缺血发作 精神异常不能配合 血压 >200/110 mmHg 未校正的临床情况
终止指征	无病理性 Q 波导联 ST 段抬高 >1.0 mV 随运动负荷增加收缩压下降 >10 mmHg ST 段压低 >1.0 mV 并伴有胸闷症状 中至重度心绞痛 中枢神经系统症状（如头晕、晕厥前兆和共济失调） 周围血管灌注不足症状（发绀或苍白） 持续室性心动过速或其他严重心律失常，包括二或三度房室传导阻滞 新发的束支传导阻滞无法与室性心动过速鉴别 患者要求停止运动

表 4 - 13　心电图运动负荷试验常用参数

项目	实测值	预测值	判断标准	备注
血压反应	运动前血压 运动各阶段血压 恢复阶段血压	运动强度每升高 1 METs，收缩压升高约 10 mmHg；舒张压无变化或轻微降低	血压反应过度：收缩压：男 >210 mmHg，女 >190 mmHg；舒张压运动中升高血压反应不足：收缩压升高 <30 mmHg	高血压患者常在运动中血压反应过度
心肌缺血	运动前 ST 段 运动各阶段 ST 段 恢复阶段ST 段	无心肌缺血改变	与运动前比较，胸前导联 ST 段压低 >2 mm，持续 1 min；或胸前导联 ST 段水平或下斜型压低 >1 mm，持续 2 min 和/或运动中出现胸痛症状；运动后恢复期 ST 段压低 ≥1 mm，持续 2 min 以上	判断运动试验结论：阴性、阳性或可疑阳性

注：METs：代谢当量；1 mmHg = 0.133 kPa。

2. 心肺运动试验

心肺运动试验是在心电图运动负荷基础上测定运动时摄氧量（VO₂）和二氧化碳排出量（VCO₂）等多个气体代谢参数，综合分析气体代谢和血流动力学等指标，评估心肺功能储备以及全身器官系统之间相互协调的功能状态，可更准确评估个体的心肺储备功能和进行危险分层。心肺运动试验的适应证、禁忌证和终止运动的指征与心电图运动负荷试验基本相同，可参考心电图运动负荷试验相关部分。基层医生可了解常用参数正常值和生理学意义（表 4 - 14、表 4 - 15）。

表 4 - 14　心肺运动试验常用参数

测量参数	定义	参考值	意义
最大摄氧量（$VO_2 max$）	指最大运动时获得的最高 O_2 摄入，常用峰值摄氧量来代替	受年龄和性别影响，参考值为预测值的 85% 以上	表示患者的心肺功能储备和外周组织摄氧能力
无氧阈（AT）	指机体有氧代谢的运动强度上限值	AT 是可预测 $VO_2 max$ 的 50% ~ 60%	在 AT 以下的运动持续维持有氧代谢，制订运动处方
呼气末二氧化碳分压（$PETCO_2$）	指呼吸末肺泡呼出气中 CO_2 浓度	静息值 36 ~ 42 mmHg，轻至中度运动时一般升高 3 ~ 8 mmHg，高负荷运动时下降	反映肺通气和灌注情况的其中一个指标
呼吸交换率（RER）	VCO_2 / VO_2 的比值	峰值 RER ≥ 1.10，代表非常努力的运动	表示运动费力程度的判断指标
二氧化碳通气当量（VE/VCO_2）	指 VE/VCO_2 的比值，在无氧阈值时，斜率与生理性无效腔相关	正常参考值 < 30，随着年龄增加数值会轻微增加，> 40 提示预后不良	提示心血管 - 肺的通气和灌注之间的匹配
氧脉搏（$O_2 pulse$）	每搏氧耗量是 VO_2 与心率的比值，代表心脏每次射血的供氧能力	低强度运动时氧脉搏快速增加，随运动强度逐步增加，氧脉搏增加缓慢接近上限值，8.5 ~ 11.0 mL /（min/w）	随着运动强度增加，每搏氧耗量曲线低平或不变化，反映心搏量降低和/或骨骼肌氧摄取受限

表 4 - 15　心肺运动试验心脏功能的 Weber 分级

类别	程度	峰值 VO_2/[mL /（kg·min）]	AT	最大心排指数/[L /（min·m²）]
A	轻—无	>20	>14	>18
B	轻中度	16 ~ 20	11 ~ 14	6 ~ 8
C	中度	10 ~ 16	8 ~ 11	4 ~ 6
D	重度	6 ~ 10	5 ~ 8	2 ~ 4
E	极重度	<6	<4	<2

3. 6 分钟步行试验

6 分钟步行试验（6MWD）主要记录 6 分钟步行距离、心率、血压、血氧和症状等，用于评价中、重度心肺疾病患者的运动耐力和心肺功能状态。多项临床研究表明 6 分钟步行距离可作为重度心肺功能不全患者生存率的预测指标。6MWD 测试的结果可作为心血管病患者步行有氧训练的强度依据。一般情况下，对危险程度较高的患者，可建议步行训练开始的强度为 6 分钟步行测试平均速度的 60%，而危险程度较低的患者训练的开始强度为 6 分钟步行测试平均速度的80%。6分钟步行运动测试的结果可用作处方步行计划（例如步行圈数或在平板跑步机上步行）。领域测试结果制订运动处方的运用范例：计算合适的步行圈数（运动强度）：

$$运动强度 = 6分钟步行测试距离 \div 6 \times 60\%（80\%）\times 处方时间$$

即：先算出每分钟行走距离，再计算在处方时间内行走距离的60%或80%，即运动强度。如果患者在6 min步行了360 m：1 min步行距离 = 360 ÷ 6 = 60 m；30 min步行距离 = 60 × 30 = 1800 m；1800 m × 80% = 1440 m。意味着患者可在有氧步行训练的30 min内行走1440 m。如果患者知道训练跑道每圈的长度，就可把距离转化为圈数，使患者更容易记忆。例如在本例中，如果训练的长度是40 m一圈，那么康复训练者行走一共就是36圈。注：如果患者开始训练时走不到30 min，可根据具体的行走时间来计算，如行走10 min就是12圈（480 m），20 min就是24圈（960 m）。依次类推。利用6MWD的结果，还可计算出在运动平板跑步机上的运动强度。在平板跑步机上步行的合适强度：

$$合适强度 = 60\%（80\%）\times 6分钟步行测试的平均速度$$

如果患者在6分钟步行测试中步行420 m，转换为速度标准单位（km/h），就是420 × 10 ÷ 1000 = 4.2 km/h，4.2 km/h × 60%/（80%）= 2.52（3.36）km/h。因此，在刚开始时，平板跑步机的步行速度应设定为2.5（3.3）km/h。对于不习惯在平板跑步机上步行的患者，平板跑步机的速度可再减少0.5～1 km/h，即1.5～2 km/h，或2.3～2.8 km/h，详见表4-16。

表4-16 6分钟步行试验操作规范与注意事项

步骤	方法	注意事项
准备	患者准备：穿着舒适的鞋；可携带其日常步行辅助工具（如手杖）；患者知晓试验过程和目的；医生准备：计时器、计数器、记录表、椅子和标记折返点的标记物，监测用脉氧仪、12导便携式心电监护和血压监护，还要准备好硝酸甘油、氧气、血压计和除颤器等急救设备	告知患者要尽力步行而不是跑步；感到精疲力竭时可放慢速度或停下休息，恢复后应继续步行，患者日常服用药物不能停用；清晨或午后测试前可少许进食；试验开始前2 h内避免剧烈活动。试验开始前患者在起点处休息10 min
规范操作	（1）患者在起点处坐椅子休息，核查有无禁忌证，测量脉搏、血压和血氧饱和度、Borg评分等，填写记录表，设定秒表计时6 min （2）开始步行和计时，用规范的语言告知和鼓励患者：1 min后："您做得很好，还有5分钟。"2 min后："再接再厉，您还有4分钟。"3 min后："很好，已经一半了。"4 min后："加油，您只剩2分钟了。"5 min后："很好，再走1分钟就结束。" （3）记录数据：步行距离，运动最大心率，恢复期1分钟心率下降，运动血压，血氧饱和度，心电图ST-T变化，心律失常，Borg评分，发生的事件	（1）测试前不应进行"热身"运动。（2）测试时操作者注意力要集中，不要和他人交谈。（3）全程12导心电监护监测、血压监测和指脉氧饱和度监测。（4）应在每天的同一时间点测试，减少差异 （5）出现以下情况中止试验：血氧饱和度<80%，胸痛，不能耐受的喘憋，步态不稳，大汗，面色苍白 （6）测试结束，患者休息5 min返回病房

（续上表）

步骤	方法	注意事项
结果评估	1 级：＜150 m 为心肺功能差 2 级：150 ～ 300 m 为心肺功能一般偏差 3 级：300 ～ 450 m 为心肺功能一般偏好 4 级：＞450 m 以上为心肺功能良好	级别越低心肺功能越差。达到 3 级与 4 级者，心肺功能接近或已达到正常。步行距离＜300 m 的患者，6 分钟步行试验与峰值摄氧量的预测价值相似

4. 主观劳累感觉评分（RPE）

RPE 是利用运动中的自我劳累感觉判断运动强度，又叫作 Borg 评分，在 6 ～ 20 级中每个数量级各有不同的运动感受特征。有研究报道 RPE 与心率和耗氧量具有高度相关性。各数量级乘以 10 与达到该强度的靶心率基本一致（除外应用影响心率药物）。年轻患者运动训练时 RPE 分级应在 12 ～ 15，中老年人应达到 11 ～ 13，"13"大致相当于 AT 水平。确定合理运动强度的方法应将靶心率和 RPE 评估两种方法相结合。首先在适宜靶心率范围运动训练，同时结合在运动中 RPE 评分（通常以"12 ～ 13"作为运动强度），重视患者运动中的感受，可有效控制运动风险，增加运动治疗的安全性（表 4 – 17）。

表 4 – 17 自我感觉劳累程度评分

RPE 分级	主观运动感觉	对应参考心率
6	安静，不费力	静息心率
7	极其轻松	70 次/分
8		
9	很轻松	90 次/分
10	轻松	
11		110 次/分
12	有点吃力	
13		130 次/分
14		
15	吃力	150 次/分
16	非常吃力	
17		170 次/分
18		
19	极其吃力	195 次/分
20	精疲力竭	最大心率

注：RPE：主观劳累感觉评分。

5. 危险分层

危险分层是心血管综合评估的重要目标之一，根据患者心血管综合评估和运动能力，对患者进行危险分层，按照危险分层推荐患者实施心脏康复的医院级别，推荐合适且安全的运动强度，确定患者在运动训练中是否需医学监护。《中国冠心病二级预防与康复专家共识》指出冠心病患者运动危险分层应分为低、中和高危3个等级。高危患者要转诊到三级医院进行心脏康复评估与运动训练，并需在严密的医学监护（包括血压、血氧、心电、呼吸和症状等）下进行运动康复训练。中危或低危患者可在基层医院或社区接受心脏康复评估与运动治疗，部分中危者需在严密医学监护下进行运动康复训练。经过运动康复训练一段时间后，患者可进一步通过远程医学指导下在家进行运动康复训练，让患者在日常生活中建立运动康复习惯，促进心血管病危险因素控制（表4-18）。

表4-18 冠心病患者运动危险分层

危险分层	运动或恢复期症状及心电图改变	心律失常	再血管化后并发症	心理障碍	LVEF	功能储备	血肌钙蛋白水平
低危	运动中或恢复期无症状及心电图缺血改变	无休息或运动引起心律失常	AMI溶栓或PCI/CABG后血管再通，无合并症	无心理障碍，如焦虑和抑郁	>50%	>7 METs	正常
中危	中度运动或恢复期出现心绞痛症状或心电图缺血改变	休息或运动时未引起复杂室性心律失常	AMI溶栓或PCI/CABG后无心源性休克或心力衰竭	无严重心理障碍，如焦虑和抑郁	40%～50%	5～7 METs	正常
高危	低水平运动或恢复期出现心绞痛症状或心电图缺血改变	休息或运动时出现复杂室性心律失常	AMI溶栓或PCI/CABG后有心源性休克或心力衰竭	有严重心理障碍，如焦虑和抑郁	<40%	<5 METs	升高

注：低危：需符合每一项标准；中危和高危：需符合其中一项标准；AMI：急性心肌梗死；PCI：经皮冠状动脉介入治疗术；CABG：冠状动脉旁路移植术；LVEF：左心室射血分数；METs：代谢当量。

【各种心血管疾病的康复治疗】

心脏康复的五大处方前面已经描述过了，运动康复是整个二级防预的中心。这里着重介绍各种疾病的运动治疗处方的制订和实施。

【冠心病的康复治疗】

1. Ⅰ期住院期心脏康复

该复原阶段指急性心肌梗死急性期患者在住院时实施的心脏康复，包括病情评估、患者健康教育、日常活动指导、心理支持和出院运动评估指导。主要康复目的为促进患者早期离床，避免卧床带来的不利影响（表4-19）。

表 4 - 19　急性心肌梗死住院患者运动康复开始和停止指征

指征	内容
开始运动训练的指征	过去 8 h 内没有再发胸痛，肌钙蛋白水平无进一步升高 静息心率 50 ~ 100 次/分，静息血压（90 ~ 150）/（60 ~ 100）mmHg，血氧饱和度 >95% 过去 8 h 内没有新发明显的心律失常 心电图无 ST 段动态改变 没有出现新发心功能失代偿表现（静息时呼吸困难伴湿啰音）
停止运动训练的指征	运动时心率增加 >20 次/分； 与静息时比较收缩压升高 >40 mmHg，或收缩压下降 >10 mmHg 脉氧饱和度 <95% 明显的室性和房性心动过速 二或三度房室传导阻滞 心电图有 ST 段动态改变 出现不能耐受运动的症状，如胸痛、明显气短、心悸和呼吸困难等

注：1 mmHg = 0.133 kPa。

如果患者病情稳定，满足相应的临床指征，以安全优先为原则，可在床边开展日常生活能力恢复的运动训练。急性心肌梗死患者出院指导包括二级预防用药指导、危险因素控制目标值、定期随访计划、出院后日常活动指导以及注意事项。在保证患者安全的前提下，建议患者在出院前进行简易身体机能状态评估，指导患者出院后的日常活动。建议患者出院后首次运动风险评估应尽早完成，尽早开始门诊心脏康复程序。

表 4 - 20　患者进行首次运动风险评估时间

病情与治疗方法	首次运动评估时间	推荐评估方法
AMI 接受急诊再血管化治疗后	7 d 后	低强度运动试验
心绞痛经桡动脉入路 PCI	24 h 后	症状限制性运动试验
心绞痛经股动脉入路 PCI	7 d 后	症状限制性运动试验
冠状动脉旁路移植术	7 d 后	症状限制性运动试验
慢性收缩性心功能不全病情稳定	30 d 后	6 分钟步行试验或低强度运动试验
未行 PCI 的不稳定性心绞痛患者胸痛缓解	7 d 后	低强度运动试验

注：AMI：急性心肌梗死；PCI：经皮冠状动脉介入治疗术。

2. Ⅱ期门诊期心脏康复

符合心脏康复适应证的门诊患者在发病 1 年内，均应接受门诊心脏康复治疗。门诊Ⅱ期心脏康复既是住院期心脏康复的延续，也是向社区心脏康复过渡的基础，在建立从医院到社区和家庭的整个心脏康复程序中具有承上启下的作用。《中国冠心病二级预防与康复专家共识》推荐门诊心脏康复启动时间在出院后 1 ~ 3 周之内，持续 3 ~ 6 个月，共完成 36 次医学监督下心脏康复。门诊心脏康复管理流程包括从接诊心脏康复患者到建立康复档案，在建档案过程中完成心血管综合评估并进行危险分层，按照危险分层选择运动能力测试方法，根据运动能力测试结果制订运动处方，遵循运动处方完成 3 ～ 6 个月的运动训练计划，部分高危患者需转诊到上级医院进行心脏康复，病情稳定后再转回基层医院门诊康复。

（1）门诊心脏康复路径：建立门诊心脏康复临床路径可规范基层心脏康复实施，有利于规范心脏康复内容并在基层医院推广。门诊心脏康复路径包括接诊、建档、危险分层、运动耐量评估、运动处方、康复程序、随访计划、健康教育和最终目标，每个步骤都有相应的内容、实施者和医学处置。

（2）运动处方：根据患者的健康、体力、骨骼、肌肉状况、心血管功能及有无心绞痛症状和心肌缺血状态，结合日常生活和运动习惯制订个体化运动处方，包括运动频率、强度、形式、时间和注意事项。门诊心脏康复的运动处方推荐以有氧运动为主，抗阻运动补充，柔韧平衡性运动可用于热身和恢复阶段，运动强度依据运动能力评估来制订，可结合 RPE，运动频率 5 ～ 7 次/周，每次运动时间 30 ～ 60 min 为宜。

1）有氧运动处方：有氧运动指人体在运动过程中吸入氧气与组织消耗氧的需求相等并达到生理上的平衡状态，如：步行、慢跑、骑车、游泳、爬山等运动，推荐每日运动量为中等强度有氧运动 30 ～ 45 min，5 天/周，或高强度有氧运动 15 min，3 天/周。常用有氧运动强度的确定方法包括心率储备法、AT 法、目标心率法和 RPE 法（图 4 - 32、表 4 - 21）。

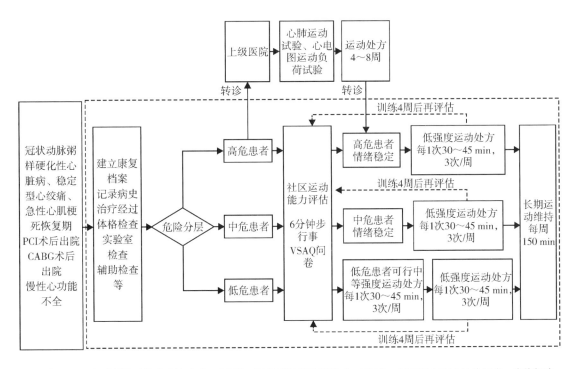

注：PCI：经皮冠状动脉介入治疗术；CABG：冠状动脉旁路移植术；VSAQ：退伍军人特定活动问卷；虚线框表示在基层医院或社区卫生服务中心进行。

图 4 - 32 基层医院门诊心脏康复管理流程

表 4 - 21   急性心肌梗死第二期以后有氧运动处方制定方法

方法	依据	举例	备注
心率储备法	靶心率 = （实测最大心率 - 静息心率）×运动强度百分比 + 静息心率	实测最大心率 160 次/分，静息心率 70 次/分，运动强度为 60%，靶心率 = （16 ～ 70）× 60% + 70 = 124 次/分	此法不受 β 受体阻滞剂等药物的影响，临床上较常用运动强度通常为 0.6（无并发症的年轻 AMI 患者），高危病患者 0.4 ～ 0.5，心力衰竭患者为 0.3 ～ 0.5
AT 法	AT 前 1 min 的心率或功率作为运动强度，或以 AT 时心率 80% ～ 100% 为靶心率	AT 前 1 min 的心率为 112 次/分，蹬车功率为 75 W，则靶心率 112 次/分适合的踏车功率 75 W 左右	AT 水平运动是冠心病患者最佳推荐运动强度，适合 AMI4 周后的康复患者
目标心率法	靶心率应比静息心率增加 20 ～ 30 次/分	静息心率 80 次/分，其靶心率为 100 ～ 110 次/分	适合于老年心脏病患者，体能差的加 20 次/分，体能好的加 30 次/分

2）抗阻运动处方：抗阻运动指肌肉在克服外来阻力时进行的主动运动。阻力可由自身的重量、他人或器械（如哑铃、沙袋、弹簧、橡皮筋等）提供，阻力的大小应根据患者肌力和能够 1 次举起的最大重量（1RM）而定，以经过用力后能克服阻力完成运动为度。长期坚持抗阻运动能恢复肌耐力和肌力，广泛用于各种原因所致的肌肉萎缩。制订抗阻运动处方的依据由肢体在保持正确方法且没有疲劳感的情况下的 1RM 来确定，但 1RM 在实际工作中很难测定，常采用"理论最大负荷"的方法设定运动强度（表 4 - 22、表 4 - 23）。

表 4 - 22   应用"理论最大负荷方法"计算 1RM 和抗阻训练

强度	实测可重复次数	理论 1RM 系数	举例
100%	1	无	
95%	1 ～ 2	1.05	
90%	2 ～ 3	1.11	
85%	4 ～ 5	1.18	
80%	6 ～ 8	1.25	实际测试患者上肢举起 10 kg 重量，最大重复 10 次，其理论预测：1RM = 10 kg × 1.33 = 13.3 kg；如果训练上肢力量，抗阻运动处方设置每组重复 15 次，其对应的强度为 70%，计算抗阻重量是 13.3 × 70% = 9.31 kg
75%	9 ～ 11	1.33	
70%	12 ～ 15	1.43	
65%	16 ～ 17	1.54	
60%	18 ～ 20	1.66	
55%	21 ～ 23	1.82	
50%	24 ～ 26	2.00	
45%	27 ～ 35	2.22	
40%	36 ～ 45	2.50	

注：1RM：1 次能够举起的最大重量。

表 4-23　抗阻训练运动处方制订方法

部位	方法	运动处方	运动器具	RPE	备注
上肢肌群	测定理论 1RM	30% ~ 40% 1RM，4×20 次重复，2 min，3 天/周	哑铃、弹力带、握力器、肢体抗阻训练和等速训练设备	11 ~ 13	抗阻训练是有氧运动训练的补充，不推荐单独抗阻训练用于心脏康复
下肢肌群	测定理论 1RM	50% ~ 60% 1RM，4×20 次重复，2 min，3 天/周	哑铃、弹力带、握力器、肢体抗阻训练和等速训练设备	11 ~ 13	抗阻训练前必须有 5 ~ 10 min 的热身运动，同一肌群练习时间应间隔至少 48 h；举起时避免屏气动作
腰背肌群	测定理论 1RM	50% ~ 60% 1RM，4×20 次重复，2 min，3 天/周	俯卧撑、平板支撑，腰背抗阻训练和等速训练设备	11 ~ 13	PCI 术后 3 周，AMI 后和 CABG 术后至少 5 周增加抗阻训练；CABG 术后 3 个月内不应进行中到高强度上肢力量训练

注：1RM：1 次能够举起的最大重量；RPE：自感劳累程度分级；PCI：经皮冠状动脉介入治疗术；CABG：冠状动脉旁路移植术。

（3）平衡和柔韧性运动处方：平衡和柔韧性运动训练可保持颈部、躯干和臀部的柔韧性，增加平衡控制能力。平衡柔韧性训练原则应以缓慢、可控制方式进行，逐渐加大活动范围。训练方法：八段锦或太极拳等，训练前应对上下肢肌肉拉伸训练，每个部位拉伸 10 ~ 15 s，强度为有牵拉感觉同时不感觉疼痛，每个动作重复 5 次，总时间 10 min 左右，每周 3 ~ 5 次。

（4）运动风险控制：所有心脏康复应遵循安全性原则，在运动康复程序中应严格规范操作、密切监测患者症状和心电血压、随时准备急救处置等多种安全保障措施。主诊医生应全程掌握患者的运动风险，严格遵守心脏康复训练操作规范。运动前需精准评估运动能力和危险分层，运动中监护症状、心电、血压等。患者应配合医务人员操作指导，运动后需持续观察症状和心率 5 ~ 8 min。研究表明，急性心肌梗死后早期进行低强度运动康复相当安全，在医学监护下运动试验，死亡率仅为 0.05‰ ~ 0.1‰。

但对冠心病患者进行运动试验时仍要保持高度警惕，操作者必须熟记运动试验的禁忌证、终止运动试验的指征，掌握突发心脏意外事件的处理方法，确保心脏康复安全。

1）规范操作心脏康复训练：①对患者每次运动康复前、中、后进行风险评估；②开始运动康复之前向患者详细介绍运动处方及注意事项；③准备心脏急救应急预案与启动流程；④运动场地需备有心电监护和心肺复苏设备，包括心脏电除颤仪和急救药物；⑤指导患者感受运动康复训练时的预警信号，包括胸部不适、头痛或头晕、心律失常、心率增加和气喘等。

2）密切医学监护：①低危患者运动康复时无须医学监护，也可使用心率表监护心率，重点教会患者识别可能的危险信号，在患者出现不适反应时能正确判断并及时处理；②中危患者可进行医学监护，检测心率、血压、血氧饱和度、疲劳度和症状等；③高危患者需严格连续医学监护，密切观察患者运动中心率、心电图、血压、血氧饱和度、症状和疲劳程度，一旦出现不适、致命心律失常或心肌缺血，立即终止运动。

3）启动心脏急救应急预案：如果运动中有如下症状，如胸痛、头昏、过度劳累、气短、出汗过多、恶心呕吐、脉搏不规则、关节或肌肉疼痛，尤其血压下降，应立即停止运动，并持续观察上述症状。特别是当停止运动 3～5 min 后，心率仍增加，或出现致命性心律失常或心肌损伤等，应启动应急处理程序。

3. Ⅲ期社区/家庭心脏康复

社区和家庭心脏康复指发生心血管急性事件 12 个月后的冠心病终身预防和管理服务。其核心内容涉及心血管疾病预防、治疗、康复和社会心理等问题的全程综合管理，重点帮助患者维持已形成的健康生活方式和运动习惯，继续有效控制冠心病高危因素，帮助患者恢复家庭生活和社会交往等日常活动，使部分患者可重返工作岗位。

（1）日常活动指导：建议基层医生掌握常见日常活动、职业活动和体育活动的运动强度，指导患者在社区和家庭进行相应强度的运动训练（表 4-24）。

表 4-24　各种身体活动和运动的能量消耗水平

能量消耗水平	日常生活活动	职业相关活动	休闲活动	体育锻炼活动
<3 METs	洗漱、剃须、穿衣、伏案工作、洗盘子、开车、轻家务	端坐（办公室）、打字、伏案工作、站立（店员）	乘车旅游、编织、手工缝纫	固定自行车、很轻松的健美操
3～4 METs	擦窗、耙地、使用自动除草机、铺床或脱衣服、搬运 6.5～13.5 kg 重物	摆货架（轻物）、修车、轻电焊、木工	交际舞、高尔夫（步行）、帆船、双人网球、6 人排球、乒乓球	步行（4.8～6.4 km/h）、骑行（10～13 km/h）、较轻松的健美操
5～6 METs	花园中简单的挖土、手工修剪草坪、慢速爬楼梯、搬运 13.5～27.5 kg 重物	户外木工、铲土、锯木、操作气动工具	羽毛球（竞技）、网球（单人）、滑雪（下坡）、低负荷远足、篮球、橄榄球、捕鱼	步行（速度 7.2～8.0 km/h）、骑行（速度 14.5～16.0 km/h）、游泳（蛙泳）
7～8 METs	锯木、较重的挖掘工作、中速爬楼梯、搬运 27.5～40.0 kg 重物。	用铲挖沟、林业工作、干农活	划独木舟、登山、乒乓球、步行（8 km/h）、攀岩、足球	慢跑（8 km/h）、游泳（自由泳）、划船机、高强度健美操、骑行（19 km/h）
>9 METs	搬运 >40 kg 的重物爬楼梯、快速爬楼梯、大量的铲雪工作	伐木、重劳动者、重挖掘工	手球、足球（竞技）、壁球、越野滑雪、篮球比赛	跑步（>10 km/h）、骑行（>21 km/h）、跳绳、步行上坡（8 km/h）

注：METs：代谢当量

（2）特殊生活指导：

1）驾驶汽车：病情稳定 1 周后可开始尝试驾驶活动，但应告知患者避免在承受压力或精神紧张，如时间紧迫、天气恶劣、夜间、严重交通堵塞或超速驾驶等的情况下驾驶。开车

所需能量消耗水平 <3 METs。

2）乘坐飞机：心脏事件后 2 周内，如患者静息状态下无心绞痛发作、无呼吸困难及低氧血症，并且对乘坐飞机无恐惧心理，可在家属陪同下乘飞机出行，并备用硝酸甘油。有陪同的乘飞机所需能量消耗水平 <3 METs。

3）性生活：心脏事件 4 周后可开始性生活，通常性生活可使心率加快到 130 次/分，随之血压也会有所升高，一般性生活所需能量消耗水平 <4.5 METs。患者在能够胜任 5METs 运动时，可安全地进行性生活，但应备用硝酸甘油，如患者在性生活时出现心绞痛或其他相关不适，应及时停止，含服硝酸甘油后胸痛无缓解应及时就医。

【心脏术后的康复治疗】

1. 心脏外科术后急性期康复治疗方案

询问症状、检测心电图、血压、心率、呼吸频率，心脏外科手术后康复按照进度表施加负荷，达到标准后再进入下一训练阶段。如果可完成 30 ~ 200 m 的步行负荷训练，则可进行心肺运动负荷试验或其他代替性运动负荷试验，确定 AT，评价心功能，判断有无心律失常和缺血，然后制订运动处方。运动疗法以功率自行车等有氧运动为主（表 4 - 25、表 4 - 26）。

表 4 - 25　心脏外科手术后康复进度表

分期	实施日期	运动内容	病区康复	如厕	其他
0	—	上下肢的主动运动，呼吸训练	上下肢的主动运动，呼吸训练	床上	确认有无吞咽障碍
I	—	坐位	端坐位 10 min __次	床上	—
II	—	站立，踏步（体重稳定）	站立/踏步__次	便盆	—
III	—	室内步行	室内步行__次	可室内如厕	室内活动自由
IV - 1	—	室内步行（100 m）	100 m 步行__次	可病区内如厕	病区范围内活动
IV - 2	—	病区内步行（200 ~ 500 m）	200 ~ 500 m 步行__次	可院内如厕	医院内活动自由，运动负荷试验
V	—	上下台阶（1 台阶）	到运动治疗室	—	有氧运动为主的运动疗法

表4-26 运动负荷试验的评定标准（晋级标准）

（1）无胸痛、呼吸困难、疲劳感强（Borg 指数 >13）、眩晕、下肢痛等
（2）无发绀、面色苍白、冷汗等体征
（3）无呼吸急促（30 次/分以上）
（4）运动未引起心律失常或心房颤动的节律改变
（5）运动时未出现心电图的缺血性变化
（6）运动时未出现血压的过度变化
（7）运动时心率增加未超过30 次/分
（8）运动时血氧饱和度保持在90% 以上

2．运动疗法开始时的注意事项

运动开始前需确认以下几点：
（1）无发热，炎症有改善倾向。
（2）无明显心包积液、胸腔积液。
（3）无新发心房扑动、心房颤动。
（4）血红蛋白正在改善，达到 80 g/L 以上。

心脏起搏器并非运动疗法禁忌证，但在去除起搏器当日应避免实施运动疗法，踝泵运动例外。有胸腔积液或无肺气肿等肺部并发症或合并 COPD 者，进行运动负荷试验时要使用脉搏血氧仪监测血氧饱和度。

3．运动负荷试验评估

有氧运动的运动强度通过运动负荷试验评估决定。

（1）不能实施运动负荷试验：严重失健患者或合并心力衰竭患者，术后早期并不能进行运动负荷试验。此时采用 Borg 评分 11 ~ 13（轻松—稍累）的强度，在严密的心电监护下开始步行训练，等身体状况好转后再进行早期运动负荷试验，制订定量运动处方。

（2）能实施心肺运动负荷试验：有氧运动的指标一般采用 AT。即使在 AT 水平，如果发现高血压、心肌缺血等，也应下调运动强度。窦性心律患者以决定的摄氧量对应的心率作为运动强度的指标。心房颤动患者在递增负荷中 AT 出现时以该点 1 min 前的运动强度设定运动处方，以心率为指标制订运动强度时，应注意心率反应下降的患者。

（3）心脏术后，与等长运动（isometric exercise）相比，最好进行韵律性的等速性运动（isokinetic exercise）。心脏术后患者因胸骨有纵切口，所以，术后 3 个月内应避免上肢过度负荷。从术后早期开始进行减负下的 ROM 训练。下肢的抗阻运动 2 ~ 3 次/周，最大负荷量的 30% ~ 50% 反复实施 10 ~ 15 次。或用 Borg 评分 11 ~ 13 水平的运动强度反复实施 8 ~ 12 次。上肢的抗阻运动在术后 3 个月，胸骨愈合强固后，进行坐姿推胸（坐位，双上肢向前方平推）和肩膀推举（坐位，双上肢向前上方推举）等抗阻训练。

（4）有时只在进行增加肋骨负担的身体活动及咳嗽时限制胸廓运动，使用手工的胸骨辅助带。

（5）家庭运动疗法：康复训练不仅在入院期间，出院后甚至终身都需要进行运动。自宅非监护下的运动疗法，如果调练得当可获得与监护下运动疗法相同的效果。远程进行患者教育和运动指导，可有效减轻患者的焦虑和不安。

【慢性心力衰竭的康复治疗】

心力衰竭患者的运动疗法立足于预防复发、提高生命预后和 QOL 等长期目标。劳累时

呼吸困难和易疲劳感是心力衰竭患者运动耐力下降的特征性表现。从运动耐力下降的机制，心力衰竭患者的运动疗法不是使功能受损的心脏强行工作，而是通过改善自主神经功能和体液因子，进一步改善骨骼肌的血流和代谢以及改善无效腔通气量和通气类型等呼吸状态，从而产生全身性有益效果。

　　临床上心衰患者开始进行运动疗法前，必须评价其适应证和禁忌证。特别是心力衰竭病情复杂，且基础疾病多种多样，早期决定运动强度时，要充分考虑自觉症状、左心室功能、BNP 浓度、运动耐量等再慎重实施。对于 BNP > 200 ～ 400 pg/mL 的患者，要从极低强度的监护型运动疗法开始，必须严密观察确认心力衰竭是否加重。日本《心血管疾病康复指南（2012 年修订版）》记载了慢性心力衰竭患者的运动治疗方案（表 4 - 27）。

表 4 - 27　心力衰竭运动疗法的运动处方

运动种类	（1）步行（早期在室内监护下）、功率自行车、轻缓的有氧体操、低强度抗阻运动 （2）心力衰竭患者，不建议慢跑、游泳、剧烈的有氧体操
运动强度	开始早期： （1）室内步行从 50 ～ 80 m/min ×（5 ～ 10）min，或功率自行车从 10 ～ 20 W ×（5 ～ 10）min 的运动强度开始 （2）以自觉症状和身体表现作为标准，1 个月左右后慢慢增加时间和强度 （3）简便方法，以安静时心率（HR）+ 30 次/分（服用 B 受体阻滞药的患者安静时 HR + 20 次/分）作为目标 HR 来计算
	稳定期目标： （1）最大摄氧量（peakVO$_2$）的 40% ～ 60% 或无氧代谢阈值（AT）水平的 HR （2）心率储备（HR reserve）的 30% ～ 50%，或者最大 HR 的 50% ～ 70% 　　Karvonen 公式［（最大 HR — 安静时 HR）× k + 安静时 HR］，轻度（NYHA I—I）$k = 0.4 ～ 0.5$，中度至重度（NYHA Ⅲ）$k = 0.3 ～ 0.4$ （3）Borg 评分为 11 ～ 13（主观劳累程度轻松至稍稍劳累）的水平
运动持续时间	从 5 ～ 10 分/次 × 2 次/天开始，渐增至 30 ～ 60 分/天（20 ～ 30 分/次 × 2 次/天）
频率	（1）3 ～ 5 次/周（重症患者 3 次/周，轻症患者可增至 5 次/周） （2）也可 2 ～ 3 次/周，联合低强度的抗阻运动
注意事项	（1）开始的 1 个月内采用低强度，特别注意有无心力衰竭加重 （2）原则上开始时采用监护型，稳定期采用监护型或（和）非监护型（在家运动疗法）联用 （3）运动实施过程中，要时刻注意自觉症状、体重、血 BNP 变化

　　运动开始时，每运动 5 ～ 10 min 休息 15 ～ 30 min，尽量反复 2 次。而且，最初的 1 个月中每周复诊 1 次，必须对自觉症状和体重等进行评定。稳定的患者 1 个月后可以配合在家进行非监护型运动疗法。之后每个月复诊 1 次，了解患者的身体、精神状况，根据体重、胸部 X 线、血 BNP，尽量根据包括心肺运动在内的运动负荷试验及心脏超声检查等检查结果，评定目前的运动量是否合适。6 个月后进入维持期，指导患者继续坚持进行运动疗法，保持良好的身体状态。

此外，不能只按照运动处方实施运动疗法，还应对患者本人及其家属进行充分的教育指导。对心力衰竭的病理、早期症状、加重诱因和预防方法、饮食疗法及日常生活活动量等进行说明，特别是每日固定时间测定体重，是安全实施运动疗法的简便有效的方法。心力衰竭患者的运动疗法及联合应用 ACE 阻滞药、血管紧张素受体拮抗药（ARB）等 RAS 抑制药及 β 受体阻滞药有良好的协同性，无不良影响。

【外周动脉疾病的康复治疗】

间歇性跛行是外周动脉疾病（PAD）的主要症状之一，限制了运动能力和步行能力，导致其身体功能及 QOL 低下。运动疗法的作用机制有改善血管弹性、增强肌肉有氧代谢能力、改变疼痛阈值、提高步行能力、调节血流分配及增加毛细血管等，达到减轻步行时的症状，提高运动能力和日常生活活动能力，还可以预防动脉硬化的危险因素。就治疗而言，选择低强度的运动疗法为主的物理学疗法和药物治疗，由于静息痛或溃疡是运动疗法的禁忌证，故应优先进行有创治疗（保肢）（表 4 –28）。

表 4 –28　根据 Fontaine 分类进行相应治疗的指导

Fontaine 分类	临床症状	治疗方针
I 度	无症状（冷感、麻木感）	去除危险因素 防止病情进展
II 度	间歇性跛行	同上 运动疗法和药物治疗 有创治疗
III 度	静息痛	优先选择有创治疗
IV 度	坏疽、缺血性溃疡	保肢处理

1. 运动疗法的适应证和禁忌证

间歇性跛行患者是运动疗法的适应证，跛行患者虽没有特别禁忌，但建议在监视下进行运动疗法。从延长步行距离的效果看，中度症状以下的患者首选监视下步行训练。

运动可能会加重缺血症状，下肢缺血的禁忌证是严重的静息性疼痛或坏疽等严重缺血肢体和急性动脉闭塞（栓塞、血栓），必须注意膝下动脉闭塞。从全身状况来看，应除外不稳定型心绞痛、缺血性心力衰竭、主动脉瓣狭窄、重症慢性阻塞性肺疾病，控制不良的重症糖尿病等。当伴发缺血性心脏病、心功能不全时，参考康复处方实施治疗。疑似近端病变的患者，应考虑尽早行下肢血运重建术，术后监视下运动疗法训练效果最佳。

2. 运动处方

（1）运动方法：推荐在监视下进行运动疗法。

（2）运动种类：使用运动平板进行步行训练。运动训练程序为：①热身运动；②步行运动；③放松运动。为了实现靶强度目标值，运动平板或功率车等器材较易实施。

（3）运动强度：有关研究分析显示亚极量负荷运动有效，初始以坡度 12%、速度 2.4 km/h 进行步行，达到下肢"稍感疼痛"程度［Borg 指数（16 ~ 17）/20］的运动强度，并以此强度继续步行 10 min 以上，然后将速度提高至 3.2 km/h，同时增加坡度，最后步行时速达到 4.8 km/h。

（4）运动时间、频率、疗程：每次步行时间 30 min 以上，不超过 1 h。频率为 1 d 1 ~ 2 次，1 周 3 次以上（尽可能 1 周 5 d 以上）。运动中，达到疼痛程度继续步行直至疼痛缓解时休息 1 ~ 5 min，然后继续。治疗疗程一般 3 ~ 6 个月，研究显示持续 2 ~ 3 个月是必要的，为了维持运动效果，"居家继续步行训练"是不可缺少的。入院 2 周时间，学习和掌握运动方法和强度等训练技巧，然后在门诊进行运动治疗。最重要的是"坚持不懈地锻炼下去"，建议患者定期门诊随访，坚持长期运动治疗。

（5）监护项目：闭塞性动脉硬化会进展至全身动脉硬化，为了防止危险事件，运动疗法时需要监护重要脏器有无缺血。对于冠心病、心律失常等，使用心电监护进行心率、脉搏和血压管理。

3. 家庭运动

在没有运动设备的情况下推荐的方法，开始时进行短时间的监护下指导，然后进行家庭训练——"引起间歇性跛行的距离；亚极量步行距离或进行稍快的往返步行"。家庭训练时，使用计步器进行"稍疲劳"［New Borg 指数（6 ~ 8）/10］强度的快走训练。即以最大跛行距离的 60% ~ 80% "快走"，休息几分钟后疼痛消失，继续步行（称之为"步行训练"），30 min 内反复数次，频率为 1 天 2 次，1 周 5 次。训练原则是除外禁忌证，为了防止心血管事件发生，必须多次进行监护下训练。

【室性心律失常的康复治疗】

1. 室性心律失常运动疗法的效果

诱发猝死的原因主要是室性心动过速（VT）、心室颤动（VF）等快速性恶性心律失常。有研究显示心律失常运动疗法的效果分别为有效 40%、无变化 40%，加重 20%。运动效果之一是通过改善压力感受器反射（BS）活动抑制恶性心律失常发生，从而减少猝死发生率。

2. 室性心律失常相应的运动疗法操作流程

（1）运动负荷试验：运动疗法实施前，需通过运动负荷试验评价患者运动耐力及室性心律失常的严重程度。在运劲达到无氧代谢阈值（AT）前，若出现必须终止运动训练的室性心律失常时，应于运动疗法实施前先对室性心律失常进行治疗（通过药物治疗、消融术来纠正心律失常的诱因）（图 4 - 33）。

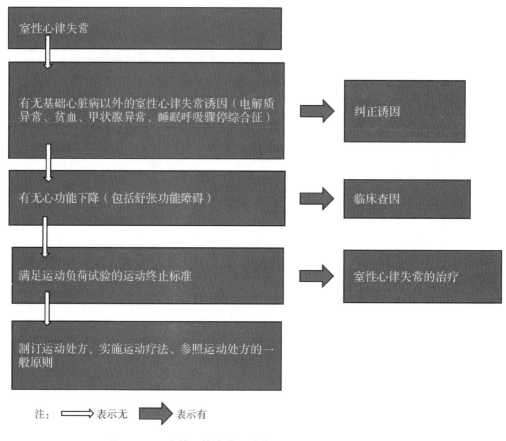

注：⇨ 表示无　　➡ 表示有

图 4-33　室性心律失常运动疗法流程（室性心律失常）

（2）运动处方：关于运动处方，无心功能下降、无运动负荷引起的恶性心律失常，从中等强度负荷开始进行训练。运动疗法实践操作如下：

1）运动程序：按照热身→抗阻训练和耐力性运动训练→放松过程进行。

2）热身运动项目：伸展体操、低强度（速度）步行等。

3）靶强度运动：到达处方强度的有氧运动、抗阻训练等。

4）放松运动：低强度（速度）步行、牵伸等整理体操等。

详见表 4-29。

表 4-29　室性心律失常运动处方

有氧运动		强度设定			频率	
强度等级	% 峰值摄氧量/（% peak VO$_2$）	Karvonen 系数（k 值）	主观劳累程度（Borg 指数）	时间/min	1 天次数	1 周天数
低强度负荷	<20% ～ 40%	<0.3 ～ 0.4	<10 ～ 12	5 ～ 10	1 ～ 3	3 ～ 5
中强度负荷	<40% ～ 60%	<0.4 ～ 0.6	<12 ～ 13	15 ～ 30	1 ～ 2	3 ～ 5
高强度负荷	60% ～ 70%	0.6 ～ 0.7	13	20 ～ 60	1 ～ 2	3 ～ 7

（续上表）

抗阻训练	强度设定			频率	
强度等级	% 最大一次重复重量（1RM）	主观劳累程度（Borg 指数）	1 组次数	1 天组次	1 周天数
低强度负荷	20%～30%	10～11	8～15	1～3	2～3
中强度负荷	40%～60%	11～13	8～15	1～3	2～3
高强度负荷	80%	13～16	8～15	1	2～3

注：% 峰值摄氧量和 %1RM 的百分比指个人实测值，而不是年龄对应的标准值。

（3）运动疗法开始后：运动疗法开始后，当出现必须终止运动的心律失常时，需要分析原因，是因为运动强度设定过高，还是心律失常加重等。如果缩短运动时间、降低运动强度后，仍有心律失常需要终止运动时，则应寻找心律失常加重的原因并予以治疗。

（4）心律失常运动训练终止标准：

运动训练终止标准（Lown 分类 2 级以上的室性心律失常）：①室性期前收缩（三联律）；②RonT 型室性期前收缩；③单源频发室性期前收缩（>30%）；④频发多源性室性期前收缩（>30%）；⑤二联律（1 min 多于 2 次）。

【心房颤动的康复治疗】

1. 心房颤动运动疗法操作流程

（1）运动负荷试验：运动疗法实施前先进行运动负荷试验，其必要性同室性心律失常。但必须在控制心率的情况下进行运动负荷试验，其指标为安静状态下心率不超过 110 bpm。有时对于病情稳定的慢性心房颤动患者来说，也可以根据运动负荷时心率加快的程度、自觉症状、运动时间、最大代谢当量（METs 值）等来判断是否适合进行运动疗法。

（2）运动处方：采用心率作为慢性心房颤动患者的运动强度是困难的。为此，运动强度的设定可根据：

1）心肺运动负荷试验（CPX）结果、AT 负荷量或 METs 值来计算步行速度以确立运动处方。

2）通过运动平板试验，从最大运动负荷 METs 值计算运动速度来确立运动处方（中等负荷：40%～60%；低负荷：20%～40%）。

3）不适合进行运动负荷试验的患者，可使用主观运动强度（Borg 指数）来确定运动处方。从中等负荷开始，但是对心房颤动患者，中等负荷有可能达不到 AT 值，在运动治疗过程中观察血压、脉搏、自觉症状等，如负荷不足，可考虑增加运动负荷。

（3）运动疗法开始后：在运动疗法实施当天，患者安静心率超过 110 次/分，可以终止运动，或者降低运动强度，或者缩短运动时间。运动治疗后出现心力衰竭症状（呼吸困难、水肿、食欲缺乏等），客观检查异常 1 周内、增加 2 kg 以上，安静状态及运动后血氧饱和度较运动疗法前下降、胸 X 光片显示肺淤血及胸腔积液加重，等等，需调整运动强度，并针对心率、心力衰竭等症状进行治疗。房颤运动训练终止标准也可参考室性心律失常（图 4 - 34）。

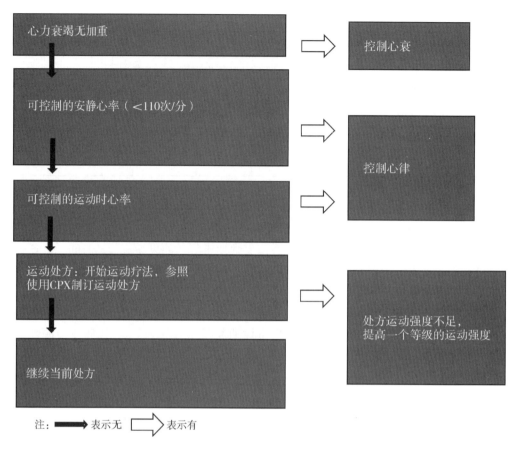

图4-34　心房颤动的运动疗法流程

参考文献

[1] 中华医学会,中华医学会杂志社,中华医学会全科医学分会,等. 冠心病心脏康复基层指南（2020年）[J]. 中华全科医师杂志, 2021, 20 (2): 150-165.

[2] 上月正博原著. 心脏康复 [M]. 江钟立, 主译. 北京：人民军医出版社, 2017.

[3] 尼鲍尔. 心脏康复 [M]. 胡大一, 主译. 北京：北京大学医学出版社, 2012

[4] 帕西考, 达福. 临床心脏康复指导 [M]. 李振有, 王惠中, 方桢主译. 2版. 天津：天津科技翻译出版公司, 2007.

[5] 美国运动医学学会. ACSM运动测试与运动处方指南 [M]. 王正珍, 等译. 9版. 北京：北京体育大学出版社, 2014.

[6] 美国心肺康复协会组. 美国心脏康复和二级预防项目指南 [M]. 周明成, 洪怡, 主译. 上海：上海科学技术出版社, 2017.

[7] 宋雅, 孙兴国, 谢友红. 心肺运动试验（CPET）评价个体化精准运动整体方案强化管控心脑血管慢病疗效的临床研究 [J]. 中国应用生理学杂志, 37 (1), 2021: 79-88.

[8] 孙兴国. 原始创新的生理学医学理论体系推动慢病有效防治和人民健康——"整体整合生理学医学"新理论体系介绍 [J]. 中国科技成果, 2020, 21 (1): 59-61.

[9] 胡大一. 我国心脏康复的困局、机遇及十年规划 [J]. 中华全科医师杂志, 2014, 13

（5）：329 – 330.

［10］胡大一，丁荣晶. 心脏康复五大处方推动社区康复发展［J］. 中华内科杂志，2014，53（9）：744 – 745.

［11］心肺运动试验的原理和解读——病理生理及临床应用［M］. 5 版. 北京：北京大学医学出版社，2018.

（周勋琦 蔡相宇）

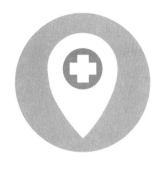

第五章 | 心血管慢性病的
社区管理

第一节 高血压病社区慢病管理案例

一、典型案例

1．临床表现

主诉：男性，58 岁，发现血压升高 1 年。

现病史：1 年前体检发现血压升高，当时测得最高血压 160＋/100 mmHg，无头晕、头痛等不适，未就诊及用药治疗。随后，偶自测血压，1 年内，血压数值大于 140/90 mmHg 的超过 3 次以上。

既往史：无特殊。

个人史：否认烟酒嗜好。已婚，家庭和睦。

2．体格检查

身高：176 cm，体重：60.9 kg，BMI：19.66 kg/m^2。BP：169/109 mmHg，神清，心脏听诊：心律整，HR 78 次/分，S1 稍亢进，各瓣膜区未闻杂音。余查体未见阳性体征。

3．辅助检查

（1）生化：血肌酐 92.78 μmol/L、尿酸 313.1 μmol/L。

（2）血脂：总胆固醇 5.37 mmol/L、低密度脂蛋白 3.48 mmol/L。

（3）肝功能、血电解质、心肌酶、血糖等未见异常。

（4）泌尿系 B 超：左肾囊肿声像（128×109 mm）；右肾、膀胱未见明显占位性病变；前列腺钙化斑声像。

（5）心脏超声：室间隔厚。

（6）颈动脉彩超：双侧颈动脉轻度硬化声像。

4．初步诊断

（1）高血压病 2 级中危。

（2）双侧颈动脉硬化。

（3）左肾囊肿。

5．治疗过程

（1）药物治疗：选用钙通道阻滞剂类降压药物：苯磺酸氨氯地平片 5 mg 口服 qd。

（2）非药物治疗：①饮食控制：减少高热量、高脂肪和高盐分的食物摄入，增加蔬菜、水果和全谷类食物的摄入；②运动锻炼：每周至少进行至少 150 min 的中等强度有氧运动，如快走、骑车或游泳等；③保持良好的作息习惯。

（3）健康教育：对患者进行高血压及相关疾病的知识教育，提高患者的自我管理力和依从性；非药物治疗的方法、定期随访的必要性等。

（4）随访计划：两周内进行一次电话随访或面对面随访，了解患者的血压情况、服药不良反应情况和遵医行为；随后每季进行一次面对面随访，评估患者的血压控制情况和生活方式改善情况。根据需要调整治疗方案和健康教育内容。

（5）考虑患者左肾囊肿体积较大，建议至上级医院排除"继发性高血压"，同时至泌尿外科进一步诊治，必要时外科手术治疗。

6．随访

（1）2021 年 1 月 5 日（治疗 2 周后）。

患者无特殊不适，诉已至外院泌尿外科专科门诊就诊，并计划择日外科手术治疗。当日诊室血压 142/96 mmHg，行动态血压检查。治疗方案：苯磺酸氨氯地平片 5 mg 口服 qd。随诊计划：3 个月后复诊。

（2）2021 年 4 月 23 日。

患者复诊无诉不适，自测血压收缩压正常，偶测得舒张压约 90 mmHg。当日诊室血压 113/79 mmHg，心率 84 次/分，调整治疗方案：苯磺酸氨氯地平片 2.5 mg 口服 qd；酒石酸美托洛尔缓释片 47.5 mg 口服 qd。随诊计划：1 ～ 3 个月后复诊。

7．分析与总结

本例患者为血压数值升高前来就诊的中年男性，首先需要对患者高血压疾病进行明确诊断及评估，在完善相关检查后，发现患者存在肾脏相关疾病，为排除继发性高血压情况，先予转诊至上级医院进一步排除。明确高血压诊断后，社区为高血压患者建立高血压档案，并记录患者的个人信息、病史、用药情况等，根据血压达标情况，定期随访，并制订个性化的干预计划，包括用药指导、饮食指导、运动指导等，并进行疾病健康教育。患者对高血压治疗的依从性得以提高，患者的自我管理意识也逐渐增强。

二、高血压病的社区管理

高血压病是重要的心血管疾病之一，针对不同的目标人群，其管理的内容如下。

【高血压患者的血压管理】

高血压患者的健康管理，旨在控制血压，预防并减轻心血管疾病的风险。以下是高血压患者的健康管理建议：

（1）健康宣讲：向高血压患者宣讲高血压病并发症、危害以及治疗方法。

（2）遵医嘱用药：介绍常用高血压药物的种类、用法、不良反应等，并叮嘱患者遵嘱用药，定期复查血压，并在医生的建议下调整药物剂量和种类，以保持血压在正常范围内，减少药物不良反应。

（3）饮食控制：严格控制食盐摄入（＜6 g/d），增加钾摄入，如食用含钾量高的食物（新鲜蔬菜、水果和豆类）。增加蔬菜、水果和全谷物的摄入比例，限制高脂肪和高糖食物摄入比例。考虑采纳 DASH 饮食（抗高血压饮食）。

（4）体重管理：超重或肥胖的患者均需进行减重，在膳食平衡的基础上，减少每天总热量的摄入，控制高热量食物以及碳水化合物的摄入。可将减重目标定为：一年内降低体重为原体重的 5% ～ 10%。减轻体重能更好地帮助患者血压控制达标。

（5）体育锻炼：推荐每周 5 ～ 7 次，每次 30 min，中等强度的体育锻炼（如快走、慢跑、太极拳等），运动强度应该因人而异。

（6）戒烟以及限制酒精：应强烈建议并督促患者进行戒烟。建议患者不饮酒，若饮酒，则避免选择高度烈性酒。

（7）精神心理干预：充分解释病情，让患者正视高血压，以增加治疗的依从性。若合并有精神疾病（如焦虑、抑郁状态），需与心理科医生共同会诊，帮助疏导情绪，解决患者疑惑。

（8）规律生活：规律作息和进餐时间。避免熬夜。如有睡眠障碍情况，可给予相应的药物干预措施。

（9）定期随访：血压达标者每3个月随访一次；血压未达标者2～4周随访一次，监测血压及病情变化，及时调整治疗计划。每年至少做一次实验室检查，并进行靶器官损害的筛查。见表5-1。

表5-1　高血压患者的定期随访

血压数值	随访频次	随访内容	年度评估
达标：血压在140/90 mmHg以下	每3个月随访一次，每年至少完成4次	血压数值，身高、体重，症状，吸烟、饮酒情况，运动情况，服药情况，等等	每年至少一次实验室检查（血糖、血脂等）；进行高血压靶器官损害评估筛查（心脏、血管、肾脏、视网膜等相关检查）
未达标：血压超过140/90 mmHg	2～4周随访一次，直到血压达标后，根据血压情况予以调整	同上。增加调整用药情况，调整用药后血压数值，调整用药不良反应，等等	

（10）自我管理：学会测量血压，掌握药物的正确用法等，可以更好地管理高血压病。

（11）控制血糖和血脂：如果患者有糖尿病或高血脂，控制血糖和血脂水平也是降低心血管风险的关键。

社区医生通过宣讲培训，使患者明白高血压是一种慢性疾病，需要长期的管理和自我调整。积极采取上述措施，患者与医生密切合作，定期监测血压和病情，将有助于更好地控制高血压，降低心血管事件的风险，提高生活质量。

【高血压合并症的管理】

高血压合并症的健康管理是针对高血压患者伴随其他疾病或并发症的综合性管理措施。这些合并症可能包括糖尿病、高脂血症、心力衰竭、冠心病等。以下是高血压合并症的健康管理建议：

（1）健康宣讲：持续的血压升高或血压不达标，将会带来不同程度的心脏、脑、肾脏、视网膜、血管等靶器官的损伤，从而并发一系列的疾病；强调血压达标的重要性。

（2）严格控制血压：对于高血压合并症患者，控制血压至特定目标范围尤为重要。指导患者按时用药，切忌自主停药，定期复查血压，确保血压稳定。

（3）合并糖尿病管理：如果患有糖尿病，推荐血压目标值为<130/80 mmHg，并定期检测血糖水平，遵循医生的治疗方案。

（4）合并高脂血症管理：制订合理的血脂控制目标值，通过饮食控制、体育锻炼和药物治疗来降低血脂水平。

（5）合并心力衰竭的管理：如果患有心衰，推荐血压目标值为<130/80 mmHg。遵循医嘱进行治疗，定期复查心功能，避免诱发因素，如过度活动、心脏负荷过重等。

（6）合并冠心病的管理：如果有冠心病，推荐血压目标值为<140/90 mmHg，如能耐受，可控制<130/80 mmHg，但要注意舒张压不宜低于60 mmHg。注意控制心脏症状，定期复查心电图等。

（7）合并脑卒中的管理：急性脑卒中患者早期积极降压是安全的，但需严密监控血压并适度缓慢降压。慢性稳定的脑卒中患者建议控制血压目标值＜140/90 mmHg。

（8）生活方式干预：生活方式干预贯穿于高血压管理的全过程，包括饮食控制、体育锻炼、戒烟、限制饮酒、作息规律等，有助于维护心血管健康。

（9）定期随访：定期进行随访，监测病情变化，及时调整治疗计划，确保合并症得到有效管理。

（10）自我管理教育：了解合并症的自我管理，学会监测症状和血压等重要指标，积极参与疾病管理。

【高血压患者的运动指导】

鼓励高血压患者通过运动达到控制肥胖、提高身体代谢和改善心血管健康等目的。以下是高血压患者的运动建议：

（1）渐进增加运动强度：对于高血压患者，开始运动前应渐进增加运动强度，逐渐增加运动时间，避免过度劳累，减少久坐时间。

（2）有氧运动：建议高血压患者进行适度的有氧运动，如快走、游泳、骑自行车等。

（3）力量训练：力量训练有助于增强肌肉，提高身体代谢率，有助于控制体重和血糖水平。

（4）定期锻炼：建议高血压患者保持定期的运动，每周进行至少 150 min 的有氧运动和 2～3 次的全身力量训练。

【情绪管理】

长期的情绪压力和紧张可能会导致体内激素的失衡，增加交感神经系统的活动，从而使血压升高。高血压患者的情绪管理包括：

（1）养成健康生活方式：规律作息，保持充足睡眠和休息。均衡饮食以及稳定情绪。

（2）学会应对压力：建议患者学习放松技巧，如深呼吸、冥想、瑜伽等，有助于缓解情绪压力。此外，寻求与家人、朋友或心理专业人士交流，得到情感上的支持和帮助。

（3）鼓励患者培养积极的心态，及早发现并处理负面情绪。面对困难和挑战时，保持乐观。

（4）心理专业支持：对于情绪问题较为严重的高血压患者，建议寻求心理治疗或心理专业人士的咨询和帮助。

【高血压患者的家庭照顾】

除上述饮食、运动调整、情绪管理之外，高血压患者的家庭照顾还需注意药物管理与情绪支持。

1. 药物管理

（1）定期用药：家庭成员应帮助高血压患者遵嘱服药，监测血压，按时复诊。如有多种药物使用或患者行动不便时，家庭成员可以协助患者建立用药日程表，避免漏服或重复用药。

（2）药物储存：家庭成员应妥善储存高血压患者的药物，避免阳光直射、高温或潮湿的环境，以确保药物的疗效。不再使用的药物应妥善处理，避免被误服或他人使用。

2. 情绪支持

家庭成员应提供温暖和理解，支持高血压患者积极面对疾病，鼓励他们坚持治疗和生活方式的调整。避免对患者施加过多压力或指责，尊重个人的选择和决定。家庭成员之间应保持良好的交流，分享对高血压患者的关心和理解。可以定期组织家庭会议，讨论患者的状况和照顾计划，共同制订照顾目标和策略。

【复查随访】

作为基层医生，高血压患者的随访是确保患者疾病管理有效的关键步骤。以下是高血压患者随访的建议：

（1）随访频率：对于稳定的高血压患者，建议每3个月进行一次随访。对于较不稳定或有并发症的患者，随访频率可以增加至每月一次或更频繁。

（2）测量血压：在每次随访时，务必测量患者的血压。记录收缩压和舒张压，并将数据与前几次随访进行对比，以了解血压控制的情况。

（3）药物管理：核对患者正在使用的抗高血压药物，确认是否按照医嘱规定用药，并了解是否有药物不良反应。

（4）生活方式指导：在每次随访时，提供健康生活方式指导，包括饮食、运动、戒烟等，帮助患者控制血压。

（5）并发症筛查：定期检查可能与高血压相关的并发症，如心脏病、肾脏病等，以便及早发现和干预。

（6）监测体重：对于有体重问题的患者，建议每次随访时监测体重，并提供减重指导和支持。

（7）血液检查：定期检查患者的血液生化指标，如血糖、血脂等，以评估患者的整体健康状况。

（8）提供健康教育：在随访中，向患者提供关于高血压管理、药物使用和生活方式的健康教育，以增强患者对疾病的认知和自我管理能力。

（9）落实治疗计划：确保患者按照医生的治疗计划进行治疗，并鼓励患者坚持规定的生活方式和用药措施。与患者有充分的沟通，在随访过程中，倾听患者的意见和需求，解答其疑问，增进医患之间的信任和沟通。

【社区患者转诊标准】

根据不同情况、疾病管理阶段和急危类别，实施向上转诊情况（表5-2）。

表5-2 社区患者向上转诊的分类

初诊转诊	随访转诊	紧急转诊（需呼叫救护车转诊）
（1）未成年人 （2）妊娠、哺乳期高血压患者 （3）初诊血压超过180/110 mmHg的患者，经短期处理未能控制血压 （4）出现了严重的临床情况及合并症时 （5）疑似继发性高血压诊断的患者或诊断不明确者，需转诊	（1）已应用至少3种降压药且足剂量使用，但血压仍不能达标 （2）血压波动较大者并难以控制 （3）随访过程中患者出现新发严重疾病或重要器官如心、脑、肾损害	（1）患者意识丧失、神志模糊 （2）血压≥180/110 mmHg伴有剧烈头痛、言语、肢体功能障碍情况 （3）出现剧烈胸背部疼痛并且持续不能缓解 （4）伴有心脏功能衰竭情况，如下肢浮肿、呼吸困难、尿量减少等 （5）心电图提示至少两个导联ST段抬高情况 （6）生命体征不稳定，监测指尖血氧饱和度下降、心率过慢或过快等情况

高血压患者经过上级医院救治后，符合诊断明确、治疗方案确定、病情稳定的条件者，可向下转回基层社区医院继续治疗和管理。

参考文献

［1］国家卫生健康委员会疾病预防控制局，国家心血管病中心，中国医学科学院阜外医院，等. 中国高血压健康管理规范（2019）［J］. 中华心血管病杂志，2020，48（1）：10 – 46.

［2］中国中华医学会心血管病分会. 中国高血压防治指南（2018 年修订版）［J］. 中国心血管杂志，2019，24（1）：24 – 56.

（陈科　李明秀　谢飞鸿）

 第二节　冠心病慢病管理病例

一、典型案例

1. 临床表现

　　男性，62 岁，反复活动后胸闷 1 年，症状以胸骨后、心前区明显，每次持续时间约 1 ～2 min，休息或含服硝酸甘油后可缓解。上级医院就诊，完善冠脉造影："冠状动脉左前降支病变，狭窄约 60%"，诊断为冠心病。

　　既往史：高血压、高血脂多年，长期服用降压药和降脂药。

　　个人史：嗜烟，20 支/天，30 多年，无饮酒；喜食重油及腌制食物；生活方式尚规律，喜好运动；平时工作压力较大。

　　查体：血压 150/78 mmHg，心率 86 次/分，心肺查体无特殊。

　　辅助检查：总胆固醇 6.6 mmol/L，低密度脂蛋白 3.8 mmol/L，心肌酶检测未见异常。心电图：窦性心律，ST 段压低。

　　诊断：冠心病，稳定型心绞痛。

2. 管理过程

　　（1）药物治疗：医生开具了阿托伐他汀钙片 20 mg 口服 qn，阿司匹林肠溶片 100 mg 口服 qd，美托洛尔缓释片 47.5 mg 口服 qd，厄贝沙坦片 150 mg 口服 qd，同时根据血压变化，必要时，加服氨氯地平缓释片 5 mg qd。令血压维持在 130/78 mmHg 以下。

　　（2）生活方式干预：医生建议患者调整饮食结构，减少饱和脂肪酸和盐的摄入，增加蔬菜、水果的摄入量。此外，建议他减轻工作压力，避免过度劳累，戒烟。

　　（3）定期随访：每两个月进行一次电话随访，了解患者的病情变化和遵医行为，提醒他按时服药。

　　（4）健康教育：通过定期的健康教育讲座，让患者了解冠心病的基本知识、自我管理技巧和急救措施。

3. 管理效果

　　（1）血脂水平：经过 1 年的管理，低密度脂蛋白胆固醇（LDL-C）从原来的 3.8 mmol/L

降至2.2 mmol/L，胆固醇从6.6 mmol/L降至4.46 mmol/L。

（2）血压水平：血压控制在正常范围内，稳定在130/78 mmHg左右。

（3）症状改善：胸闷、心悸症状明显减轻，至缓解。

（4）遵医行为：患者严格遵守医嘱，按时服药，定期复查。

二、冠心病慢病管理

【冠心病慢病管理的特点】

全方位、全生命周期管理；个性化管理；而且需要多学科协同合作，提供全面性的健康服务，共同治疗。

【冠心病的预防】

冠心病的预防需要采取多种措施，包括控制血压、血脂，吸烟和饮酒预防、饮食预防、运动预防、控制体重、定期检查和心理预防（表5-3）。

表5-3 冠心病的预防

序号	预防措施	实施情况
1	控制血压	定期测量血压，遵循健康饮食，适量运动和控制体重
2	控制血脂	定期检查血脂水平，调整饮食结构，减少饱和脂肪和胆固醇摄入，使用降脂药物
3	戒烟限酒	戒烟，限制酒精摄入量。每天摄入量女性不能超过2个标准杯，男性不应超过4个标准杯
4	保持健康饮食	坚持低盐、低脂、低糖饮食，多食用新鲜水果、蔬菜和全谷物，控制饮食中的饱和脂肪和胆固醇摄入量
5	坚持适量运动	适量的运动可以改善心肌供血、减轻疼痛，降低风险
6	控制体重	保持健康的BMI，避免腹部肥胖和内脏脂肪堆积
7	定期检查	进行心电图检查和心脏超声检查等，了解心脏状况，进行血液检查，了解血糖、血脂等代谢指标情况
8	心理预防	通过认知行为疗法、运动心理学、神经反馈疗法等多种形式进行心理干预，帮助患者控制负面情绪，提高心理素质，促进身心健康

【健康教育】

1. 冠心病知识普及

在冠心病知识普及中，应该优先考虑以下几个方面的内容：

（1）病因。冠心病是由许多不同的因素引起的。近年来，高血压、高血脂、脂代谢紊乱、糖尿病、吸烟、过度饮酒、肥胖等被认为是冠心病的主要危险因素。因此，在冠心病知识普及中，应该向公众介绍这些危险因素的影响，以便预防冠心病。

（2）症状。冠心病的主要症状是胸痛、呼吸困难、心悸等。在冠心病知识普及中，应该向公众介绍这些症状，并强调对这些症状的及时关注，避免延误治疗。

（3）治疗。冠心病的治疗包括药物治疗和手术治疗两种。在冠心病知识普及中，应该向公众介绍这些治疗方法，帮助患者及家属了解治疗的重要性，提高患者配合治疗的积极性。

2．冠心病预防教育

冠心病预防教育的重点应该放在以下几个方面：

（1）饮食。健康的饮食可以降低冠心病患者的死亡率和不良事件的风险。冠心病患者饮食推荐（表5－4）。

表5－4　冠心病患者饮食推荐

冠心病患者饮食推荐
蔬菜和水果每日各摄入≥200 g
纤维素每日摄入 35 ～ 45 g，且以谷物类为主
坚果类每日摄入 30 g
每周摄入鱼类 1 ～ 2 次
少量摄入瘦肉、低脂乳制品以及植物油
盐的摄入每日少于 5 g
减少饱和脂肪酸和反式不饱和脂肪酸的摄入

（2）运动。有氧运动对心血管健康和预防冠心病具有明显的益处。冠心病患者运动推荐（表5－5）。

表5－5　冠心病患者的运动推荐

冠心病患者的运动推荐	
运动方式	以有氧运动为主，包括行走、慢跑、游泳及骑自行车等
运动时间	每次运动时间 10 ～ 60 min，最佳运动时间为 30 ～ 60 min/d。
运动频次	每周 3 ～ 5 次
运动强度	采用心率和自我感知劳累程度来监测

注：运动前要做好热身，运动过程中如出现胸痛、眩晕、过度劳累、气短、出汗、恶心、呕吐及脉搏不规律等症状，应立即停止运动；如停止活动后症状仍存在，及尽早观察及时处理。

（3）心理健康。冠心病患者相较于健康人群更易有情绪和心理的失调。焦虑是冠心病的独立危险因素，多种精神心理问题会影响冠心病患者的预后，当不良的负面情绪长期困扰机体，人的内分泌系统就会发生紊乱，分泌的激素会作用于心血管内皮，造成内皮损伤，久而久之也容易造成内皮斑块的不稳定，而冠心病的发病机制就是斑块不稳定甚至破裂造成的。因此，冠心病患者应该采取积极的心理干预措施，心理干预包括认知行为疗法、运动心理学、神经反馈疗法等多种形式。

3．冠心病管理教育

冠心病管理教育的重点应该放在以下几个方面：

（1）药物治疗。患者应该了解自己所服用的药物，包括药物的种类、用法和副作用等方面的知识。并且患者应该按照医嘱服药，避免自行停药或随意更改药物。

（2）生活方式。患者应该调整自己的生活方式，如改善饮食、增加运动、戒烟限酒、保持心理健康等方面。

（3）随访和复查。患者应该定期进行随访和复查，以便及时掌握病情的变化，并对治疗进行调整。

值得注意的是全科医生在对患者进行健康教育的同时应该鼓励家属共同参与其中，研究表明家属同步整个健康教育中，给予患者更多的支持与陪伴，为患者提供较强的心理护理，有助于患者积极面对疾病，提高其生活质量。

【冠心病的随访】

通过随访了解患冠心病患者的生活方式、血压、血脂、血糖的控制情况，患者自觉症状，患者当前用药情况，是否有必要采取相应治疗措施等信息。针对患者的个体差异制订相应的管理方案，及时调整治疗方案。

监测应包括以下内容：

（1）建立健康档案。为冠心病患者建立健康档案，签订家庭医生签约服务，针对其主要健康问题提供相应的管理服务，并记录在健康档案中，为后续的治疗和管理提供重要的参考依据。

（2）生活方式监测，监测患者的生活方式变化情况，如戒烟、戒酒、减重等，可以更好地控制冠心病的发展。

（3）药物治疗是冠心病管理的重要手段之一，但药物的治疗效果和药物副作用也需要进行监测和评估。因此，定期监测患者的药物治疗情况，包括药物的使用和剂量等，可以及时调整治疗方案，以保证治疗的效果和安全性。

在冠心病管理中，随访管理可以通过电话咨询、网络平台、家庭访视等方式，为患者提供充分的服务和指导（表5-6）。

表5-6　冠心病基层随访管理内容

项目	管理内容
管理对象	慢性稳定型心绞痛患者及二级预防患者
非药物治疗	全程生活方式干预以及危险因素控制，促进心脏康复
随访频率	基层随访1月一次，病情稳定者专科随访3月一次，病情不稳定随诊
药物治疗	维持药物治疗
随访内容	监测症状、BMI、腰围、生活方式调整情况、必要的辅助检查、服药依从性、药物不良反应等；必要时随时转诊

基于专家共识针对不同的患者，需要制订不同的管理方案：

（1）稳定型心绞痛患者：门诊随访患者的自觉症状，包括体力活动水平下降与否；治疗耐受程度；是否有新的伴随疾病，已有伴随疾病的严重程度；心绞痛发作的频率和严重程度是否有改变；危险因素，并增加了对危险因素的认识；时间为每4～12个月一次。门诊随访患者的用药情况，时间为每 4 ～ 12 个月一次。门诊随访患者生活方式、血压、血脂、血糖的控制情况，时间为每 4 ～ 12 个月一次。监测患者心电图，每 3 ～ 6 个月一次或需要时。监测血脂，降脂治疗后 6 ～ 8 周一次，以后 4 ～ 6 个月一次。监测血糖，每年 1 次。需要时，监测肝肾功能。

（2）PCI 术后患者：监测心绞痛再发情况；监测抗血小板药物用药情况；监测活动能力；复查心电图，术后 6 个月内每月一次；胸痛发作时，随时复查心电图。

（3）冠脉搭桥术后患者：专科复诊，术后 1、3、6 个月复诊，以后每半年复诊一次。每次复诊需要行心电图及超声心动图检查，必要时行血管造影复查。观察心绞痛发作情况，活动能力和有无劳力性呼吸困难。监测用药情况：抗血小板或抗凝药物、硝酸酯类药物，术后 1 个月内服用，3 个月后根据病情决定是否用药；β 受体阻滞剂，术后可根据症状调整剂量。

【转诊】

社区初诊或者社区管理的冠心病患者，出现以下情况之一，应及时转诊至上级医院救治：

（1）首次发生心绞痛，无法明确冠心病的确切病因、病情进展和危险因素时。

（2）无典型胸痛发作，但心电图 ST-T 有动态异常改变。

（3）稳定型心绞痛患者出现心绞痛发作频率增加，胸痛加重，持续时间延长，硝酸甘油对胸痛缓解效果不好，活动耐量减低或伴发严重症状。

（4）反复心绞痛发作，心电图有或无 ST 段压低，但有明显心衰症状或合并严重心律失常。

（5）胸痛伴新出现的左、右束支传导阻滞。

（6）首次发现陈旧性心肌梗死；新近发生或者可疑心力衰竭。

（7）心肌酶学指标升高：当冠心病患者的肌酶学指标升高（如肌酸激酶、肌酸激酶同工酶、肌钙蛋白等）时。

（8）不明原因的晕厥、血流动力学不稳定。

（9）出现其他严重合并症，如消化道出血、脑卒中等需要进一步检查者；需要做运动试验、核素成像检查、超声心动图、冠脉 CT、冠状动脉造影等检查者。

在上级医院治疗完成后再转回基层进行管理，最终形成慢性管理路径（图 5－1）。

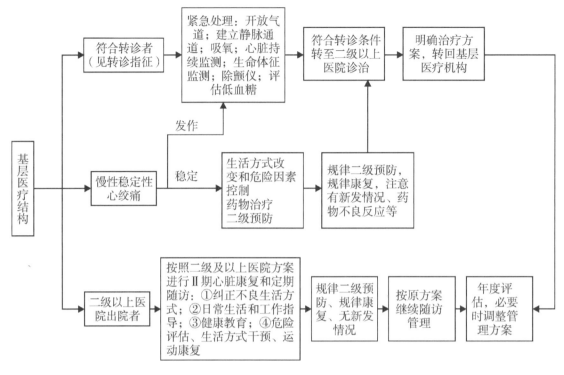

图 5 - 1　冠心病管理路径流程

参考文献

[1] 中国老年学和老年医学学会. 老年冠心病慢病管理指南 [J]. 中西医结合研究, 2023, 15 (1): 30 - 42.

[2] GRANDE G, ROMPPEL M, BARTH J. Association between type D personality and prognosis in patients with cardiovascu - lar diseases: a systematic review and meta - analysis [J]. Ann Behav Med, 2012, 43 (3): 299 - 310.

[3] 吴雪娟, 钱茜, 李杏, 等. 家属同步式健康教育对老年冠心病患者疾病知识掌握程度、应对方式及生活质量的影响 [J]. 齐鲁护理杂志, 2022, 28 (15): 27 - 29.

（陈科　陈燕辉　谢飞鸿）

 第三节　慢性心力衰竭社区慢病管理案例

一、典型案例

1. 临床表现

主诉：男，53 岁，胸闷、气促 2 周。

现病史：患者 2 周因"感冒"后，出现胸闷、气促，快步行走或平卧后出现，休息或直立后症状可逐渐缓解，诉尿有泡沫，双下肢浮肿。

既往史：有高血压病史数年，不规则服药，血压控制欠佳。

个人史：自由职业者，吸烟史 30 年，20 支/天，饮酒史 30 年，每日约 100 g，高度酒，已戒烟戒酒半年。已婚，家庭和睦。

2．体格检查

身高 165.2 cm，体重 65 kg，BMI 23.82 kg/m²。BP 220/140 mmHg，P 98 次/分，R 28 次/分；查体：神清，对答切题，呼吸稍促。颈静脉稍充盈。双肺呼吸音稍粗，双肺底闻及少许散在细湿啰音，无哮鸣音。HR 98 次/分，律齐。各瓣膜区未闻杂音，双下肢无浮肿。

3．辅助检查

胸片：考虑右下肺炎症主动脉硬化，左室大；考虑右侧胸膜增厚。

实验室检查：①NT-ProBNP 3140 pg/mL↑；②空腹血糖 6.65 mmol/L；③生化：肌酐 65.85 μmol/L、尿酸 500.3 μmol/L↑；④尿微量白蛋白 273.5 μg/mL↑；⑥血脂：总胆固醇 4.99 mmol/L、低密度脂蛋白 3.35 mmol/L；⑦心电图：窦性心律；肺型 P 波，未排除右心房增大；怀疑左心室肥大；⑧心彩超：符合高血压性心脏病改变。EF：45%。

4．初步诊断

诊断为：①心力衰竭；②高血压病 3 级，很高危；③空腹血糖升高；④高尿酸血症。

5．治疗过程

（1）转诊：患者急性病程，心力衰竭基本明确，就诊时测血压大于 180/120 mmHg，建议转急诊进一步诊治。与患者充分沟通病情后，患者表示了解病情，但考虑费用问题，坚持在基层社区医院保守治疗。

（2）药物治疗：应用降压、抗心衰药物：呋塞米片 20 mg 口服 qd；缬沙坦氨氯地平片（Ⅰ）（80 mg：5 mg）1 片 口服 bid。

（3）非药物治疗：①饮食控制：减少钠的摄入，限制每日液体的摄入量，每日液体负 1000～1500 mL。②避免过度劳累，避免情绪波动，保持良好作息。③减少久坐时间。

（4）健康教育：让患者了解心力衰竭疾病的基本知识，了解导致疾病发生的常见原因，让患者明白药物治疗的重要性、非药物治疗以及定期随访的必要性等。

（5）随访计划：1 周内随访，了解患者的病情、服药情况和遵医行为。异常的检验指标于短期内安排复查。病情稳定后需每个季进行一次面对面随访，评估患者症状及根据需要调整治疗方案，加强健康教育。

（6）安全网：告知家属加强看护，如患者出现症状加重情况，应立即拨打"120"急救电话并转上级医院救治。

6．随访

（1）2023 年 2 月 3 日。

患者活动后气促较前缓解，双下肢浮肿消退，继续在社区医院治疗。当日诊室血压：146/104 mmHg。继续维持目前治疗方案；随诊计划：1 月后复诊。

（2）2023 年 3 月 1 日。

患者自诉症状较前有所缓解，活动后气促、胸闷发作次数减少，可以平卧，双下肢无浮肿；能遵嘱规律服药。当日诊室血压 132/85 mmHg。治疗方案：螺内酯 20 mg 口服 qd；缬沙坦氨氯地平片（Ⅰ）（80 mg：5 mg）1 片 口服 bid。随诊计划：复查：①NT-ProBNP 409.9 pg/mL；②空腹血糖 5.91 mmol/L；③生化：肌酐 60.28 μmol/L、尿酸 580.6 μmol/L；钾、钠等电解质指标正常；④尿微量白蛋白 88.29 μg/mL。予调整治疗方案，加强对血尿酸等危险因素的控制。

7. 分析与总结

本例患者为中年男性，有高血压基础疾病，但对疾病认识少，且依从性差，导致长期血压异常升高所致心脏功能衰竭，严重影响生活质量。管理重点：在尽力控制血压、治疗心衰的前提下，加强健康教育，提高患者的依从性及自我健康管理意识，从而达到减少因病情加重住院及死亡的风险。

二、心力衰竭的社区管理

【心力衰竭高危人群的健康教育】

心力衰竭是一组由心脏结构或/和功能异常引起的临床综合征。作为基层医疗单位全科医生，应早期识别心力衰竭高危人群（高血压、糖尿病、冠心病、肥胖、代谢综合征、使用心脏毒性药物史、酗酒史、风湿热史、心肌病家族史等），并进行健康干预和全病程规范管理，达到降低心力衰竭的风险或减缓其进展。

健康管理与预防建议如下。

（1）疾病认知：向心力衰竭高危人群介绍心力衰竭相关知识，包括它的概念、病因、风险因素、症状和治疗方法。使他们能够识别和及时寻求医疗干预。

（2）饮食建议：强调低盐、低饱和脂肪、低胆固醇和高纤维的均衡饮食。

（3）体育锻炼：推荐定期、适度的锻炼，如快走、游泳或骑自行车，每天至少 30 min。体育锻炼有助于提高心肺功能，帮助血压、血糖、血脂等指标达标，从而降低心力衰竭发生风险。

（4）体重管理：维持健康的体重，避免超重或肥胖。

（5）限制酒精和避免吸烟：教育关于吸烟和过度饮酒对心脏的危害。

（6）定期体检：至少每年一次实验室检查，定期对体重、血压、血糖和胆固醇等高危因素进行评估。

（7）高血压患者干预：对于合并多种心血管危险因素或靶器官损伤的高血压患者，建议血压目标值控制在 130/80 mmHg 以下。

（8）血脂异常干预：充分进行心血管风险评估，建议给予他汀类药物预防心力衰竭的发生。

（9）糖尿病患者干预：糖尿病是心力衰竭发生的独立危险因素，近来研究显示具有心血管高危风险的 2 型糖尿病患者，可予 SGLT-2 抑制剂降低死亡率及心衰住院率。

（10）药物管理：对于有高血压、糖尿病或其他与心力衰竭相关的疾病的患者，应确保他们按医生的建议正确相关服用药物。

（11）症状监测：教育患者了解和监测可能的心力衰竭症状，如劳力性呼吸困难、夜间阵发呼吸困难、运动耐量降低、浮肿或疲劳等，以便及时寻求医疗帮助。

（12）生物标志物的监测：建议检测 BNP、NT-ProBNP 来筛查心衰高危人群（心衰 A 期）。另外肌钙蛋白、肾功能不全等指标，也可在预测新发心衰中发挥作用。

（13）心理健康：鼓励高危人群关注他们的心理健康，因为抑郁、焦虑和应激可能与心力衰竭有关。

（14）关于药物和其他物质的风险：心脏毒性药物（如某些肿瘤药物、抗抑郁药、抗心律失常药、非甾体抗炎药等）、药物滥用（酒精、可卡因等）和其他物质可能增加心力衰竭的风险。提供适当的教育以避免这些物质的使用或滥用。

（15）疫苗接种：建议流感疫苗、肺炎球菌疫苗和 COVID-19 疫苗的接种，因为呼吸道感染可以加重心力衰竭的症状。

【心力衰竭患者的健康教育】

心力衰竭的防治方面，对心衰患者进行健康教育具有至关重要的作用。

疾病知识普及：对于心力衰竭的患者来说，首先需要了解疾病的基础知识、临床症状及严重性。

1. 日常生活调适

心力衰竭患者的饮食和运动建议：

（1）饮食建议（表 5-7）。

表 5-7 心力衰竭患者的饮食建议

项目	主要内容
钠的摄入	避免吃咸食，如咸鱼、咸肉、酱油、味精等。尝试使用香料、醋或草药来调味，而不是盐。阅读食品标签，选择低钠或无钠的食品
液体摄入	根据患者病情限制每日液体的摄入量，注意是包括所有液体的摄入，包括汤、果汁、茶、咖啡等。慢性 D 级心衰患者可将液体摄入控制在 1.5～2 L/d。也可按体重将体重 <85 kg 的患者每日液体摄入量设定为 30 mL/kg，体重 >85 kg 的患者每日液体摄入量设定为 35 mL/kg
酒精	应限制或避免酒精
咖啡因	建议限制咖啡、茶和某些碳酸饮料
增加膳食纤维的摄入	鼓励吃全谷、果蔬来增加纤维摄入

心力衰竭的患者需保持适当的体重，超重或肥胖者需减重，营养不良者需给予营养支持。吃均衡的饮食，并避免过多的油腻食物。

（2）运动建议。

慢性心力衰竭的运动康复，一般在评估患者为临床稳定状态后（即无运动训练的禁忌证及没有失代偿心衰的症状和体征），开始进行运动康复。不建议完全卧床静养。

1）运动强度：一般是能进行对话但不能唱歌的程度，此时的心率为"标准心率"，确定运动强度。使用心率监测器可以帮助确定和保持适当的强度。传统运动目标心率为最大预测心率（HR_{max}）[$HR_{max}=220-$年龄（岁）]的 60%～70%。

2）有氧运动：包括连续有氧运动和间歇有氧运动两种模式。有氧运动种类包括：走路、骑车、游泳、爬楼梯、打太极拳等，建议持续时间约 40 min，每周进行 5 次。

3）抗阻运动：可作为有氧运动的有效补充，B 级和 C 级的慢性心衰患者经过 3～4 周的有氧运动后建议进行抗阻运动，在家中可采用哑铃、杠铃和弹力带等。

4）避免过度劳累：要了解自己的极限，如果感到疲劳、呼吸困难或任何不适，应立即停止锻炼。

5）日常活动：除了有规律的锻炼，还鼓励参与日常活动，如园艺、家务等，以保持活跃，减少久坐时间。

2．药物管理

药物的种类和作用：患者应该了解他们所服用的药物名称、作用、剂量以及服药时间。

药物的副作用：一些药物可能会引起肾功能异常、电解质失衡或其他副作用。患者应当定期进行检查，并在出现不良反应时及时告知医生。

与其他药物的相互作用：某些非处方药、保健食品或草药可能与心脏药物发生相互作用，患者在使用这些产品之前应咨询医生。

3．症状的自我观察和管理

指导患者如何观察和记录症状，以及何时寻求医疗帮助。

（1）体重监测：严格执行医嘱，加强体重管理。鼓励患者每日同一时间称重。体重的快速增加可能是体液潴留的迹象。

（2）呼吸和心跳：教育患者如何检测心率和节奏，并注意呼吸的变化。

（3）水肿观察：定期检查脚踝、腿部和腹部是否有水肿。

4．安排随访与复查

根据病情安排随访计划，包括电话随访、门诊随访、上门随访等方式。每年至少复查一次实验室检查（包括 BNP、NT-ProBNP、肾功能、血电解质、肌钙蛋白等），必要时可做心电图、胸片、心脏超声等评估心衰病情。

5．心理支持

心力衰竭可能会影响患者的情绪和心理。提供心理健康的资源和建议，鼓励患者与社区全科医生或心理健康专家交谈。

6．社区资源

为患者提供社区中的相关资源，如心脏健康小组、运动班或其他支持团体。

7．家庭成员的教育

除了教育患者外，还应确保家庭成员了解心力衰竭的常见症状，如呼吸困难、乏力、水肿等，并学会区分病情稳定与加重的征象，学会如何提供支持以及急救措施（心肺复苏训练）。为家庭提供重要的联系方式，例如家庭医生、紧急服务和上级医院心血管疾病管理团队，确保他们知道何时和如何联系。

8．健康档案的建立

为每位患者建立完整的健康档案，记录其病史、治疗方案、药物使用情况、运动康复方案和家族病史。同时保持档案的更新，确保医疗团队可以获取患者的最新信息。

【心力衰竭患者的转诊】

心力衰竭患者需要经过细致的评估与管理。社区医生对患者病情进行评估，确定其是否需要转诊到更高级别的医疗机构。

以下是心力衰竭患者的转诊建议：

（1）由社区医院转至二级及以上医疗机构的情况：①病情加重：当前治疗效果欠佳，或持续的或加重的呼吸困难、乏力、水肿等；②出现新的心血管方面的症状：如心律不齐、胸痛、昏厥等；③病情需要进一步诊断和评估；④药物治疗中的问题，需要专家的建议；⑤需要专业的心脏康复服务。

（2）转诊程序：①评估患者：首先对患者的病情进行全面的评估。②决定转诊的紧急程度：根据患者的病情，确定转诊的紧急程度。例如，对于急性加重的患者，应立即拨打"120"急救中心转入上级医院急诊科。③与接收医疗机构做好沟通。④向患者和家属解释情况，详细告知转诊的原因。⑤确保患者的平稳转移。⑥后续跟进：与接收医疗机构保持联系，了解患者的治疗情况，并做好后续的社区管理和康复工作。

（3）回归社区的管理：①确保回社区医院后的连续护理；②评估和调整治疗方案；③教育和指导：对患者进行健康教育，教他们如何进行日常的自我管理；④定期随访：定期对患者进行随访，评估其病情和生活质量，及时发现和处理问题。

总之，基层社区全科医生在管理心力衰竭患者时，应能够准确评估其病情，及时识别需要转诊的患者，并确保他们得到连续、全面和高质量的护理。

参考文献

［1］ANKER S D，BUTLER J，FILIPATOS G，et al. Empagliflozin in heart failure with a preserved ejection fraction ［J］. N Engl J Med，2021，385（16）：1451 – 461.

［2］VELAGALETI R S，GONA P，LARSON M G，et al. Multimarker approach for the prediction of heart failure incidence in the community ［J］. Circulation，2010，122（17）：1700 – 1706.

［3］MCMURRAY J J，ADAMOPULOS S，ANKER S D，et al. ESC guidelines for the diagnosis and treatment of acute and chronic heart failure 2012：The Task force for the Diagnosis and Treatment of Acute and Chronic Heart Failure 2012 of the European Society of Cardiology. Developed in collaboration with the Heart Failure Association（HFA）of the ESC ［J］. Eur Heart J，2012，33（14）：1787 – 1847.

［4］中国康复医学会心血管病专业委员会，中国老年学学会心脑血管病专业委员会. 慢性稳定性心力衰竭运动康复中国专家共识 ［J］. 中华心血管病杂志，2014，42（9）：714 – 720.

（陈科　李明秀　谢飞鸿）

 第四节　心律失常病例

一、典型案例

1. 病例介绍

患者为女性，65 岁，退休教师。

现病史：反复心悸、胸闷 1 月余就诊，心电图检查发现心房颤动（AF）。无头疼、头晕，情绪稍焦虑。既往有高血压病史 10 余年，长期服用降压药，血压控制尚可。无吸烟史，少量饮酒。体型偏胖，喜静少动。

体格检查：身高 160 cm，体重 63 kg，BMI 24.6 kg/m²。BP 134/80 mmHg，P 78 次/分，神清，心率 88 次/分，房颤律，各瓣膜区未闻杂音，双下肢无浮肿。

辅助检查：① 心电图检查：心率 84 次/分，心房颤动（AF）。②心脏超声：双房扩大。

初步诊断：①心房颤动；② 高血压 2 级，很高危组。

2. 治疗过程

（1）药物治疗：处方：比索洛尔片 5 mg 口服 qd，氨氯地平片 10 mg 口服 qd，华法林片 3 mg 口服 qd。

（2）非药物治疗：建议患者减轻体重，增加有氧运动，改善生活方式，减轻焦虑情绪。

（3）随访计划：每 1 个月进行一次电话随访，了解患者的症状变化和遵医行为，提醒她按时服药。

3. 随访

1 个月后复诊，自诉心悸、胸闷症状有所减轻，焦虑情绪有所好转。查体：BP 130/74 mmHg；心电图：心率 72 次/分，心房颤动。实验室检查：INR 2.2，继续原治疗方案。每月复诊。

监测计划：

（1）症状监测：每次随访时询问患者是否有心慌、胸闷等症状，以及是否发生过脑卒中或其他并发症。

（2）生命体征监测：建议患者定期监测血压、心率等生命体征指标。

（3）抗凝治疗监测：定期监测国际标准化比率（INR），确保华法林剂量合适（INR 2.0 ~ 3.0），预防血栓栓塞事件。

4. 预防与教育

（1）预防：告知患者心房颤动的危险因素及预防措施，如保持健康的生活方式、控制体重等。

（2）教育：向患者介绍心房颤动的相关知识，告诉她定期进行心电图检查和随访的重要性，服用华法林，需要定期监测 INR。

（3）加强心理疏导：关注患者的心理状态，帮助其树立信心，同时让患者家属参与治疗，起陪伴与监督作用，缓解患者负面情绪及增加依从性。

5. 总结与分析

本例患者为中年女性，有高血压病史和肥胖问题，这些都是心房颤发生的风险因素。3 年来通过药物治疗和非药物治疗的综合措施，患者的症状得到有效控制，生活质量得到提高。随访期间未发生脑卒中等严重并发症，说明慢性病管理取得了良好的效果。

二、心律失常慢性病管理

【心律失常的个体化管理】

对于心律失常的个体化管理，需要针对不同阶段和不同类型的心律失常，采用不同的管理策略。

1. 急性心律失常的管理

在急性心律失常的治疗中，应根据不同的心律失常类型采取相应的治疗措施。对于室性心动过速或室性颤动等危及生命的心律失常，应立即进行直流电除颤，而对于其他类型的心律失常，应根据患者的临床表现和心电图特征进行药物治疗。

2. 慢性心律失常的管理

对于慢性心律失常的管理，需要针对不同的心律失常类型，采用不同的治疗策略。对于房颤、室上性心动过速等常见的慢性心律失常，应采取综合治疗措施。药物治疗是常用的治疗方法之一，包括抗心律失常药物、心血管保护药物等。对于房颤患者，应根据患者的年龄、性别、基础疾病等因素，制订个体化治疗方案。射频消融是治疗房颤的有效方法之一，可以帮助患者恢复正常心律。

3. 老年人心律失常的管理

老年人心律失常的管理需要考虑到老年人生理和心理特点，遵循"安全第一"的原则，应根据老年人的生理状况和患者的主观感受，制订个性化的治疗方案。药物治疗是老年人心律失常的首选治疗方法。对于老年房颤患者，应采取积极的抗凝治疗，预防相关的血栓栓塞等并发症。

【心律失常的预防】

在心律失常慢病管理方面，基层医疗机构可以从以下几个方面进行心律失常的预防，有效地帮助患者管理和控制疾病。

1. 生活方式干预

主要措施包括以下几个方面：

（1）健康饮食：饮食宜低盐、低脂、清淡、易消化、高纤维素饮食，多食新鲜蔬菜和水果，保持大便通畅，忌饱餐，宜少食多餐，每顿七八分饱，忌刺激性饮料，如浓茶、咖啡等，合并心力衰竭及使用利尿剂时应限制钠盐的摄入，多进含钾的食物，以减轻心脏负荷和防止低血钾症而诱发心律失常。

（2）适当运动：运动要适量，量力而行，不勉强运动或运动过量，不做剧烈及竞赛性活动。

（3）避免过度劳累：过度劳累会导致心脏负荷过重，容易导致心律失常的发生。

（4）抵制不良嗜好：建议戒烟、限酒。

（5）控制体重：40岁以上应预防肥胖。一般体重指数（BMI）20～24为正常体重。或以腰为标准，一般女性大于80 cm，男性大于85 cm为超标。超重或肥胖者应减少每日摄入的卡路里总量，低脂（30%/d）、低胆固醇（200 mg/d）的饮食，并限制酒和碳水化合物食物的摄入。

（6）控制血压：应注意控制血压，预防高血压的发生。

（7）控制血糖：应注意控制血糖，预防糖尿病的发生。

（8）情绪管理：社区医院应提供心理咨询服务（包括开展心理治疗、行为疗法、认知疗法等相关技术），帮助患者化解负面情绪，减轻不必要的心理压力。

（9）家庭照料：心律失常患者需要家人的关心和照顾，尤其是对于老年患者来说，家庭照料非常重要。因此，需要对家庭照料进行详细的介绍和指导（表5-8）。

表5-8 家庭照料内容

项目	内容
日常生活	家人需要帮助患者，日常生活中的一些基本照顾，如帮助患者做饭、洗衣、打扫卫生等
心理疏导	家人需要向患者提供充分的理解和支持，在患者情绪低落和失望时及时进行心理疏导，减轻患者的焦虑和紧张情绪
患者安全	家庭需要为患者创造一个安全、舒适的环境，减少患者的意外发生

2. 药物预防

药物预防是预防心律失常的重要手段之一。根据心律失常的类型和病情，选择合适的药物进行预防。常用的药物包括β受体阻断剂、钙通道阻滞剂、钾通道开放剂和抗心律失常药等。应在医生的指导下合理使用药物，避免不当使用导致副作用。

3. 非药物预防

非药物预防是预防心律失常的重要手段之一。主要包括以下几个方面：

（1）心理治疗：心理治疗可以帮助患者调节情绪，减少精神压力，缓解心律失常的发生。

（2）心脏起搏器：心脏起搏器、ICD 等，可以辅助心脏节律，维持心脏稳定，预防心律失常的发生。

（3）心脏电生理治疗：可以通过射频消融术等，对特定的心律失常进行治疗。

【心律失常的健康教育】

心律失常是一类常见的慢性疾病，其治疗和预防需要长期的慢病管理，对患者的健康教育尤为重要，以提高患者的健康意识和自我管理能力。内容如下：

1. 健康教育的步骤

健康教育是一种系统的、持续性的过程，包含以下步骤：

（1）筛查评估：对患者进行初步评估，确定其是否有心律失常的风险，以及评估患者的现状和自我管理的能力。

（2）个性化干预：根据患者的具体情况制订个性化的健康管理计划，包括饮食、运动、药物管理等方面，并对患者进行干预和指导。

（3）效果评估：根据患者的实际情况，定期对健康管理计划进行评估和调整，以确保干预的有效性和可持续性。

2. 健康教育内容

（1）心律失常的病因、症状和危害：教育患者了解心律失常的病因、症状和危害，帮助他们更好地认识和了解自己的疾病。

（2）生活方式的调整：引导患者建立健康的生活方式，如戒烟、限制饮酒、保持充足的睡眠、合理的饮食等，以减少心律失常的发生和加重。

（3）药物治疗：详细介绍药物治疗的原理和方法，以及药物的作用、不良反应和注意事项，让患者了解自己所用药物的相关情况。

（4）应对心理问题：引导患者积极应对心理问题，如压力、焦虑、抑郁等，减少心理因素对心律失常的影响。

【心律失常的随访】

对于心律失常患者，其随访内容和周期的制订需要根据病人的个体化情况进行综合考虑，以保证病人能够得到及时的治疗和有效的管理，提高生活质量。

1. 管理计划制订

心律失常的管理计划需在诊断和治疗基础上，综合考虑患者的年龄、性别、病情、生活方式、药物使用情况等因素。针对不同的病人，制订相应的管理计划，包括药物治疗，心理干预等措施。随访计划应该明确具体治疗目标，制订明确的治疗方案和预防策略。同时，应建立健康档案，详细记录病人的基本情况和治疗情况，以便进行随访和评估。

2. 随访内容

心律失常的随访内容应该包括对病人病情的评估、药物治疗的监测、生活方式的干预、心理干预等方面。具体来说，包括以下内容，见表5-9。

表5-9 心律失常管理内容

（续上表）

内容	内涵
病情评估	定期复查心脏功能、心电图和血压等指标，评估患者病情
药物治疗的监测	定期监测病人的药物使用情况和副作用发生情况，及时调整药物剂量和治疗方案
生活方式干预	引导病人合理饮食、适量运动、戒烟戒酒等，帮助病人建立健康的生活方式
心理干预	关注病人的心理健康，及时发现和处理可能存在的心理问题

3. 随访周期

一般来说，稳定期的病人随访周期可以在 1 ～ 3 个月之间，而不稳定期的病人则要缩短随访周期，以确保病情得到及时控制和治疗。对于长期随访的病人，建议建立长期的随访计划，定期对病人进行评估和治疗。

基层医院应把握好心律失常的转诊指征：

（1）心律失常发作时有血流动力学不稳定表现者。

（2）有严重基础性心脏病新出现严重心律失常。

（3）持续性室性心动过速。

（4）持续性室上性心动过速。

（5）初发心房颤动初步处理后未能转复者以及转复后需明确病因者。

（6）在心动过缓基础上发生的心房颤动；房颤发作时心室率超过 150 次/分、需除外预激伴发心房颤动者。

（7）预激综合征心电图显示持续 δ 波，即使无症状。

（8）阵发性心律失常可能是不明原因的心血管症状的病因。

（9）考虑必须要使用抗凝血药物时。

心律失常慢性病管理，通过社区方面的预防、健康教育、随访等措施，可以有效地促进患者的康复和健康管理，缩短患者的住院时间，降低医疗费用，为社会节省医疗资源（图 5 - 2）。

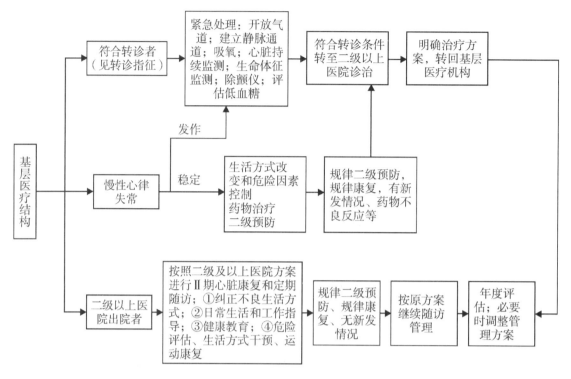

图 5-2　心律失常管理路径流程

参考文献

［1］李晓伟. 冠心病心律失常患者的临床护理要点分析［J］. 中西医结合心血管病电子杂志，2015，3（36）：104-105.

［2］夏月，赵立新，杨丽娜，等. 医院-社区-家庭的干预模式在慢性心力衰竭患者疗效及预后的效果分析［J］. 中国健康教育，2021，37（12）：1130-1134.

［3］约翰·莫塔. 全科医学：第5版［M］. 张泽灵，刘先霞，译. 北京：科学技术文献出版社，2019.

（陈科　陈燕辉　谢飞鸿）